人力资源和社会保障部职业技能鉴定中心
中国就业培训技术指导中心

康复理疗培训教程

主编　成为品

中国中医药出版社

·北　京·

图书在版编目（CIP）数据

康复理疗培训教程/成为品主编．—北京：中国中医药出版社，2015.4（2022.1重印）

ISBN 978 – 7 – 5132 – 2445 – 1

Ⅰ.①康⋯　Ⅱ.①成⋯　Ⅲ.①康复医学 – 理疗学 – 职业培训 – 教材

Ⅳ.①R49 ②R454

中国版本图书馆 CIP 数据核字（2015）第 061866 号

中 国 中 医 药 出 版 社 出 版

北京经济技术开发区科创十三街 31 号院二区 8 号楼

邮政编码　100176

传真　010-64405721

三河市同力彩印有限公司印刷

各地新华书店经销

*

开本 787×1092　1/16　印张 19.5　字数 434 千字

2015 年 4 月第 1 版　2022 年 1 月第 8 次印刷

书　号　ISBN 978 – 7 – 5132 – 2445 – 1

*

定价　59.00 元

网址　www.cptcm.com

前　言

　　在现代医疗卫生保健工作中，康复与预防、保健、医疗一起，共同保障人类的健康。康复理疗是康复治疗的重要组成部分，它在促进伤病残及亚健康者身心功能恢复、提高日常生活自理能力、改善生活品质等方面，起着非常重要的作用。近几十年来，随着我国科学技术、社会经济的发展和人们康复保健意识的不断提高，社会对康复理疗人员的需求不断增长，数以千万计的伤病残者、老年人、亚健康者期盼得到理论扎实、技术精湛的优秀康复理疗师的综合治疗。

　　为了满足这一社会需求，人力资源和社会保障部职业技能鉴定中心于2014年1月24日颁发了人社鉴函〔2014〕3号文件《关于开展康复理疗能力测评试点工作的通知》，使广大已经从事康复理疗和有望从事康复理疗工作者，经过正规康复理疗师职业技能培训，测评考试合格并取得国家颁发证书后，即可持证上岗从事康复理疗工作，从而推动康复理疗事业健康、有序的发展。

　　为此，我们邀请全国著名专家组织编写了这本《康复理疗培训教程》。本教材共分三篇，上篇为康复理疗师基础知识，包括康复理疗概论、职业道德与礼仪、正常人体解剖基础知识、中医基础知识、经络腧穴基础知识、病因、诊断；中篇为康复理疗师技能，内容涉及火疗、刮痧与拔罐、灸疗、敷熨熏浴、按摩等传统理疗技术；下篇为高级康复理疗师技能，主要包括光疗法、超声波疗法、磁疗法、石蜡疗法、冷疗法、水疗法、生物反馈疗法、自然疗法等现代理疗技术，以及中医脏腑按摩技术等。

　　本书的编写力求贯彻两个原则：一是实用性，对康复理疗师相关理论知识部分尽量精简，对康复理疗技术方面以实际操作为主，力争简便易行。二是普及性，编写中既考虑到大、中型康复医疗机构，又兼顾社区医疗康复人员培训的需要，内容深入浅出，易于理解和掌握。

　　本书编写过程中得到中国中医科学院、中国康复研究中心、北京联合大学、权健自然医学有限公司、北京易芳堂科技发展有限公司、北京成人按摩职业技能培训学校等专业机构相关专家的指导和支持，在此谨致谢意！对参加编写的作者所付出辛勤的劳动，谨此铭谢！

　　鉴于本书初次编写，仅作试用教材，加之编写时间仓促，难免存在不足或错漏之处，衷心希望广大读者提出宝贵意见，以便今后进一步修订、完善，为培养优秀的康复理疗师奠定基础，更好地为康复理疗师职业技能的提高提供切实帮助，使我国康复理疗事业健康发展。

《康复理疗培训教程》编审委员会

二〇一五年一月

目　录

上篇　康复理疗基础知识

中篇　康复理疗技能

下篇　高级康复理疗技能

上篇　康复理疗基础知识

第一章　康复理疗概论

第一节　康复概述

一、康复的定义

康复是指综合、协调地应用医学的、社会的、教育的和职业的措施，对伤、病、残及亚健康者进行治疗（理疗）和训练，减少其身心和社会功能障碍，以发挥其身体功能的最高潜能，使其能重返社会，参与社会各项活动，提高生活质量。

二、康复理疗师的定义

康复理疗师是经正规培训取得康复理疗师证书，在各类康复医疗机构或社区康复机构中，应用传统中医理疗技术和现代理疗技术，为伤、病、残、老人及亚健康者进行康复治疗、保健调理、功能训练等，使其身心功能得以改善或康复，提高生活能力和生活质量的服务人员。

三、康复分类

康复可分为医学康复、教育康复、职业康复、社会康复。

四、康复理疗技术分类

1. 现代理疗技术　现代理疗技术是由理疗学、物理医学逐渐发展形成的一门新学科，主要利用物理因子和方法（包括电、光、热、声、机械设备和主动活动）使病、伤、残及亚健康者得到全面康复。其目的是不仅要保全生命，还要尽量恢复其生理功能；不仅使其在生活上自立，还要重返社会，重新就业，提高生活质量。因此，现代康复理疗技术的整体康复观包括早期预防、全面康复、提高功能和回归社会。

2. 传统理疗技术　传统理疗技术具有悠久的历史和丰富的内容，是中医药学中不可分割的重要组成部分。其包括精神疗法、饮食疗法、运动疗法、传统体育疗法、针灸疗法、推拿疗法、药物疗法、沐浴疗法、娱乐疗法、刮痧、拔罐、熏蒸、敷熨、火疗等。这些方法各具有一定的运用原则和适应范围，为临床常见伤、病、残和亚健康者的治疗（理疗）选择和确定最佳康复方案提供了丰富的方法。

五、康复理疗适用人群

康复理疗的适用人群包括伤、病、残者以及老年人和亚健康者。

第二节　康复评定概述

一、康复评定的定义

为确定康复目标而对康复对象进行各种资料收集、检查、分析及对残疾进行测定和分级的过程，称为康复评定，是康复目标得以实现和康复治疗得以实施的基础。

二、康复评定的内容

康复评定的内容较多，大体可分为三个层次：

1. 项目评定　如运动、感觉功能、心理或语言功能等。

2. 个体评定　主要是指个体日常生活能力。

3. 全面评定　包括个体的和社会功能状态评定。全面评定的种类包括：日常生活活动功能评定、心理测验评定、疼痛评定、运动功能评定、残疾评定。

三、康复评定的目的

1. 分析伤、病、残、亚健康者的问题所在，拟定康复理疗方案。
2. 确定理疗效果并拟定进一步康复理疗方案。
3. 比较理疗方案的优劣，选择最佳理疗方案。
4. 进行预后的评估。

四、康复评定方法的基本要求

1. 可信性　评定必须有明确的标准术语，有明确的定义，评定结果可靠。

2. 有效性　评定记分应能有效地区分功能有无障碍及轻重。

3. 灵敏度　评定方法要能充分反映病情的改善，鼓舞病人的信心，使康复计划取得病人和家属的支持。

4. 统一性　原则上每个康复中心都可以设立自己的功能评定项目和量表。但为了能与其他单位比较，需要统一量表。但任何量表均须经过信度、效度、灵敏度的检验后方能推广。

第三节　康复评定的方法

一、日常生活活动能力评定

（一）概述

日常生活活动（activities of daily living，ADL）能力评定是完全从实用的角度来进行评定，它是对病人综合活动能力的测试。ADL 能力评定对确定病人能力、制订和修订训练计划、评定治疗效果、安排返家或就业等都十分重要。一般人 ADL 能力评定包括床上活动、衣着、起坐、个人卫生、餐饭、步行、使用厕所、大小便控制、转移和轮椅使用等几个主要项目。

（二）常用的 ADL 能力评定方法

常用的 ADL 能力评定方法有 Barthel 指数、PULSES、ADL 功能评定量表。

Barthel 指数评分结果：正常人得分为 100 分；60 分以上者为良，生活基本自理；60 ~ 40 分者为中度功能障碍，生活需要帮助；40 ~ 20 分者为重度功能障碍，生活依赖明显；20 分以下者为完全残疾，生活完全依赖。研究表明，Brathel 指数 40 分以上者康复治疗效益最大。

（三）ADL 能力评定的实施

1. 直接观察　在病人实际生活环境中进行，或在 ADL 能力评定中进行。

2. 间接评定　有些不方便完成或不易按指令完成的动作，如控制大小便、穿脱紧身衣裤等，可用间接评定方法（如询问病人或家属的方式）进行。

二、心理测验评定

康复心理学（rehabilitation psychology）是医学心理学的一个分支，康复心理学将医学心理学知识与技术运用于康复医学的评定与治疗中。其对象主要是残疾人与一些心身疾病患者。康复医学中常用的心理测试方法有：

1. 智力测试　包括中国 – 韦氏幼儿智力量表、中国修订韦氏智力量表简式用法以及成人简易智力测验。

2. 神经心理测验　包括记忆测验和 Halstead – Reetan 成套神经心理测验（H. R. B）。

3. 人格测验　包括明尼苏达多相人格问卷和艾森克人格问卷。

三、疼痛评定

疼痛的评定是康复医学的一个重要课题，确定疼痛的性质与程度是制定康复措施与方案的依据，也是判断康复治疗效果的指标。但疼痛是人体对致痛因素（伤害性刺激）的反应，是一种复杂的人体现象，涉及生理、心理问题。

1. 直接评痛法　是由受试者在一些描述疼痛程度的词汇、数字或线条上选定，表示其疼痛现状，留作治疗前后或不同时日对比。

2. 词汇定级法　采用五级词汇，即：无痛、轻痛、中等疼痛、严重疼痛、十分严重疼痛。

3. 数字定级法　可采用 0~10 数字法，0 表示无疼痛，10 表示剧痛，1~9 表示轻→重程度；也可以用 0~100 分级法，由受试者选定，灵敏度较 0~10 数字法为高。

4. 综合评痛法　如 McGill 疼痛评分（调查），其中有 20 项、78 个分词、四大类，1~10 项为感觉类，11~15 项为情感类，16 项为评价类，17~20 项为杂类。

四、运动功能评定

（一）关节活动范围测定

关节活动范围（range of motion，ROM）是指关节运动时所通过的运动弧（或转动的角度），它是评定运动系统功能状态的重要手段。关节活动有主动与被动之分，故 ROM 有主动与被动之分。关节活动范围异常的原因有粘连、疼痛、积液等。

关节活动范围测定的主要目的是：明确是否有关节活动受限，发现影响关节活动的原因，判断受限的程度，确定合适的治疗目标及治疗方式，判断可能康复的程度，评价康复治疗的效果。

1. 测量工具与测量方法

（1）测量工具：①通用量角器（测角计）。②指关节量角器。③其他：如尺子、带子、可展性金属线。

（2）测量方式：①180°方式：解剖位就是开始 0°位。这一方式临床常用。②360°方式：用于测量在人体额状面与矢状面上发生的运动。

2. 注意事项

（1）关节活动范围与年龄、性别、职业等因素有关，各正常值只是平均的近似值，与健侧相应关节比较存在差异时应考虑为异常，但允许有 3°~5°的误差。

（2）关节要充分暴露，固定好骨性标志点及测角的轴心。

（3）先记录主动活动范围，后测被动活动范围。

（4）避免在按摩运动及其他康复治疗后立即进行检查。

（5）记录关节活动范围必须写明起、止度数，不可只记录活动度数，因活动度数常不能说明关节的功能状态。

（二）肌力测定（评定）

肌力测定是指检测主动运动时相关肌肉或肌肉群的收缩力，它是肌肉功能评定的重要内容，常与肌电图、日常生活活动能力评定并用，用于诊断运动系统功能障碍的原因、程度，并作为选择康复治疗方法和评价训练效果的基础。

1. 手法肌力检查法　这一方法由 K·W·Lovett 提出，以其简易有效而被广泛应用。该法的分级标准为 lovertt 的 6 级分法，分为 0 ~ 5 级。

其注意事项有：①姿势、肢位要固定。②防止假象动作。③4 级、5 级不易区分时注意检测对比。④中枢神经病损后出现肌肉痉挛时不宜采用。

2. 器械检查　在肌力较强（超过 3 级）时，可进行较细致的定量评定。可用握力计、拉力计等进行等长肌力测定，用沙袋、哑铃进行等张肌力测定，用等速肌力测定仪进行等速肌力测定。

（三）上下肢功能评定

1. 上肢功能评定　上肢尤其是手的功能相当精细和复杂，手的运动灵活性、稳定性、整体功能、感觉功能等的测定可采用 Carroll 的上肢功能试验（upper extremities functional test，UEFT），该方法由美国巴尔的摩大学康复医学部 Carroll 研究提出，共有 33 项，分为 Ⅰ ~ Ⅶ类，Ⅰ ~ Ⅳ类主要检查抓握功能，Ⅴ ~ Ⅶ类主要检查协调和整个上肢的功能。

（1）评分标准

0 分：全部不能完成。

1 分：只能完成一部分。

2 分：能完成但动作慢或笨拙。

3 分：能正确地完成。

（2）功能级的确定

1 级：微弱，0 ~ 25 分。

2 级：很差，26 ~ 50 分。

3 级：差，51 ~ 75 分。

4 级：部分，76 ~ 89 分。

5 级：完全，90 ~ 98 分。

6 级：最大，99 分（利手）。

2. 下肢功能评定　　下肢的功能以步行为主，因此下肢的功能评定以步行能力评定、步态分析为主要内容。

（1）步行能力的评定：可采用 Hoffer 步行能力分级法，它是一种宏观的分级，共4级。

（2）步态分析的种类

①目测分析法：其结论属定性分析性质，不能定量，难以进行前后对比。此检查嘱病人以自然的姿态及速度步行来回数次，以观察步行时的全身姿势是否协同，以及关节、下肢、上肢存在的任何问题。

②定量分析法：一般临床应用的是时间－距离参数简易测定法，时间以秒为单位，距离不小于 10m，采用足印法，主要观测项目有跨距、步幅、步宽、足角、步速。

③步态分析仪法：又称实验室分析法，指在步态实验室中进行一系列实验分析。

（3）引起异常步态的原因：引起异常步态的原因有：下肢长度的原因、关节挛缩强直、负重引起疼痛、痉挛性瘫痪、小脑疾患与基底节疾患、神经元病损。

（四）肌张力评定

肌张力（muscle tone）是指肌肉静息状态下的紧张度。检查时以触摸肌肉的硬度及伸屈肢体时感知的阻力作为判断依据。

肌张力增高可分为以下两种：

1. 痉挛（spasm）　　在被动屈伸其肢体时，起始阻力大，终末突然阻力减弱，又称为折刀现象，为锥体束损害现象。

2. 强直（rigidity）　　屈伸肢体时始终阻力增加，又称铅管样强直，为锥体外损害现象。

（五）脑卒中的运动功能评定

脑卒中的运动功能评定方法有 Brunnstrom 方法、Bobath 方法、上田敏法、Fugl－Meyer 法、运动评估量表（motor assessment scale，MAS）等。

五、残疾评定

（一）残疾以及残疾人的概念

残疾是指疾病、意外伤害、发育缺陷等各种原因所致的人体解剖结构、生理功能异常或丧失，导致部分或全部丧失正常人的生活、工作和学习能力的一种状态。

残疾人是指心理、生理、人体结构或某种组织、功能丧失或者不正常，成为部分或全部失去以正常方式从事个人或社会生活能力的人。

（二）致残的原因

1. 外伤　如工伤、战伤、意外伤害（交通事故）、烧伤等。

2. 疾病　如传染性疾病、老年病、小儿麻痹症后遗症、精神疾病等。

3. 先天性发育缺陷或遗传　如各种先天畸形、先天愚儿、软骨发育不全症等。

（三）残疾分类

WHO 根据残疾性质和程度、影响分为以下三类：

1. 残损（impairment）　残损是指患者的器官或系统水平上的某种原因所致功能障碍。如疾病、意外伤害原因引起心理、生理或解剖功能上暂时或永久的丧失或异常，对独立生活、学习、工作有影响，但生活能够自理，如智力残损、语言残损等，为生物学水平缺陷（器官水平）。

2. 失能（disability）　失能是指患者在日常独立生活及工作能力方面出现障碍、残损使能力受限或缺乏，不能以正常的行为、方式和范围独立进行日常生活活动及整体性活动，如运动失能等，为个人活动能力障碍（个体水平）。

3. 残障（handicap）　残障是指残疾患者的社交和适应社会能力出现障碍，病损和失能的程度较严重，患者不能生活自理，不能参加工作和社会生活，不能享受社会权利、履行社会职责，如识别残障、躯体残障等，为社会水平障碍。

（四）我国残疾的分类

1. 视力残疾　双眼视力障碍、视野缩小（分为盲和低视力两类）。

2. 听力、语言残疾　不能识语或语言障碍，难同一般人进行语言交流。分双耳听力丧失或听觉障碍，听不到或听不清声音（有既聋又哑、聋而不哑、单纯语言障碍者）。

3. 智力残疾　智力明显低于一般水平（包括 < 18 岁智力开发期间所导致的损伤、老年智力衰减等）。

4. 肢体残疾　四肢病损和残疾。

5. 精神残疾　精神障碍 1 年以上，影响社交，家庭、社会应尽职能上出现紊乱和障碍。

（五）社区残疾康复理疗的原则

1. 康复对象当做整体考虑。

2. 强调主动与被动相结合。

3. 强调残疾者及家属掌握康复理疗知识、技能。

4. 康复理疗贯穿于伤、病、残康复的全过程。

5. 实施全面的综合性康复理疗。

（六）残疾人的理疗计划

残疾人的理疗计划是指制定对策或措施的过程，常强调残疾者及家属参与，有利于康复理疗成功。理疗计划要具有实际意义，即切合病人实际；同时要具有共同性，即患者能接受并所期望。

（七）残疾人的理疗评价

1. 与理疗目标比较，确定是否达标。

2. 未达到目标的，要认真分析原因。

3. 评定原计划的效果，决定继续实施或修改。

4. 根据伤、病情的发展，判断是恢复或继续恶化，可重新制定新的康复理疗计划，完善康复理疗方案。

第二章　职业道德与礼仪

第一节　职业道德

一、道德

道德是指在一定的社会条件下，人的行为活动应该遵循的原则与标准，是用于调整人与人之间和个人与社会之间关系的行为规范。在一般活动中，道德是由社会舆论和个人行为准则来支撑。

二、职业道德

职业道德指从事某种职业技能的人，在职业技能活动中应遵循的特定的职业活动的行为规范与准则，是道德在职业活动中的具体反映。在不同的职业中，职业道德表现形式不同，它是在长期职业实践中逐步形成和积累的，是人们在职业技能活动中应遵守的基本行为准则。康复理疗师的职业道德是指在康复理疗工作中应遵循与康复理疗职业相适应的行为规范。

第二节　职业礼仪

一、礼仪的内涵

礼仪是指人们在社会交往活动中形成的行为规范与准则，具体表现为礼貌、礼节、仪表、仪式等。礼貌是指人们在相互交往过程中应具有的相互表示敬意、友好、得体的气度和风范，亦指言语动作谦虚恭敬的表现。礼节是指人们在社会交往过程中表示出的尊重、祝颂、致意、问候等惯用的形式和规范。仪表是指人的外表，如容貌、服饰、姿态等。仪式是指在一定场合举行的，具有专门程序、规范化的活动，如发奖仪式、签字仪式、开幕式等。

礼仪是人类社会为维系社会正常生活而共同遵循的最简单、最起码的道德行为规范。它属于道德体系中社会公德的内容，是人们在长期共同生活和相互交往中逐渐形成的，并以风俗、习惯和传统等形式固定下来。总之，礼仪是社会人际关系中用以沟通思想、交流感情、表达心意、促进了解的一种形式，是人际关系中不可缺少的润滑剂和联系纽带。

二、礼仪的特点

礼仪具有以下四个基本特征：

（一）共同性

礼仪是在人类生活的基础上产生和形成的，是同一社会中全体成员调节相互关系的行为规范，所以它就逐渐成为社会中各民族、各阶级、各党派、各社会团体以及各阶层人士共同遵守的准则。

（二）继承性

礼仪规范将人们交往中的习惯、准则的形式固定并且沿袭下来，就形成继承性的特点，它是在人类长期共同生活中逐渐积累起来的，是人类精神文明的标志之一。

（三）统一性

礼仪不仅是人们交际过程中的外在形式，还必须有它内在的思想品德文化的艺术修养作基础。只有两者有机地统一结合，才能将礼仪规范从必须遵守变为习惯遵守，从而形成良好的礼仪习惯。

（四）差异性

礼仪规范往往因时间、空间或对象的不同而有所不同，因此需要了解熟悉各国家、各民族、各种场合、各种礼仪对象的异同点。

三、礼仪的原则

（一）尊重的原则

人际交往活动中必须尊重对方的人格尊严，尊重是礼仪的情感基础，只有人与人之间彼此尊重，才能保持和谐愉快的人际关系。

（二）遵守原则

礼仪规范是为了维护社会生活保持稳定而形成和存在的，实际上是反映了人们共同利益的要求。社会上每个成员都应自觉遵守执行，如果违背了礼仪规范，必将受到社会舆论的谴责。

（三）适度原则

人际关系中要注意各种不同情况下的社交距离，也就是要把握与特定环境相适应的人们彼此之间的感情尺度。

（四）自律原则

通过社交礼仪，会在心中树立一种内心的道德信念和行为准则，并以此来约束自己，而无须外界的监督。

四、礼仪的功能

（一）沟通功能

在人际关系中，每个人都自觉地执行礼仪规范，这样便使人与人之间的感情容易沟通，从而会使人与人之间的交往得到成功，进而有助于每个人的生活、工作。

（二）协调功能

对人际关系的调节是礼仪的重要功能之一，从某种程度来说，礼仪是人际交往和谐发展的调节器。人们在交往中按照礼仪规范去做，有助于加强人们之间相互尊重、友好合作的新型关系，也可以缓解某些不必要的障碍。

（三）维护功能

礼仪是整个社会文明发展程度的标志，同时礼仪也反作用于社会，对社会的风尚产生影响。所以，从某种意义上说，在维护社会秩序方面，礼仪起着法律所起不到的作用。

五、谈吐礼仪

生活中离不开语言，人们每天都要用语言与各种人进行交往。语言是双方信息沟通的桥梁，是双方思想感情交流的渠道，语言在谈吐礼仪中占据着最基本、最重要的位置。要做到礼貌说话，必须做到以下几点：①态度要诚恳亲切。说话是向人传递思想感情的，所以说话时的神态、表情很重要。②用语要谦逊文雅。一般来说，礼貌的语言应多运用敬语。③声音要大小适当，语调应平和沉稳。尽量不用或少用语气。

谈吐礼仪中常使用敬语、谦语、雅语。

（一）敬语

敬语，亦称"敬辞"，它与"谦语"相对，是表示尊敬礼貌的词语。除了礼貌上的必须之外，使用敬语还可体现一个人的文化修养。

1. 敬语的运用场合

（1）比较正规的社交场合。

（2）与老师、长辈或身份、地位较高的人的交谈。

（3）与人初次打交道或会见不太熟悉的人。

（4）会议、谈判等公务场合等。

2. 常用敬语　我们日常使用的"请"字，第二人称中的"您"字，代词"阁下""尊夫人""贵方"等都是。另外还有一些常用的词语用法，如初次见面称"久仰"，很久不见称"久违"，请人批评称"请教"，请人原谅称"包涵"，麻烦别人称"打扰"，托人办事称"拜托"，赞人见解称"高见"，等等。

（二）谦语

谦语亦称"谦辞"，与"敬语"相对，是向人表示谦恭和自谦的一种词语。使用谦语和使用敬语一样，两者都体现了说话者本身的文明修养。谦语主要用于书面语言之中。

（三）雅语

雅语是指一些比较文雅的词语，和"俗语"相对。雅语常常在一些正规的场合以及一些有长辈和女性在场的情况下，被用来替代那些比较随便甚至粗俗的话语。多使用雅语，能体现一个人的文化素养以及尊重他人的个人素质。

六、日常场合应对

（一）与人保持适当距离

说话通常是为了与别人沟通思想，要达到这一目的，首先必须注意说话的内容，其次也必须注意说话时声音的轻重，使对话者能够听明白。因此在说话时必须注意保持与对话者的距离。

在社交上，人们通常把交谈按其形式分为公众区、交流区和亲密区三个空间范围，它反映出三种类型的人际交往。

（二）致谢与道歉

1. 致谢　现代社会中，人际交往非常密切频繁，需要别人帮助的情况经常存在。无论何时何地，只要别人为你提供了帮助，为你付出时间、精力、劳动，你都应表示感谢，即使这种帮助极其微小。向人致谢时必须注意以下两点：

第一，事情无论大小，致谢都需要真诚。

第二，要及时向人致谢，方式则可多样。

2. 道歉　在日常生活、工作中，有时我们会因为某种原因打扰别人、影响别人，或给别人带来不便，甚至造成某种伤害或损失。在这种情况下，我们应向别人表现歉意。通常，我们表达自己歉意的词语有"对不起""请原谅""很抱歉""打扰了""给您添麻烦了"，等等。

（三）掌握说话分寸

说话有一个掌握分寸的问题，要使说话不失分寸，除了需要全面提高自身修养外，应注意以下几点：

1. 说话时要认清自己的身份　任何人在任何场合说话都有自己特定的身份，这种身份就是自己当时的"角色地位"。

2. 说话时要适当考虑措辞　有人认为说话没有诀窍，想说什么就说什么，想怎么说就怎么说，这样的认识其实是不对的。当然，说话不是写文章，不可能字斟句酌地进行推敲，但也绝不是想怎样说就怎样说。尤其是在一些较为重要的交往中，人们在将一句话说出口之前，主观上还是要经过一番考虑的。

3. 说话要尽量客观　有些人在说话时有夸大其辞的不良习惯，不论听者或是被说到的人，都难免会对他产生一种鄙夷的心理，认为这人说话不着边际。

4. 说话要具有善意　这里所说的善意，就是与人为善。我们与别人说话的目的，在许多情况下是希望让别人了解自己的思想和感情，因此只要这个目的能达到，就没必要说一些过头的、刺耳的话。

第三节　职业操守

康复理疗师因其工作的特殊性，在工作过程中须坚持以下职业操守：

1. 以人为本，践行宗旨　发扬人道主义精神，以顾客为中心，全心全意为人民健康服务。

2. 遵纪守法，依法执业　自觉遵守国家各项法律法规，严格执行所在机构的各项制度规定。

3. 尊重顾客，关爱生命　遵守医学伦理道德，尊重顾客的知情同意权和隐私权，为顾客保守健康隐私，维护顾客合法权益，不因种族、宗教、地域、贫富、地位、残疾、疾病等歧视顾客。

4. 优质服务，构建和谐　言语文明，举止端庄，认真践行服务承诺，加强与顾客的交流和沟通，自觉维护行业形象。

5. 严谨求实，精益求精　热爱学习，钻研业务，努力提高专业素养，诚实守信，抵制学术不端的行为。

6. 爱岗敬业，团结协作　忠诚职业，尽职尽责，正确处理同行同事间的关系，互相尊重，互相配合，和谐共事。

7. 乐于奉献，热心公益　积极参加公益性活动，主动开展公众健康教育。

第三章　正常人体解剖基础知识

第一节　人体概述

一、人体的形态结构简介

人体分为头、颈、躯干和四肢四个部分。体表为皮肤所覆盖，皮肤下面有肌肉和骨骼，肌肉附着在骨骼上。头部和躯干部由皮肤、肌肉和骨骼围成两个大腔——颅腔和体腔，颅腔内有脑，脑与脊柱椎管内的脊髓相连。脑和脊髓是指挥和调节人体各种活动的中枢。体腔又由膈分为上、下两个腔，上面的称胸腔，内有心、肺等器官；下面的称腹腔，腹腔的最下部又称盆腔，腹腔内有胃、肠、肝、脾和肾等器官，盆腔内有膀胱和直肠，女性还有卵巢和子宫等器官。

二、细胞

细胞是人体结构和功能的基本单位，人体是由无数亿个细胞构成的（图3－1）。

细胞一般由细胞膜、细胞质和细胞核三个部分组成（图3－2）。

细胞生活在液体的环境中，细胞和液体之间不断进行物质交换，吸取氧和养料，排出二氧化碳和废物。人体细胞也有一个发生、成长、衰老和死亡的过程。细胞寿命28～120天。

三、组织

人体的发育是从一个细胞——受精卵开始的。组织是由许多形态和功能相似的细胞和细胞间质共同组成的。人体内的组织有四大类——上皮组织、结缔组织、肌肉组织和神经组织。

四、器官、系统

器官是由多种组织构成的能行使一定功能的结构单位。

系统是能够完成一种或几种生理功能而组成的多个器官的总和。人体的器官共组成八个系统——运动、消化、呼吸、循环、泌尿、内分泌、神经和生殖系统，分别担负着人体的连续性生理活动。

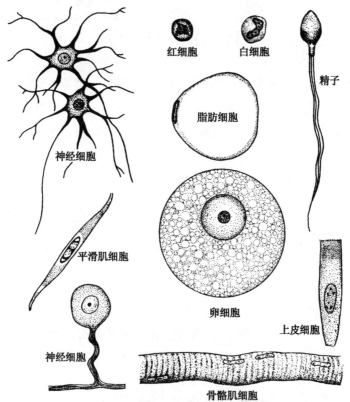

图 3 - 1　各种形态的细胞模式图

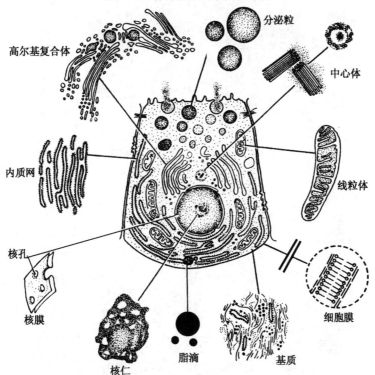

图 3 - 2　细胞组织结构图

第二节　皮　肤

皮肤被覆身体表面，直接与外界环境接触，具有保护、排泄、调节体温和感受外界刺激等作用。皮肤由表皮、真皮和皮下组织构成。皮肤是人体最大的器官，总重量约占人体体重的16%，成人皮肤总面积约为1.5m×1.5m，新生儿约为0.21m×0.21m。皮肤的厚度不含皮下组织为0.5~4mm，因年龄、性别、部位和个体不同，厚度有较大差异，如眼睑、腋下、外阴、乳房及大腿内侧的皮肤嫩薄，足底部位最厚。皮肤附着于深部组织并受纤维束牵引形成致密的多走向沟纹，称皮沟。皮沟将皮肤划分为大小不等的细长隆起称为皮嵴，皮嵴上的凹点是汗腺开口。掌跖及指（趾）屈侧的皮沟、皮嵴平行排列并构成特殊的涡纹状图形，称为指（趾）纹。皮肤颜色因种族、年龄、性别、营养和部位不同而有差异。

一、表皮

表皮（图3-3）位于皮肤的表面，属鳞状复层扁平上皮，主要由角质形成细胞、黑素细胞和麦克尔细胞构成。表皮由深至浅分为五层：

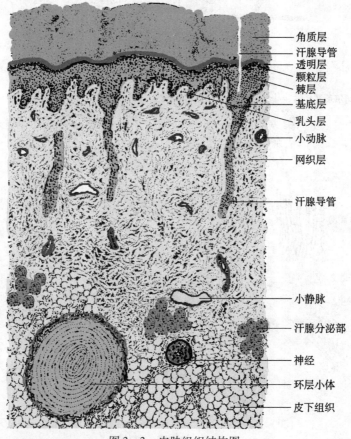

角质层
汗腺导管
透明层
颗粒层
棘层
基底层
乳头层
小动脉
网织层
汗腺导管
小静脉
汗腺分泌部
神经
环层小体
皮下组织

图3-3　皮肤组织结构图

1. 基底层　位于表皮底层，由一层立方形或圆柱状细胞构成。基底层细胞分裂逐渐分化成熟为角质层细胞并由皮肤表面脱落需 28 天。

2. 棘层　位于基底层上方，由 4~8 层多角形细胞构成。

3. 颗粒层　由梭形或扁平形细胞构成，角质层薄的部位有 1~3 层，掌跖部位可厚达10 层。

4. 透明层　仅见于掌跖部位，由 2~3 层界限不清、易被伊红染色的扁平细胞构成。

5. 角质层　位于皮肤最上层，由 5~20 层已经死亡的扁平细胞构成。掌跖部位厚达40~50 层。细胞正常结构消失后角质层上部细胞间桥粒消失或形成残体，易脱落。成人身体表面每天脱落表皮细胞约 14g。

二、真皮

真皮由中胚层分化而来，全身各部位厚薄不一，眼睑部位最薄。真皮内有各皮肤附属器及血管、淋巴管、神经和肌肉。真皮由浅入深分为以下两层：

1. 乳头层　为突向表皮底部的乳头状隆起，含有丰富的毛细血管和毛细淋巴管，以及游离神经末梢和囊状神经小体。

2. 网状层　位于乳头层下方，有较大的血管、淋巴管、神经穿行。

三、皮下组织

皮下组织位于真皮下方，由疏松结缔组织及脂肪小叶组成，又称皮下脂肪层。皮下组织含血管、淋巴管、神经、小汗腺、顶泌汗腺等，厚度与部位、性别及营养状况有关。

四、皮肤附属器

皮肤附属器由外胚层分化而来，包括毛发、皮脂腺、汗腺和甲。

1. 毛发　掌跖、指趾屈面及其末节伸面、唇红、乳头、龟头、包皮内侧、小阴唇内侧、大阴唇内侧、阴蒂等部位皮肤无毛，称为无毛皮肤；其他部位均有长短不一的毛，称有毛皮肤。毛发分为：①长毛：头发、胡须、腋毛和阴毛。②短毛：眉毛、鼻毛、睫毛、外耳道毛。③毳毛：面、颈、躯干及四肢的毛发。

2. 皮脂腺　是一种可产生脂质的器官，由腺泡和短的导管构成。腺泡无腺腔，腺体细胞破裂后脂滴释出经导管排出。导管开口于毛囊和立毛肌的夹角之间，立毛肌收缩可促进皮脂排泄。皮脂腺存在于掌跖和指趾屈侧以外的全身皮肤，头、面及胸背部等处皮脂腺较多。

3. 汗腺　汗腺分小汗腺和顶泌汗腺：①小汗腺：为单曲管状腺，由分泌部和导管部构成，主要分泌汗液。除唇红、鼓膜、甲床、乳头、龟头、包皮内侧、小阴唇及阴蒂外，遍布全身。②顶泌汗腺：属大管状汗腺，也称大汗腺，由分泌部和导管组成，主要分布在腋窝、乳晕、脐周、肛周、包皮、阴阜和小阴唇等部位。其分泌主要受性激素影响，青春期分泌旺盛。

4. 甲　是覆盖在指（趾）末端伸面的坚硬角质，由多层紧密的角化细胞构成，包括以下部分：①甲板：甲的外露部分。②甲半月：近甲根处新月状淡色区。③甲廓：甲板周围的皮肤。④甲根：伸入近端皮肤中的部分。⑤甲床：甲板下的皮肤称甲床，其中位于甲根下的称为甲母质，是甲的生长区。甲的性状和生长速度与营养、疾病、环境、生活习惯有关。

五、皮肤的神经、脉管和肌肉

1. 神经　皮肤神经分感觉神经和运动神经，通过与中枢神经系统之间的联系感受各种刺激、支配靶器官活动及完成各种神经反射。多分布在真皮和皮下组织中，呈节段性分布。

2. 血管　皮肤的毛细血管由连续的内皮细胞构成管壁，相邻细胞间有细胞连接。真皮中的血管形成乳头下血管丛（浅丛）和真皮下血管丛（深丛），大致呈层状分布，浅、深丛间有垂直走向的血管相连通。其主要作用有营养皮肤组织和调节体温等。

3. 淋巴管　皮肤的淋巴管网与几个主要的血管丛平行，皮肤毛细淋巴管盲端起始于真皮乳头层的毛细淋巴管。毛细淋巴管壁很薄，内皮细胞之间通透性大，皮肤中的组织液、游走细胞、细菌、肿瘤细胞等均易通过淋巴管到达淋巴结，最后被吞噬处理或引起免疫反应。肿瘤细胞也可通过淋巴管转移到皮肤等处。

4. 肌肉　立毛肌是皮肤中最常见的肌肉类型。立毛肌一端起自真皮乳头层，一端插入毛囊中部的结缔组织鞘内。立毛肌在精神紧张及寒冷时收缩，引起毛发直立，即呈现"鸡皮疙瘩"。

六、皮肤的类型

目前，一般根据皮肤的含水量、皮脂分泌状况、皮肤的 pH 值、皮肤对外界刺激的反应不同，分为五种类型。

1. 干性皮肤　又称干燥皮肤，角质层含水量低于 10%，pH 值约为 6.5。皮肤干燥、缺少油脂，皮纹细，毛孔不明显。对外界刺激敏感。易出现皮肤皲裂、脱屑和皱纹。干性皮肤与先天性因素有关，也与经常风吹日晒、使用碱性洗涤剂过多有关。

2. 中性皮肤　也称普通型皮肤，是理想的皮肤类型。其角质层含水量为 20%，pH 值为 4.5~6.5，皮脂分泌量适中，不干燥、不油腻，皮肤表面光滑细嫩，有弹性，对外界刺激适应性较强。

3. 油性皮肤　又称多脂型皮肤，角质层含水量为 20% 左右，pH 值 >4.5，皮脂分泌旺盛，外观油腻、毛孔粗大，易黏附灰尘。肤色较深，弹性好，不易起皱，对外界刺激一般不敏感。多与雄激素分泌旺盛、偏食高脂食物及香浓调味品有关。此类皮肤易患痤疮、脂溢性皮炎等。

4. 混合性皮肤 是干性、中性或油性混合存在的一种皮肤类型。表现为面中央部位呈油性，而双颊、双颞部等表现为中性或干性皮肤。

5. 敏感性皮肤 也称过敏性皮肤。多见于过敏体质者，皮肤对外界刺激的反应性强，对冷、热、风吹、紫外线、化妆品、花粉等均较敏感，易出现红斑、丘疹和瘙痒等表现。

七、皮肤的主要生理功能

1. 屏障作用：防止致病微生物侵害机体和体内水分过度蒸发。
2. 感受外界刺激。
3. 调节体温：通过出汗调节体温。
4. 保护和缓冲机械压力。
5. 保护内部组织器官。

第三节 运动系统

人体的运动系统由骨、骨连结和骨骼肌组成。骨骼肌在神经系统支配下，能够收缩、牵引所附着的骨运动，使人体产生各种动作。

一、骨骼

人体的骨骼由 206 块骨连结而成，分为头骨、躯干骨和四肢骨三部分（图 3 - 4）。

头骨包括脑颅骨和面颅骨，脑颅骨形成颅腔，面颅骨形成面部的支架。

躯干骨包括脊柱、肋骨和胸骨。脊柱由 33 块椎骨构成，其中 7 块颈椎、12 块胸椎、5 块腰椎、5 块骶椎和 4 块尾椎。椎骨中间有椎孔，全部椎孔一起构成椎管，容纳着脊髓。脊柱有 4 个生理弯曲，即颈曲、胸曲、腰曲和骶曲，能缓冲剧烈运动时对脑的震荡，并保持身体平衡。12 对肋骨、胸骨和胸椎共同围成胸廓，保护肺和心脏等器官。

四肢骨包括上肢骨和下肢骨各一对。上肢骨由肩胛骨、锁骨、肱骨、桡骨、尺骨和手骨（腕骨、掌骨和指骨）组成。下肢骨由髋骨、股骨、髌骨、胫骨、腓骨和足骨（跗骨、跖骨和趾骨）组成。

根据骨的形态可以把骨分为以下四类：①长骨，如肱骨、股骨等；②短骨，如腕骨、跗骨等。③扁骨，如肋骨等。④不规则骨，如椎骨等。骨的基本结构有骨膜、骨质和骨髓三部分。

关节是骨连结的主要形式。

骨和骨之间的连结叫骨连结。有的骨连结是不能活动的；有的稍微能活动；还有一种是能活动的，即关节，如肩关节、肘关节、髋关节、膝关节等。

关节一般由关节面、关节囊和关节腔三部分构成，腔内有少量滑液，起润滑作用。

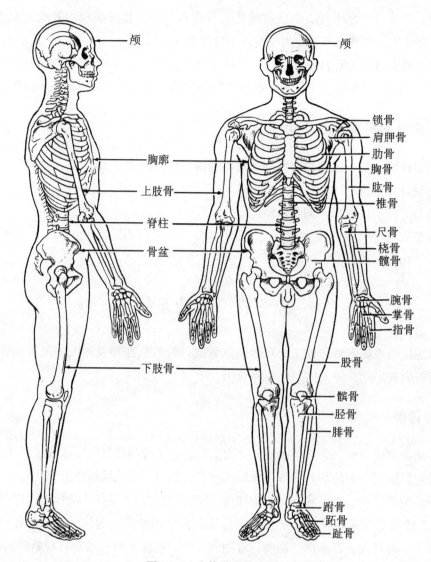

图 3 - 4　人体骨骼结构图

二、骨骼肌

　　全身骨骼肌共有 600 多块，约占体重的 40%。骨骼肌包括肌腱、肌腹两部分。一般骨骼肌两端是白色的肌腱，分别附着在不同的骨上，中间部分为肌腹。肌上有许多血管和神经，肌肉受到刺激后能够收缩（图 3 - 5）。

　　全身主要的骨骼肌可分为头颈肌、躯干肌和四肢肌三大类。

　　头颈肌分头肌和颈肌。头肌中有表情肌和咀嚼肌；颈肌中显著的是胸锁乳突肌，收缩时产生头部运动。

　　躯干肌包括胸部肌群、腹部肌群和背部肌群。胸部肌群最显著的有胸大肌，其他有胸小肌、前锯肌、锁骨下肌、肋间内肌、肋间外肌等；腹部肌群中有腹直肌、腹内斜肌、腹外斜

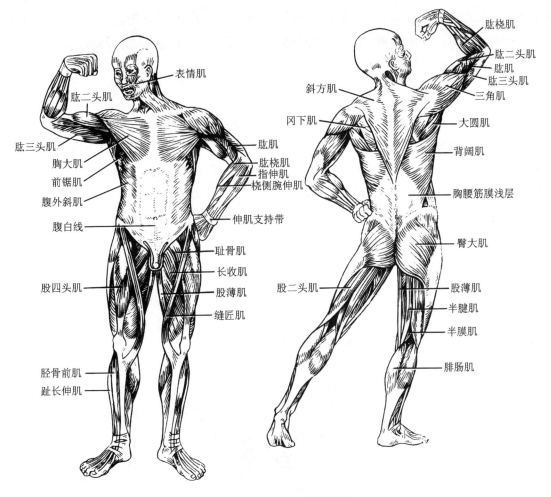

图 3 - 5　人体骨骼肌结构图

肌、腹横肌、腰方肌等；背部肌群中有斜方肌、背阔肌、肩胛提肌、菱形肌和骶棘肌等。

四肢肌分上肢肌和下肢肌。上肢肌包括肩肌（三角肌、冈上肌、冈下肌、大圆肌、小圆肌和肩胛下肌），臂肌（肱二头肌、肱三头肌等），前臂肌（掌侧肌群和背侧肌群）和手肌。下肢肌包括髋肌（髂腰肌，臀大、中、小肌，梨状肌，闭孔内、外肌），大腿肌（缝匠肌、股四头肌、股薄肌、长收肌、短收肌、大收肌、股二头肌等），小腿肌（胫前肌、腓肠肌等）和足肌。

第四节　循环系统

完成人体细胞氧气和养料的运来及产生废料的运走的管道是循环系统，是由心脏和血管组成的一个封闭式遍布全身的管道。

一、血液

血液是红色黏稠的液体，由血浆和血细胞组成。血浆的主要功能是运载血细胞，运输氧气和废物。血细胞包括红细胞、白细胞和血小板。红细胞的主要功能是运输氧气和一部分二氧化碳；白细胞能吞噬体内的病菌，保护人体的健康；血小板有促进止血、加速凝血的作用。

二、血管和心脏

血管分为动脉、静脉和毛细血管三种。动脉是把血液从心脏输送到身体各部的血管，多分布在较深部位，但体表个别部位也能摸到，如桡动脉、颈总动脉和足背动脉。静脉是把血液从身体各部送回心脏的血管，有的位置较深，有的位置较浅，体表可以看到的"青筋"就是静脉。毛细血管是连通于最小的动、静脉之间的血管。

心脏位于胸腔中部偏左下方，主要由心肌构成，内部被隔成左、右不相通的两部分，左、右两部分又被瓣膜分别隔成上、下两个腔，上面两个腔分别叫左、右心房，下面两个腔分别叫左、右心室。心房和心室、心室和动脉之间都有能开、关的瓣膜。

三、血液循环

人体的血液循环分为体循环和肺循环两部分（图3-6）。

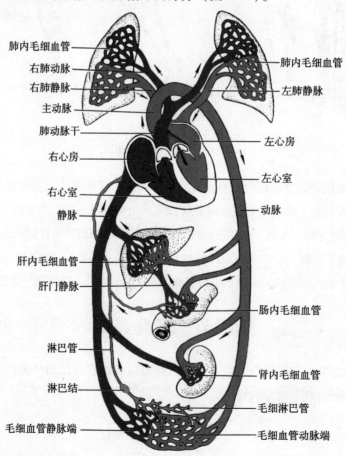

图3-6　血液循环结构图

体循环指血液由左心室进入主动脉,再流经全身动脉、毛细血管网、静脉,最后汇集到上、下腔静脉流回右心房的过程。肺循环指血液由右心室进入肺动脉,流经肺毛细血管网,再由肺静脉流回左心房的过程。心脏本身的血液循环是由主动脉基部左右侧发出的两条动脉(冠状动脉)开始,逐渐分支深入心肌内部,形成毛细血管网,然后汇集成静脉注入右心室,该循环称冠脉循环。

四、淋巴系统

淋巴系统是血液循环系统的辅助部分,由淋巴管和淋巴器官(淋巴结、扁桃体、脾等)组成(图3-7)。

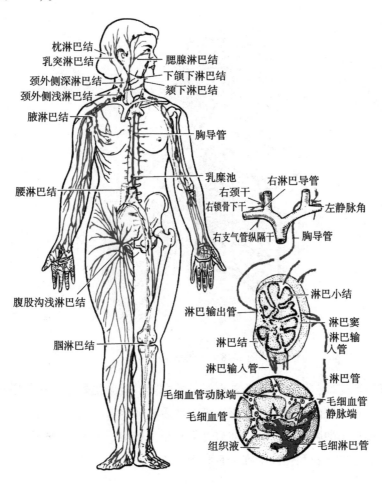

图3-7 淋巴系统结构图

淋巴管内流动的液体叫淋巴。淋巴循环可以调节血浆和组织液之间的平衡,并对身体起保护、防御作用。

第五节　呼吸系统

人体不断地吸取外界的氧气和呼出体内的二氧化碳进行气体交换的过程称呼吸，它由呼吸系统来完成。

一、呼吸系统的结构

呼吸系统由鼻、咽、喉、气管和支气管组成。空气通过鼻腔，经咽入喉，喉是呼吸的通道和发音器官（图3-8）。

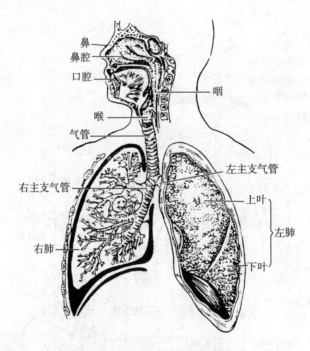

鼻
鼻腔
口腔
咽
喉
气管
左主支气管
右主支气管
上叶
左肺
右肺
下叶

图3-8　呼吸系统结构图

气管是圆筒形管道，管壁中覆盖着有纤毛的黏膜，能分泌黏液，粘住空气中的灰尘和细菌。气管下端在胸腔内分为左、右支气管，然后在肺内形成树枝状的分支，最后形成呼吸性细支气管和很小的肺泡管。每一肺泡管附有很多肺泡，肺泡壁由一层薄的上皮细胞构成，外面缠绕着毛细血管和弹性纤维，有利于气体交换。

二、呼吸运动

胸廓有节奏地扩大和缩小称呼吸运动，呼吸运动是呼吸肌活动的结果。人体主要的呼吸肌是肋间内、外肌和膈；深呼吸时，腹肌也参加活动。

第六节　消化系统

食物含有的各种营养成分必须经消化系统的消化和吸收才能被人体利用，消化系统由消化道、消化腺组成。

一、消化道

消化道是一根很长的管道，包括口腔、咽、食管、胃、小肠、大肠和肛门（图3-9）。

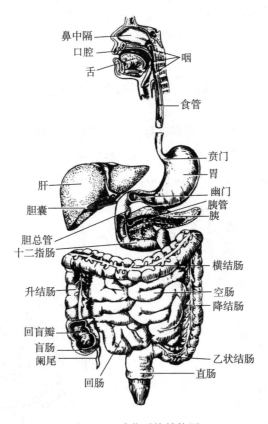

图3-9　消化系统结构图

口腔内有牙齿和舌，还有三对大唾液腺的导管开口。

咽是空气和食物的共同通路，食管上接咽、下通胃，长约25cm，管壁肌肉由上而下顺序蠕动，能将咽下的食物逐渐推进入胃。

胃位于左上腹部，上口叫贲门，连食管；下口叫幽门，接十二指肠。胃壁可分四层，由内向外依次为黏膜、黏膜下层、肌肉层、浆膜。黏膜上皮的凹陷形成胃腺。

小肠盘曲在腹腔内，长5~6m，是消化食物和吸收营养的主要场所。小肠壁的结构和胃壁相似，也分四层，黏膜表面皱襞上有很多突起，叫绒毛，大大增加了消化和吸收面积。十二指肠是小肠的起始段，壁内有胆总管和胰管的共同开口。

大肠长约 1.5m，末端开口于肛门。大肠开始部分在右下腹，叫盲肠。盲肠上连着一条细小的盲管，叫阑尾。盲肠以下依次为升结肠、横结肠、降结肠、乙状结肠和直肠。大肠能吸收水分、无机盐和维生素，并将残渣变为粪便。

二、消化腺

消化腺分两类，一类是位于消化道外的大消化腺，如唾液腺、肝脏和胰脏；另一类是消化道壁内的小腺体，如胃腺、肠腺等。

三对唾液腺是腮腺、颌下腺和舌下腺。肝脏是人体最大的消化腺，能分泌胆汁，胆汁先流入胆囊，进食后胆囊收缩，胆汁经胆总管流入十二指肠。胰是人体第二大消化腺，在胃的后方，由外分泌部和内分泌部（胰岛）构成。

第七节　泌尿系统

人体代谢终末产物排出体外的过程，称排泄。排泄的途径是：二氧化碳和一些水以气体形式由呼吸系统排出；一部分水和少量的无机盐、尿素可随汗液排出；而其他绝大部分代谢终末产物则经泌尿系统（图 3 - 10）以尿的形式排出体外。

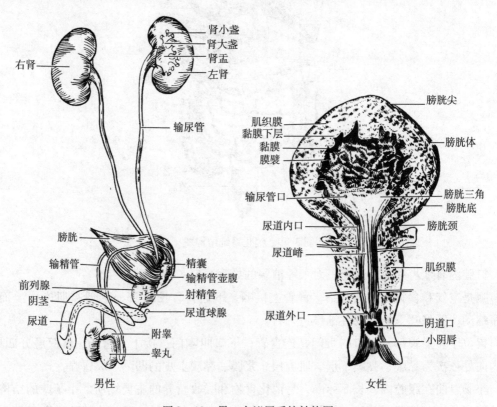

图 3 - 10　男、女泌尿系统结构图

一、肾脏

泌尿系统由肾脏、输尿管、膀胱和尿道组成。

肾脏在腹后壁脊柱两旁，左右各一，是形成尿液的器官。周围颜色较深的为皮质，皮质内颜色较浅的为髓质，皮质和髓质合称为肾实质，约由100多万个肾单位构成。每个肾单位包括肾小体和肾小管两部分，肾小体由包在外面的肾小囊和肾小球构成。尿液经肾单位形成后，都汇集在肾盂中。

二、输尿管及膀胱

输尿管是一对细长的管道，上端与肾盂相通，下端开口于膀胱底。膀胱在盆腔内，是由平滑肌构成的囊，有暂时贮存尿液的作用。它有一个出口即尿道内口，通尿道。尿道是尿液由膀胱排出体外的管道，女性尿道较短，附近有阴户、肛门。

第八节　生殖系统

生殖系统包括男性生殖系统和女性生殖系统，男、女生殖系统又可分为内生殖器和外生殖器。

一、男性生殖系统

（一）男性内生殖器

男性内生殖器由生殖腺（睾丸）、输精管道（附睾、输精管、射精管、男性尿道）和附属腺（精囊、前列腺、尿道球腺）组成（图3-11）。

1. 睾丸　是产生男性生殖细胞——精子和分泌男性激素的器官。睾丸位于阴囊内，左、右各一。

2. 附睾　呈新月形，紧贴睾丸的上端和后缘而略偏外侧。上端膨大为附睾头，中部为附睾体，下端为附睾尾。附睾为暂时储存精子的器官，并分泌附睾液供精子营养，促进精子进一步成熟。

3. 输精管和射精管　输精管是附睾的直接延续，长度约50cm，管壁较厚，肌层发达而管腔细小，其末端变细，与精囊的排泄管汇合成射精管。射精管长约2cm，向前下穿前列腺实质，开口于尿道的前列腺部。

4. 精囊　又称精囊腺，为长椭圆形的囊状器官，表面凹凸不平，位于膀胱底的后方，输精管壶腹的下外侧，左右各一，由迂曲的管道组成，其排泄管与输精管壶腹的末端汇合成射精管。精囊分泌的液体参与精液的组成。

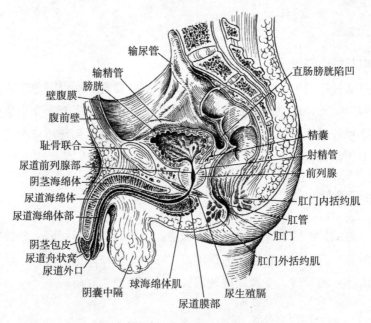

图 3 - 11　男性内生殖器正中矢状面

5. 前列腺　前列腺是不成对的实质性器官，由腺组织和平滑肌组织构成。前列腺的大小和形状如栗子，重 8 ~ 20g。前列腺的分泌物是精液的主要组成部分。

6. 精液　精液由输精管道各部及附属腺，特别是前列腺和精囊的分泌物组成，内含精子。精液呈乳白色，弱碱性，适于精子的生存和活动。正常成年男性一次射精 2 ~ 5mL，含精子 3 亿 ~ 5 亿个。

（二）男性外生殖器

1. 阴囊　是位于阴茎后下方的囊袋状结构。阴囊壁由皮肤和肉膜组成。阴囊的皮肤薄而柔软，有少量阴毛，色素沉着明显。肉膜为浅筋膜，其内含有平滑肌纤维，可随外界温度的变化而舒缩，以调节阴囊内的温度，有利于精子的发育与生存。阴囊皮肤表面沿中线有纵行的阴囊缝，其对应的肉膜向深部发出阴囊中隔将阴囊分为左、右两腔，分别容纳左、右睾丸以及附睾、精索等。

2. 阴茎　阴茎为男性的性交器官，可分为头、体和根三部分。后端为阴茎根，藏于阴囊和会阴部皮肤的深面，固定于耻骨下支和坐骨支，为固定部；中部为阴茎体，呈圆柱形，以韧带悬于耻骨联合的前下方，为可动部。阴茎前端膨大，称阴茎头，头的尖端有较狭窄的尿道外口，呈矢状位。头后较细的部分称阴茎颈。

阴茎主要由两条阴茎海绵体和一条尿道海绵体组成，外包筋膜和皮肤。阴茎海绵体为两端细的圆柱体，左、右各一，位于阴茎的背侧。左、右海绵体紧密结合，向前伸延，尖端变细，嵌入阴茎头内面的凹陷内。尿道海绵体位于阴茎海绵体的腹侧，尿道贯穿其全长。尿道海绵体中部呈圆柱形，前端膨大为阴茎头，后端膨大为尿道球，位于两侧的阴茎脚之间，固定于尿生殖膈的下面。

三个海绵体的外面共同包有深、浅筋膜和皮肤。阴茎的皮肤薄而柔软，富有伸展性，它在阴茎颈的前方形成双层游离的环形皱襞，包绕阴茎头，称为阴茎包皮。包皮前端围成包皮口。

二、女性生殖系统

女性内生殖器包括生殖腺（卵巢）、输送管道（输卵管、子宫和阴道）以及附属腺（前庭大腺）。外生殖器即女阴。卵巢产生的卵子成熟后，即突破卵巢表面的生殖上皮排至腹膜腔，再经输卵管腹腔口进入输卵管，在输卵管内受精后游移至子宫，植入子宫内膜发育成胎儿。分娩时胎儿出于宫口，经阴道娩出（图 3 - 12）。

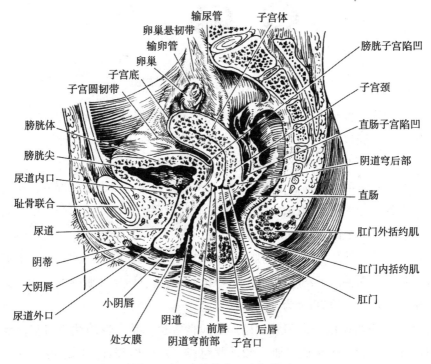

图 3 - 12　女性骨盆正中矢状面

（一）女性内生殖器（图 3 - 13）

1. 卵巢　卵巢为女性生殖腺，是产生女性生殖细胞——卵子和分泌女性激素的器官。卵巢左、右各一，位于盆腔内，贴靠髂内、外动脉的夹角处。

成年女子的卵巢约 4cm×3cm×1cm 大小，重 5～6g。卵巢的大小和形状随年龄而有差异，幼女的卵巢较小，表面光滑；性成熟期卵巢最大，以后由于多次排卵，卵巢表面出现瘢痕，显得凹凸不平；35～40 岁卵巢开始缩小，50 岁左右随月经停止而逐渐萎缩。

2. 输卵管　输卵管是输送卵子的肌性管道，长 10～14cm，左、右各一，由卵巢上端

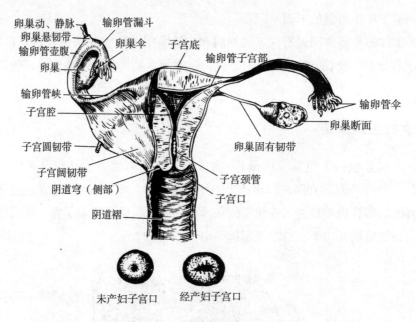

卵巢动、静脉
卵巢悬韧带
输卵管壶腹
卵巢
输卵管峡
子宫腔
子宫圆韧带
子宫阔韧带
阴道穹（侧部）
阴道褶
输卵管漏斗
卵巢伞
子宫底
输卵管子宫部
输卵管伞
卵巢断面
卵巢固有韧带
子宫颈管
子宫口

未产妇子宫口　　经产妇子宫口

图 3 - 13　女性内生殖器结构图

连于子宫底的两侧，位于子宫阔韧带的上缘内。其内侧端以输卵管子宫口与子宫腔相通，外侧端以输卵管腹腔口开口于腹膜腔，卵巢排出的卵子即由此进入输卵管。

3. 子宫　　子宫是壁厚腔小的肌性器官，胎儿在此发育生长。

成人未孕子宫呈前后稍扁、倒置的梨形。子宫分为底、体、颈三部分，子宫底为输卵管子宫口以上的部分，宽而圆凸；子宫颈为下端较窄而呈圆柱状的部分，由突入阴道的子宫颈阴道部和阴道以上的子宫颈阴道上部组成。

子宫壁分三层，外层为浆膜，为腹膜的脏层；中层为强厚的肌层，由平滑肌组成；内层为黏膜，称子宫内膜。子宫腔的内膜随着月经周期而有增生和脱落的变化，脱落的内膜由阴道流出成为月经，约 28 天为一个月经周期。

4. 阴道　　阴道为连接子宫和外生殖器的肌性管道，是女性的性交器官，也是排出月经和娩出胎儿的管道，由黏膜、肌层和外膜组成，富于伸展性。阴道有前壁、后壁和侧壁，前、后壁互相贴近。阴道的长轴由后上方伸向前下方，下部较窄，下端以阴道口开口于阴道前庭。处女的阴道口周围有处女膜附着，处女膜可呈环形、半月形、伞状或筛状，处女膜破裂后，阴道口周围留有处女膜痕。

5. 前庭大腺　　前庭大腺形如豌豆，位于前庭球后端的深面，其导管向内侧开口于阴道前庭、阴道口的两侧。该腺相当于男性的尿道球腺，分泌物有润滑阴道口的作用。

（二）女性外生殖器

女性外生殖器即女阴，包括阴阜、大阴唇、小阴唇、阴道前庭、阴蒂、前庭球。

1. 阴阜　　阴阜为耻骨联合前方的皮肤隆起，皮下富有脂肪，性成熟期以后生有阴毛。

2. 大阴唇　大阴唇为一对纵长隆起的皮肤皱襞。大阴唇的前端和后端左右互相连合，形成唇前连合和唇后连合。

3. 小阴唇　小阴唇位于大阴唇的内侧，为一对较薄的皮肤皱襞，表面光滑无毛。

4. 阴道前庭　阴道前庭是位于两侧小阴唇之间的裂隙。阴道前庭的前部有尿道外口，后部有阴道口，阴道口两侧各有一个前庭大腺导管的开口。

5. 阴蒂　阴蒂由两个阴蒂海绵体组成，后者相当于男性的阴茎海绵体，亦分脚、体、头三部分。阴蒂脚埋于会阴浅隙内，附于耻骨下支和坐骨支，向前与对侧结合成阴蒂体，表面有阴蒂包皮包绕；阴蒂头露于表面，含有丰富的神经末梢。

6. 前庭球　前庭球相当于男性的尿道海绵体，呈马蹄铁形，分为较细小的中间部和较大的外侧部。中间部位于尿道外口与阴蒂体之间的皮下，外侧部位于大阴唇的皮下。

三、乳房

乳房为人类和哺乳动物特有的结构。男性乳房不发达，但乳头的位置较为恒定，多位于第4肋间隙或第4及第5肋骨水平，常作为定位标志。女性乳房于青春期开始发育生长，妊娠和哺乳期有分泌活动（图3-14）。

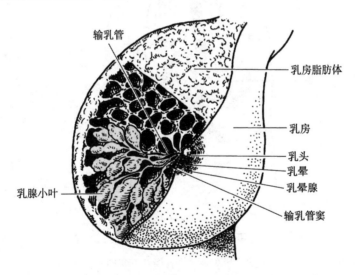

输乳管
乳房脂肪体
乳房
乳头
乳晕
乳晕腺
输乳管窦
乳腺小叶

图3-14　成年女性乳房结构图（未产）

1. 位置　乳房位于胸前部，胸大肌和胸筋膜的表面，上起第2~3肋，下至第6~7肋，内侧至胸骨旁线，外侧可达腋中线。

2. 形态　成年未产妇女的乳房呈半球形，紧张而有弹性。乳房中央有乳头，其位置因发育程度和年龄而异，通常在第4肋间隙或第5肋间隙与锁骨中线相交处。乳头顶端有输乳管的开口。乳头周围的皮肤色素较多，形成乳晕，表面有许多小隆起，其深面为乳晕腺，可分泌脂性物质滑润乳头。妊娠期和哺乳期乳腺增生，乳房增大；停止哺乳后乳腺萎缩，乳房变小；老年时乳房萎缩而下垂。

第九节　内分泌系统

人体的腺体有两类，一类是有导管的腺体，如唾液腺、汗腺、皮脂腺等，其分泌物都通过导管排出，称外分泌腺。一类是没有导管的腺体，腺细胞的分泌物直接进入腺体内的毛细血管，随血液循环输送到全身各处，这类腺体称内分泌腺，如垂体、甲状腺、肾上腺、胰岛、性腺等（图3－15）。内分泌腺分泌的对身体有特殊作用的物质称激素。

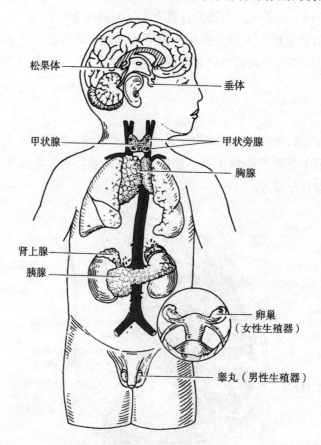

松果体

垂体

甲状腺

甲状旁腺

胸腺

肾上腺

胰腺

卵巢
（女性生殖器）

睾丸（男性生殖器）

图3－15　全身内分泌腺分布图

一、甲状腺

甲状腺是人体最大的内分泌腺，位于喉和气管的两侧，分泌的激素称甲状腺素，有促进新陈代谢和提高神经系统兴奋性等作用。碘是合成甲状腺素的主要原料。

二、胰腺

胰腺内的胰岛能分泌胰岛素，主要调节糖的代谢，对蛋白质和脂肪代谢也有影响。

三、脑垂体

脑垂体在脑的底部，大小如豌豆，能分泌多种激素，调节人体的新陈代谢和生长、发育，并能调节其他内分泌腺的活动。

第十节　神经系统

一、神经系统概述

神经系统由脑、脊髓和它们所发出的神经组成（图3－16）。脑和脊髓是神经系统的中枢部分，称中枢神经，它们所发出的神经称周围神经。

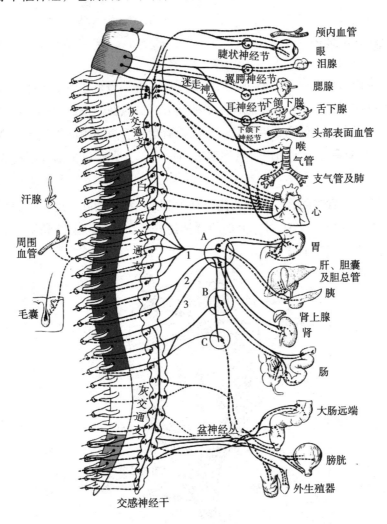

图3－16　神经系统结构图

神经元是构成神经系统的基本结构和功能单位，它由细胞体和突起（长的称轴突，短的称树突）组成。细胞体主要集中在脑和脊髓内，色泽灰暗，故称灰质。如果在周围神经系统中功能相同的神经元细胞体汇集在一起，称神经节。脑、脊髓的结构中除灰质以外，还有白质。白质由许许多多的神经纤维组成，色泽亮白，故称白质。

神经纤维主要分布在周围神经系统中，许多神经纤维集结成束，外面包裹着结缔组织膜，就成为一条神经，最粗大的为坐骨神经。

神经纤维按照传导兴奋的方向，可以分为两类：一类神经纤维是把兴奋从外周传向脑、脊髓，称传入神经纤维（又称感觉神经纤维）；另一类神经纤维是把兴奋从脑、脊髓传向外周，称传出神经纤维（又称运动神经纤维）。传入神经纤维组成的神经称传入神经（又称感觉神经），传出神经纤维组成的神经称传出神经（又称运动神经），两者共同组成的神经称混合神经。脑神经共 12 对，分别归属以上三类；脊神经共 31 对，均为混合神经。

二、脊髓和脊神经

脊髓位于脊柱的椎管内，上端与脑的延髓相连，下端与第一腰椎下缘平齐。脊髓的灰质在中央，呈蝴蝶形，是神经元细胞体集中的地方；白质在周围，由神经纤维组成。灰质有四个角，前面粗大的称前角，后面较狭细的称后角。后角的中间神经元和脊神经的后根（感觉神经纤维）有联系；前角内含有许多运动神经元，它所发出的纤维组成脊神经的前根（图 3 - 17）。

在两个相邻的椎骨之间，左、右两侧各有一个孔，称椎间孔。前根和后根在椎间孔处合成一条脊神经。脊神经共 31 对，上部的脊神经分布在颈部、上肢和躯干上部；下部的脊神经分布在躯干下部和下肢。

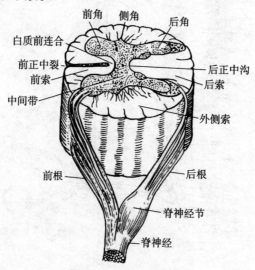

图 3 - 17　脊髓和脊神经根

三、脑和脑神经

脑位于颅腔内，包括大脑、间脑、中脑、脑桥、延髓和小脑六部分（图3－18）。

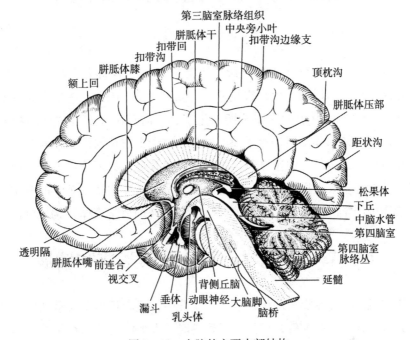

图3－18　人脑的主要内部结构

大脑最发达，由两个大脑半球组成，表层（皮层）是灰质，有许多凹陷的沟和隆起的回，主要由神经元的细胞体构成，是调节人体生命活动的最高中枢。

小脑位于大脑的后下方，脑干的背侧，对人体运动起重要的协调作用。

脑干在大脑下面，由中脑、脑桥和延髓组成，延髓下面连接脊髓。脑干也由灰质和白质组成，灰质为脑神经的重要核团，白质为重要的上下行传导束，脑干部还有心血管中枢和呼吸中枢等。

脑所发出的神经共有12对，绝大部分分布在头部的感觉器官、皮肤和肌肉等处。

脑神经和脊神经中都有一个部分传出神经纤维（运动神经纤维），分布到心肌、各个内脏器官（包括血管）的平滑肌和腺体等处，支配各种内脏器官的活动，这部分传出神经纤维所组成的神经称自主神经（属周围神经系统）。自主神经又分交感和副交感两大类，它们的作用是相反的，如交感神经可使心率加快增强，副交感神经则使心率减慢减弱等。

第四章　中医基础知识

　　中医学是在中华民族传统文化深刻影响下形成的，专门研究人体生理功能、病理变化、疾病的诊断、治疗，以及养生、康复的一门知识体系。因此，中医学是具有浓郁中国传统文化特色的医学，是中华民族在长期的生产、生活和医疗实践中逐渐积累总结而成的，具有独特的理论体系和丰富诊疗手段的医学。在历史的长河中，中医学对中华民族的繁衍昌盛作出过巨大的贡献。时至今日，中医学仍以其特有的理论体系和卓越的诊疗效果屹立于世界医学之林，颇受世人瞩目。中医学理论是以研究阐发中医学的基本概念、基本原理，以及遵循中医学的逻辑思维所推演的科学结论（即科学规律）构成的医学体系。

第一节　中医学理论体系的形成和发展

　　理论源于实践。人类在漫长的生活、生产实践中，逐渐积累了大量的医药知识。如传说中的神农尝百草、伏羲制九针，就反映了远古时代人类医药知识积累的过程。随着时代的发展，医药知识的丰富积累，文化科学的不断进步，医药知识也和其他理论一样，逐渐地从实践经验升华到理性认识，从而产生了中医学理论。

　　中医学理论形成于先秦两汉时期，《黄帝内经》《难经》《伤寒杂病论》《神农本草经》是其形成的标志。这些医著分别从中医基础理论、临床辨证、治疗法则以及药物等方面，为中医学理论体系的形成和发展奠定了坚实的基础。

　　中医学理论是在诸多因素的综合影响下形成的，主要有以下四个方面：

一、以古代解剖知识为基础

　　春秋战国时期，社会发生了急剧变革，政治、经济、文化都有了显著的发展，各种学术思想也随之日趋活跃。在这种文化及学术氛围中，出现了我国现存最早的医学巨著——《黄帝内经》。该书撷取了秦汉以前的天文、历法、气象、物候、数学、生物、地理、哲学等多学科的重要成果，在精气、阴阳、五行学说的指导下，总结了当时的医学成就，使长期积累的医药知识系统化、理论化，确立了中医学的理论原则，是中医理论体系确立的标志。该书较系统地阐述了人体的形态结构、生理功能、病因病机，以及疾病的诊断、治疗、养生、防治等方面的内容，确立了中医理论的基本框架；最早发现人体的血液是在心脏的主导作用下，沿着脉道在体内"流行不止，环周不休"，这一认识较英国哈维发现血液循环要早1000多年；首先运用了"解剖"的方法，提出了解剖的概念，并将这一技术运用于医学研究，成为中医学理论形成的主要条件之一。

《黄帝内经》认为，要进行医学研究，必须重视人体的形态结构，并明确地指出："若夫八尺之士，皮肉在此，外可度量切循而得之，其死可解剖而视之"（《灵枢·经水》）。书中记载的人体骨骼、血脉长度、内脏器官的大小和容量等，基本上符合人体的实际情况。例如食道与肠管的长度之比为 1∶35，现代解剖研究为 1∶37，两者十分接近。《难经》的解剖学较《黄帝内经》又有了发展并获得了巨大成就，其对人体脏腑器官解剖形态的认识已达到了相当高的科学水平。这些认识是来自人的尸体解剖实践，所记载的五脏、六腑等器官的形态结构与现代人体解剖基本一致。虽然这些认识局限于宏观的表层的认识，但为藏象学说的形成奠定了形态学方面的科学基础。如果没有古代的人体解剖知识，完全不了解脏腑器官的位置、形态、结构与联系，而试图确定脏腑器官的名称，推论脏腑器官的生理功能以及病理变化规律，是完全不可能的。

二、长期对疾病的认识和治疗经验的积累

古代长期医疗实践经验的积累，为中医学理论体系的形成奠定了丰富而坚实的实践基础。自从有了人类社会，就有了人类与疾病作斗争的经验积累，人们在长期的实践过程中对疾病的认识逐步深化，并有了部分疾病的专名。如成书于战国时期的医著《五十二病方》，记载 52 病、药物 247 种；《易经》《诗经》等十三经中，记载的病症名称 180 余种；春秋时期的《山海经》明确地记载了 38 种疾病名称以及 100 多种药物；《周礼·天官》中记载了当时宫廷医生的分工、医政组织措施，以及医疗考核制度等；《左传》多次言及扁鹊、医缓、医和等当时著名专职医生的诊疗事迹。这都表明当时人们对疾病已有相当深刻而广泛的认识，积累了较为丰富的医疗实践经验和药物治疗的知识，为医学规律的总结、理论体系的整理、医学概念的抽象提供了丰富的资料，奠定了扎实可靠的实践基础。

东汉末年，著名医学家张仲景在《黄帝内经》《难经》等医学论著的影响下，进一步总结了前人的临床医学成就，并结合自己的实践经验，著成《伤寒杂病论》，使《黄帝内经》《难经》确立的基础理论与临床实践知识紧密地结合在一起，确立了辨证论治及理、法、方、药的理论体系。

这一时期药物知识有了新的积累和发展，《神农本草经》集东汉以前药物学研究之大成，是我国现存最早的一部药物学典籍。该书收录药物 365 种，其中多数为常用药，为《中华人民共和国药典》所收载，成为中药学发展的奠基之作。

三、社会科学、自然科学知识的渗透

从春秋战国到秦汉之际，各种文化学术流派如儒家、道家、墨家、法家、名家、阴阳家、兵家等进行了广泛的学术争鸣与交流，呈现出"诸子百家"的繁荣景象，这就为中医学理论体系的确立奠定了坚实的社会科学和人文科学基础。这是《黄帝内经》博大精深的

文化底蕴之根源。

　　自然科学的发展从来都是互相渗透、相互促进的，中医学理论体系的形成和发展与我国古代科学技术的成就是分不开的。中医学理论体系在形成和发展过程中，广泛吸纳了当时高度发展的天文、历法、气象学、地理学、物候学、数学等多学科知识，如医和的"六气致病"说反映了气象学知识对病因理论形成的影响；再如"五运六气学说"，更是全面吸收古代天文学、历法、气象、地理、物候、数学知识，并将其与医学知识有机联系在一起的范例。可见古代自然科学知识的渗透，为中医学理论体系的形成奠定了丰厚的科学基础。

四、古代哲学理论的影响

　　哲学是人们对世界（自然、社会、思维）最一般规律的理性认识。任何一门自然科学的形成和发展，都必然要接受哲学思想的支配，中医学在其形成的过程中，毫无例外地受到哲学思想的深刻影响。古代医家在整理长期积累的医药实践知识时，有意识地运用了当时先进的唯物论和辩证法观点，如采用精气学说（也称气一元论）、阴阳学说、五行学说，把零散的、原始的、初级的医疗实践经验，通过归纳总结和分析研究，使之逐步地系统化，把感性的医疗知识升华为理性的医学理论，使之成为比较完整而系统的医学理论体系。

　　中医学理论形成乃至辉煌，根本原因在于有坚实的医疗实践基础、深厚的中国传统文化底蕴，以及丰富而合理的哲学渊源与内涵。

第二节　中医学理论体系的基本特点

　　中医学理论体系是在古代唯物论和辩证法思想的指导下，通过长期对生活现象、生理表现、病理变化以及临床治疗效应的实践观察，经过反复地综合与归纳、分析与对比，逐渐升华与抽象而成。这一理论体系是以精气、阴阳、五行学说为哲学基础，以整体观念为指导思想，以脏腑经络的生理病理为理论基础，以辨证论治为诊疗特点的学术体系。该理论体系主要由中医基础医学、中医临床医学和中医养生康复医学组成。中药学、方剂学是中医基础医学的主要组成部分。

　　中医理论体系有诸多特征，其中整体观念和辨证论治是最基本、最重要的特征。

一、整体观念

　　所谓整体观念，是关于人体自身的完整性及人与自然和社会环境统一性的认识，是整体思维方法在中医理论中的体现。中医学非常重视人体的统一性和完整性，包括内在的脏腑器官之间、心理活动与生理机能之间及人与外界环境之间的相互联系。中医学认为，人是一个有机的整体，构成人体的各个组织器官在结构上相互沟通，在功能上相互协调、相互为用，在病理上互相影响；认为人与外界环境也有密切的关系，人体在能动地适应环境的过程中维持着自身稳定的机能活动。这一观念贯穿于中医学对人体结构、生理、病理、诊法、辨证、治疗及养生等各个方面的理性认识之中。

二、辨证论治

辨证论治是中医学认识疾病和治疗疾病的基本思路，是中医理论体系的基本特点之一。辨证论治包括辨证和论治两个思维阶段。辨证的任务是分析疾病，寻找疾病过程中某一阶段的主要矛盾或矛盾的主要方面；论治则是采取相应的措施，对所找出的主要矛盾进行治疗。

所谓辨证，就是将四诊所搜集的症状、体征及其他资料，在中医理论指导下进行分析，辨清其原因、性质、部位、邪正关系，概括、判断为某种性质的证候，这一识病方法就是辨证。因此，辨证的过程就是医生从机体反应性的角度来认识临床表现的内在联系，并以此反映疾病本质的思维过程。

所谓论治，是根据辨证的结果，确定相应的治疗方法。辨证是确定治疗方法的前提和依据，论治是辨证的目的。通过论治的效果，可以检验辨证是否正确，所以辨证论治的过程就是认识疾病和治疗疾病的过程，是指导中医临床医学的基本原则。

第三节　阴阳学说基础知识

一、阴阳学说的基础

哲学是关于世界观的学说，是人们对各种自然知识和社会知识进行概括发展而成的、关于物质世界最一般运动规律的理性认识。中国古代哲学是古人对宇宙的发生、发展、变化的本源和规律的认识，是中国古代的世界观和方法论，是古人用以解释物质世界发生、发展和变化规律的哲学思想。医学是研究人类生命过程以及同疾病作斗争的科学体系。医学要探索生命的奥秘，寻求保健和治病的方法，就必须借助哲学，借助人们对物质世界的认知方法来建构自己的理论。诞生于中国古代的中医学，充分地借助了当时先进的哲学思想，解释人体的生理现象和病理变化，归纳关于健康与疾病的某些规律，并用以指导临床的诊断和治疗。在中医学的形成和发展过程中，影响最大的哲学思想有精气学说、阴阳学说和五行学说。这些哲学思想被广泛地运用于中医学的每一层面，只有深刻地领会这些哲学内容，才能有效地学习并掌握中医学的理论。

二、阴阳学说

阴阳学说是研究阴阳概念的基本内涵及其运动规律，并用以解释宇宙万物发生、发展和变化的哲学理论。阴阳学说渗透到医学领域后，成为中医学重要而独特的思维方法，深刻地影响着中医学理论的形成和发展。成书于秦汉的《黄帝内经》，就是凭借包括阴阳学说在内的古代哲学思想和思维方法，建构了中医学的理论。因此，阴阳学说是中医学理论中不可分割的重要组成部分，被广泛地用于说明人体的生理活动和病理变化，指导疾病的诊断和防治。中医学在运用阴阳学说时，对其进行了发展和充实，借用大量的医学实例详细地阐发阴阳的相互交感，以及由此产生的相互制约、互根互用、消长平衡、相互转化关系，使抽象的哲学阴阳概念得到了深化和细化。医学中的阴阳虽然源于哲学，但已不完全等同于哲学的阴阳，而是具有丰富的医学内涵。

三、阴阳的概念

阴阳学说源于古人在生产生活过程中对宇宙万物的长期观察，阴阳的最初涵义是非常朴素的。在万事万物中太阳对人类的生产生活影响最大，人类与太阳的关系最为密切，人们将日出后的白昼称为阳，将日入后的黑夜称为阴。在殷商时期的甲骨文中，就有"阳日""晦月"等具有阴阳涵义的表述。西周时期《诗经》所用的"阳""阴"二字，就具有温热与寒凉、向光面与背光面的意义。西周末期已经将阴和阳抽象为两种对立的物质或势力，并用以解释地震的形成。

哲学意义上的阴阳是在春秋战国时期逐渐形成的，此时的哲学家不仅认识到事物内部存在着对立的阴阳两个方面，也认识到这两个方面是不断运动变化和相互作用的，还认识到阴阳的相互作用是推动宇宙万物产生和变化的根本动力。这一时期的哲学家们已经把阴阳的存在及其运动变化视为宇宙的一种基本规律，并广泛地运用阴阳双方的对立互根、消长转化等关系，解释宇宙万物的形成，以及宇宙万物之间的普遍联系。可见阴阳学说是古人以观察太阳活动为背景形成的，从对日光向背之原始涵义，经过广泛的联系，逐渐抽象出阴阳的概念及阴阳的对立统一规律，用于认识宇宙万物。这一学说的完整、系统地表述，应归功于成书于这一时期的《黄帝内经》。

中医学中的阴阳概念既有生活常识的阴阳内涵，也有哲学层面和自然科学中医学层面的内涵，绝大多数情况下是指后两者。所谓哲学层面的阴阳又称为属性阴阳，是对自然界相互关联的某些事物或现象对立双方的属性概括，体现了事物对立统一的法则。阴和阳既可以表示自然界相互关联而又相互对立的事物或现象的属性，也可表示同一事物内部相互对立的两个方面，即所谓"阴阳者，一分为二也"（《类经·阴阳类》）。

所谓自然科学中医学层面的阴阳，特指人体内密切相关的相互对应的两类物质及其机能的属性。其中阳（又称为阳气）是对具有温煦、兴奋、推动、气化等作用的物质及其机能属性的概括；阴（又称为阴气）是对具有滋养、濡润、抑制、凝聚等作用的物质及其机能属性的概括。

四、阴阳的特性

中医学理论中的阴阳具有相关性、普遍性、相对性，以及属性的规定性。

阴阳的相关性也称为关联性，是指用阴阳所分析的对象应当是同一范畴、同一层面的事物或现象，只有相关联的事物，或同一事物内部的两个方面，才可以用阴阳加以解释和分析。不同层面、不同范畴的事物，如果在阴阳属性上没有相关性，就不能进行相互对立的阴阳属性的划分。

所谓阴阳的普遍性，也就是广泛性。虽说事物的阴阳属性划分方法有其局限性的一面，但从其形成之时，人们就试图用它揭示宇宙万物形成之奥秘，广泛地用以认识宇宙万物的发展与联系，大到天和地，小到人体性别及体内的气血；从抽象的方位之上下、左右、内外，到具体事物的水火、药物的四性五味等，无一不是阴阳的体现。

所谓阴阳的相对性，是指各种事物或现象及事物内部对立双方的阴阳属性不是绝对的、一成不变的，而是相对的。阴阳的相对性又表现在阴阳的可分性、阴阳的相互转化，以及划分事物阴阳属性前提或条件改变时，事物的阴阳属性也会随之改变等方面。

所谓阴阳的规定性体现在以下两方面：

一是事物阴阳属性的不可反称性。例如就温度而言，温暖的、炎热的为阳，寒冷的、凉爽的属阴；就气象变化而言，晴朗的天气为阳，阴雨的天气为阴；就不同的时间段而言，白昼、春夏为阳，黑夜、秋冬为阴；就方位空间而言，东、南、上、外、表、左为阳，西、北、下、内、里、右为阴；就物体存在的性状而言，气态的、无形的为阳，液态、固态、有形的为阴；就物体的运动状态及运动趋向而言，凡运动着的、兴奋的、上升的、外出的、前进的为阳，静止着的、抑制的、下降的、内入的、后退的为阴，等等。阴阳学说对事物属性的这种规定，在前提不变的情况下，已确定的属性是不变的，如寒与热的属性，寒被规定为阴，就不能反称为阳；反之，热被规定为阳，同样也不能反称为阴（表4－1）。

二是中医学根据自身的需要，将人体内具有温煦、推动、兴奋作用的物质及其功能规定为阳，而将人体内具有滋润、凝聚、抑制作用的物质及其功能规定为阴。阴阳学说的这一规定性相对于哲学中的对立统一法则而言具有局限性，但在医学领域却是其优势所在。例如将具有温煦、推动、兴奋作用的物质及其功能的不足称为"阳虚"，其临床必然有畏寒怕冷、肌肤不温、精神萎靡的症状，治疗时运用附子、鹿茸等补阳的药物才能获得良效。如果没有阴阳学说的这一规定，就可能把畏寒怕冷、肌肤不温、精神萎靡的病变称为"阴虚"，那么就会无章可循，无标准可言。可见，阴阳学说这一古代哲学思想被应用到医学领域以后，不仅成为解释人体组织结构、生理功能、病理变化以及指导疾病诊断、防治的思维方法，而且与医学内容有机地融合在一起，成为中医学的主要内容之一。所以，医学中的阴阳既有哲学的一般属性，又有医学的特定内容，如阴虚、阳虚，补阴、补阳中的阴和阳，就具有物质本体的特定内涵。

表 4 - 1　事物阴阳属性归类表

属性	空间（方位）	时间（季节）	温度	湿度	重量	性状	亮度	事物	运动	状态
阳	上、外、左、南、天	昼，春夏	温热	干燥	轻	清无形	明亮	化气上升	动	兴奋，亢进
阴	下、内、右、北、地	夜，秋冬	寒凉	湿润	重	浊有形	晦暗	成形下降	静	抑制、衰退

五、阴阳的相互关系

阴阳的相互关系是阴阳学说的核心内容，主要为阴阳的相互交感所引发的对立制约、互根互用、消长平衡和相互转化关系。

所谓阴阳的相互交感，是指阴阳二气在运动中相互影响、相互交流，并由此产生各种相应的变化和反应。交，即交合、交流；感，即感应，指事物间在物质或信息的交流过程中，双方所产生的各种变化或反应。阴阳的相互交感是宇宙间万事万物生成演化的肇端。阴阳学说对阴阳的相互交感作用十分重视，认为能维持或进行正常的交感，事物就会健康的发展，否则就会受到伤害，甚至凋亡。可见阴阳的相互交感是阴阳之间产生各种联系的前提和基础。

（一）阴阳的对立制约

阴阳的对立制约是指相互关联的阴阳双方彼此间存在着互相抑制、排斥、约束的关系。

阴阳的对立制约关系是宇宙间普遍存在的规律，阴阳双方始终处于差异、对抗、制约、排斥的矛盾运动之中。阴阳之间的相互对立制约关系是促进事物运动发展的内在动力，如上半年从冬至春及夏，气候由寒转温变热，这是自然界属阳的温热之气制约了属阴的寒凉之气的结果；下半年从夏至秋及冬，气候从热转凉变寒，这是属阴的寒凉之气制约了属阳的温热之气的结果。人体也是如此，清晨人从睡眠中清醒，是阳制约了阴；夜晚人从清醒转入睡眠，是阴制约了阳，因为阳主兴奋，阴主抑制。

阴阳双方的对立制约是有一定限度的，如果一方对另一方的制约太过或者不及，都属异常，在于人体则会发生疾病。例如《内经》所说的"阳胜则阴病，阴胜则阳病"（《素问·阴阳应象大论》），即为一方对另一方的制约太过而生病。"阳不胜其阴""阴不胜其阳"（《素问·生气通天论》），则为一方对另一方的制约不足。中医学将阴阳对立制约的规律广泛地用于指导疾病的治疗，如"寒者热之""热者寒之""高者抑之""下者举之"，即是在这一规律指导下确定的治疗方法。

（二）阴阳的互根互用

阴阳的互根互用是指相互对立的阴阳双方相互依存、相互蕴藏、相互资生而互为根据的关系，主要体现在阴阳互藏、阴阳互根和阴阳互用三个方面。

阴阳互藏，是指相互对立的阴阳双方，任何一方中都蕴涵有另一方，即阳中蕴涵有阴，阴中蕴涵有阳。宇宙中任何事物都蕴涵有阴和阳两种属性不同的成分或势力。根据阴阳互藏的道理，事物和现象的阴阳属性不是绝对的，属阳的事物不是纯阳无阴，属阴的事物也不是纯阴无阳，而是根据其所涵属阴或属阳成分的比例大小而定。凡属阳的事物，所涵属阳的成分多而阴的成分少，又称阳中涵阴；凡属阴的事物，其所涵属阴的成分多而属阳的成分少，又称阴中涵阳。阴阳成分比例的大小只是根据其模糊的隐显状态加以判断，如果事物属阳的成分大并呈显象状态，而属阴的成分小并呈隐匿状态，就可将该事物划分为属阳。反之，若事物属阳的成分小并呈隐匿状态，而属阴的成分大并呈显象状态，就可将其属性判定为阴。阴阳互藏是阴阳双方相互依存、相互为用的基础。否则阴便成为"孤阴"，阳便成为"独阳"，阴阳之间互相为用的关系也会随之破坏。

阴阳互根，是指阴和阳互为根据、互为前提的关系，任何一方都不能脱离另一方而单独存在，任何一方都是以对方的存在为己方存在的前提和条件。如上与下，上为阳，下为阴，没有上就无所谓下，没有下也就无所谓上。

阴阳互用，是指在阴阳相互依存的基础上，阴阳双方会出现相互促进、相互资助的关系。如云雨的形成过程就充分体现了自然界的阴阳互用关系。"地气（属阴的水湿）上为云"的过程是借助阳热之气的蒸化，而"天气（空气中的水气）下为雨"的过程，要有阴寒之气的凝聚。可见云与雨、天气与地气的往复循环过程，就是阴阳相互促进、相互为用的过程。

人体的兴奋（属阳）与抑制（属阴）过程也是如此。正常的兴奋是以充分的抑制作为前提的。这就是人们常说的充分睡眠才会有旺盛的精力；反之，只有充分的兴奋才能有效地诱导抑制，所以人们常说高效率的劳动才会有高质量的睡眠。

（三）阴阳的消长平衡

阴阳的消长平衡是指对立互根的阴阳双方处于不断增长和消减的运动变化之中，并在彼此消长的运动过程中保持着动态平衡。这一过程包括了阴阳的相互消长和阴阳的协调平衡两个方面。

阴阳的相互消长是指对立互根的阴阳双方不是一成不变的，而是在一定时间、一定限度内存在着量的增减和比例大小的变化。所谓"消"，就是减少、变弱、衰退；所谓"长"，就是增多、亢进、加强。阴阳的消长只是阴阳运动变化的一种形式，引起阴阳消长变化的根本原因在于阴阳的对立制约和阴阳的互根互用。在阴阳对立制约的基础上，阴阳双方可以产生此长彼消和此消彼长的两种消长过程。

此长彼消是以制约太过的"长"为主要过程，指阴或阳给予对方的制约、对抗的力量过强时，使对方的反向作用受到约束而减弱的过程。例如四季气候的变化，上半年由于属阳的温热之气渐长、增加，而属阴的寒凉之气渐减、变少，所以气温就由寒转暖变热，这一过程即属阳长阴消；下半年由于属阴的寒凉之气渐长、增加，而属阳的温热之气消减、变少，所以气候就由热转凉变寒，此属阴长阳消的过程。

此消彼长是以制约不足的"消"为主要过程，即阴或阳的力量减弱（即消），不能有效地制约对方，从而使对方的反向作用加强、亢进的过程（即长）。如季节气温变化中，盛夏之际是制约阳热的阴寒之气太少，故气候酷热；隆冬之时热气太少，无力制约阴寒之气，故气候严寒。

在阴阳互根互用的前提下，如果阴阳之间相互促进、相互为用的作用增强时，就会产生此长彼长变化；如果相互为用的作用减弱时，就会产生此消彼消的变化。

此长彼长包括阳长阴亦长、阴长阳亦长两方面。阴阳双方处于正常的相互依存、相互为用的关系之中，当一方旺盛或增强时，可以促进另一方也随之增长。例如人在进食后，由于补充了营养物质（阴长），于是就产生了能量，增长了气力（阳长）。同样，胃肠功能强健，消化能力旺盛（阳长），就会有充足的营养物质转化并贮存（阴长）。在治疗阴阳两虚证时，常常补阳也可能使阴得到恢复，此为阳长阴亦长；同样道理，通过养阴使阴气充足，阳气也会随之而旺盛，此即阴长阳亦长。临床医学常用的补气生血法、补血养气法、阳中求阴法、阴中求阳法等，都是以这一理论为根据确立的治疗方法。

此消彼消包括阳消阴亦消、阴消阳亦消两方面，这是由于阴阳互根互用不足造成的，阴阳双方中的任何一方减少，或者虚弱不足，无力资助对方，会使对方也随之减少或虚弱。如人在饥饿时的疲乏无力、少气懒言，这是由于体内的营养物质已经匮乏（即阴消），不能释放充足的能量（即阳消）的缘故，这一现象就是阴消阳亦消。一个长期消化功能减退（即阳消）的病人，由于不能充分地摄取食物，使体内营养物质缺乏（即阴消），不能营养肌肉，故日见消瘦，此即阳消阴亦消的过程。临床上常见的气虚导致血虚、津亏导致气虚，以及阳损及阴、阴损及阳，均属此例。

阴阳的协调平衡是指阴阳双方的消长稳定在一定限度内的和谐、匀平状态，这是万事万物自身运动所形成的最佳状态。

阴阳之间的消长变化是不间断的、无休止的、绝对的，但也是有序的。如果阴阳双方的消长变化是在一定范围、一定限度、一定时间内进行，那么这种变化的结果就会使事物在总体上呈现相对稳定的状态，即所谓阴阳平衡协调状态，又称为"阴阳自和"。阴阳协调平衡，阴阳之间一系列主要的过程和变化就能得以顺利地进行，在于人体就是正常的生理状态。

（四）阴阳的相互转化

阴阳的相互转化是指对立互根的阴阳双方在一定条件下彼此可以向其各自相反的方面转化，即"阴可变为阳，阳可变为阴"（《类经附翼·医易》）。阴阳转化是阴阳消长运动发展到一定阶段，事物内部双方的本质属性发生了改变。阴阳的消长是事物的量变过程，而阴阳转化是事物的质变过程。

阴阳转化是事物发展的又一过程。任何事物都在不断运动变化之中，不可能是静止的、不变的。在变化过程中，其发展规律总是由小到大，然后又由盛到衰，也就是说事物发展到极点时就会向其反面转化。"重阴必阳，重阳必阴""寒极生热，热极生寒""寒甚生热，热甚生寒"即是其例。阴阳的相互转化必须具备特定的条件，古人所说的"重""极""甚"，都是事物内部阴阳相互转化的内在因素和必要条件，所以说"阴阳之理，极则必变"（《类经·阴阳类》）。阴阳转化是一个复杂而重要的变化过程，因此在临证中必须掌握其规律，通过调整阴阳的对立制约和阴阳的消长过程，以达到调控阴阳转化之目的。

六、阴阳学说在中医学中的应用

阴阳学说是中医学的指导思想，又是中医学理论的根基，渗透于中医理论体系的各个层面，指导历代医家的医学思维和诊疗实践。

（一）说明人体的组织结构

人是一个有机的整体，中医学根据阴阳对立统一的观点，把人体组织结构划分为相互对立又相互依存的若干部分，由于结构层次的不同，脏腑组织的阴阳属性也有区别。就大体部位而言，躯壳为阳，内脏为阴；上部为阳，下部为阴；体表为阳，体内为阴。就腹背而言，背部为阳，胸腹面为阴。就肢体的内、外侧而言，四肢的外侧面为阳，内侧面为阴。就筋骨与皮肤而言，筋骨在深层为阴，皮肤居表为阳。就内脏而言，六腑传化物而不藏，故为阳；五脏化生和贮藏精气而不泻，故为阴。就五脏而言，心、肺位于身体的上部胸腔之中，故为阳；肝、脾、肾位于身体的膈下腹腔，故为阴。具体到每一脏腑，又有心阴、心阳，肝阴、肝阳，胃阴、胃阳，肾阴、肾阳等。可见人体结构中的上下、内外、表里、前后各部分之间，以及体内的脏腑之间，都存在着对立、互根的阴阳关系，都可以用阴阳学说加以分析和认识。因此说："人生有形，不离阴阳"（《素问·宝命全形论》）。

（二）解释人体的生理活动

人体的生理活动可以广泛地运用阴阳学说加以说明。就人体的寤寐而言，在白昼，人体内属阳的兴奋作用制约了属阴的抑制作用而占主导地位，人就处于醒寤的兴奋状态；进入黑夜，体内属阴的抑制作用制约了属阳的兴奋作用而占主导地位，人就进入睡眠状态。显然，人的睡眠活动就是机体内部阴阳对立统一运动的结果。

体内物质的代谢过程主要是以阴阳互根互用的消长平衡方式进行，人体生命活动所需的各种精微物质（属阴）的补充，是在不断消耗内脏能量（属阳）的情况下完成的；但属阴的精微物质产生以后，又在相关内脏器官中转换为种种不同的能量，在能量产生的同时，精微物质随之消耗。前者属于阴长阳消的过程，后者是阳长阴消的过程。生命活动就在这种阴阳彼此不断的消长过程中维持着动态平衡。所以说："阴平阳秘，精神乃治"

（《素问·生气通天论》）。

在属阴的物质中，气和血又可再分阴阳。属阳的气又具有生血、行血、摄血的功能；而属阴的血又具有载气、寓（藏）气、化生气的作用。可见气血之间又体现着阴阳关系的多个层面。此外，诸如营卫关系、气与津液关系、脏腑关系、经络关系也是如此。因此说："生之本，本于阴阳"（《素问·生气通天论》）。

（三）解释人体的病理变化

疾病是致病因素作用于人体而引起体内阴阳平衡失调、脏腑组织损伤以及机能障碍的过程。阴阳学说不仅可以对病理过程进行分析，还可以对引起病理过程的邪正双方加以说明。病邪可以分为阴邪和阳邪两大类。就六淫邪气而言，风、暑、热邪为阳邪，寒与湿邪为阴邪。人体的正气又有阴精与阳气之别。在邪正斗争过程中，阳邪伤人常易伤阴，阴邪侵袭常先伤阳。在邪正斗争的胜负过程中，机体阴阳失调会产生偏盛、偏衰、互损、转化、格拒、亡失等种种病理变化。这是中医学认识和分析疾病基本病理的理论依据。

1. 阴阳偏盛 阴阳偏盛是指阴或阳的一方偏亢过盛，对另一方制约太过所导致的病理变化。《素问·阴阳应象大论》概括为"阴胜则阳病，阳胜则阴病。阳胜则热，阴胜则寒"。

阳偏盛，是指在阳邪作用下，机体呈现出机能亢奋、产热过剩的病机，临床表现为一系列实热征象的病症，即"阳胜则热"。

"阳胜则阴病"，是指阳胜的状态下对阴的制约过度，使阴呈现功能减弱的病理状态，此即"阳长阴消"的过程。在疾病过程中，由于阳热太盛，伤耗阴液，则会引起阴液相对不足。

阴偏盛，是指感受阴邪，体内机能受到阻滞而障碍，呈现出阴偏盛的病机，临床表现为一系列实寒征象的病症，即"阴胜则寒"。

"阴胜则阳病"，是指阴胜状态下对阳的抑制过度，使阳呈现功能减退的病理状态，此即"阴长阳消"的过程。在疾病过程中，由于阴寒太盛，损伤阳气，则会引起阳气相对不足。

2. 阴阳偏衰 阴阳偏衰是指阴气或阳气低于正常水平的病理状态。无论是阴或阳不足，无力制约对立的另一方，必然导致另一方相对偏亢。包括阳偏衰和阴偏衰两个方面。

阳偏衰，是指体内的阳气虚损，推动和温煦等功能下降，以及阳对阴的制约能力减退，导致阴的一方相对偏盛的病理状态。临床上常表现出虚性的寒证，故曰"阳虚则寒"。

阴偏衰，是指体内的阴气亏虚，滋润及抑制作用减退，以及阴对阳的制约作用下降，导致阳相对偏亢，产热相对过剩的病理状态。临床上常表现出虚性的热证，故曰"阴虚则热"。

阴阳偏盛及阴阳偏衰是临床上寒热病症形成的基本病机，也是阴阳失调病机的最根本的病理状态。阴阳偏盛和阴阳偏衰的病机是阴阳的对立制约以及阴阳彼此消长的关系失调所致。阴阳偏盛的矛盾主要方面是阴或阳的绝对值增加，因而制约对方的力量太过，故所产生的寒证或热证均属于实性证候。阴阳偏衰的矛盾主要方面是阴或阳的绝对值减少，因而制约对方的力量减弱，使对方相对偏盛，故所产生的寒证或热证均属于虚性证候。

3. 阴阳互损　阴阳互损是指阴或阳任何一方虚损到一定程度而引起另一方逐渐不足的病理变化。包括阳损及阴和阴损及阳两方面的病机。

阳损及阴，是指阳虚到一定程度时，无力促进阴的化生，使阴亦随之不足的病理过程。此即"无阳则阴无以化"。临证中常先有阳虚表现，继之又出现阴虚的症状。

阴损及阳，是指阴虚到一定程度时，不能滋养于阳，使阳亦随之化生不足的病理过程。此即"无阴则阳无以生"。临证中常先有阴虚的症状，继之又出现阳虚的临床表现。

阴阳互损是以阴阳互根互用为前提的。由于阴和阳互为其根、互为其用，所以当阴或阳虚衰不足时，就会发生"阳消阴亦消"的"阳损及阴"，以及"阴消阳亦消"的"阴损及阳"的病理过程。

阴阳互损与阴阳偏衰不同，阴阳偏衰中的阴偏衰或者阳偏衰是阴阳互损病理过程产生的前提，属于病理状态；而阴阳互损则是在阴偏衰或阳偏衰的病理状态基础上进一步发展的病理过程，这个病理过程所产生的结局则是阴阳两虚的病理状态。

4. 阴阳转化　阴阳转化是指相互对立的阴阳双方在一定条件下可以向其各自相反的方向转化，即阳证可以转化为阴证，阴证也可以转化为阳证。例如某病人因受凉感冒，症见恶寒、发热、头痛等，由于治不及时，二三日后上述症状消失，却又出现咳喘、胸闷、咳痰等表现。前者病位在表，属阳证；后者病邪入里，属阴证。此即由阳证转化为阴证。再如某病人患咳喘日久，咳喘每于冬季加重，夜间发作极甚，怕冷，咳吐大量清稀痰。近日由于天气剧变，咳喘症状加剧，痰稠色黄、发热（体温39℃）、面赤、口渴喜饮冷、舌红苔黄、脉滑数。此人原来的病症为肺寒，属阴证；现证为肺热，属阳证。此即由阴证转化为阳证的过程。此外，如表证与里证、虚证与实证的相互转化均属阴阳转化之理。

（四）指导疾病的诊断

阴阳失调是疾病发生、发展、变化的根本原因，由此所产生的各种疾病错综复杂的临床表现都可以用阴阳加以说明。所以在诊察疾病时，用阴阳两分法归纳种种临床表现，有助于对病变的总体属性作出判断，从而把握疾病的关键。因此，《素问·阴阳应象大论》说："善诊者，察色按脉，先别阴阳。"疾病的诊断首先要用四诊的方法收集病史资料，然后用阴阳归类的方法概括诸如色泽、声息、动静状态及脉象等的阴阳属性。

辨别色泽的阴阳：色泽鲜明者属阳，色泽晦暗者属阴。

辨别声息的阴阳：声音高亢洪亮、多言而躁动者，多属于实证、热证、阳证；声音低弱无力、少言而沉静者，多属于虚证、寒证、阴证。呼吸微弱者属阴；呼吸有力、声高气粗者属阳。

辨别脉象的阴阳：以脉位辨阴阳，寸脉为阳，尺脉为阴；据脉率辨阴阳，则数者为阳，迟者属阴；据脉力辨阴阳，则实脉为阳，虚脉属阴；以脉形辨阴阳，则浮、大、洪、滑属阳，沉、小、细、涩为阴。

在疾病的诊察过程中，对症状和体征的阴阳属性划分，大体可以概括其疾病的基本属性。如果从疾病的部位、性质等辨其阴阳属性，大凡表证、热证、实证者属于阳证；而里证、寒证、虚证者属阴证。只有在总体上把握了疾病的阴阳属性，才能沿着正确的思路对疾病进行更深层次的精细分析，抓住疾病的本质。因此，张介宾指出："凡诊病施治，必须先审阴阳，乃为医道之纲领。阴阳无谬，治焉有差？医道虽繁，而可以一言蔽之者，曰阴阳而已"（《景岳全书·传忠录》）。

（五）指导疾病的防治

调理阴阳，使之保持或恢复相对平衡，达到"阴平阳秘"状态，是防病治病的根本原则，也是阴阳理论用于疾病防治的基本思路。

1. 指导养生防病　养生的目的在于延年益寿和防病除疾，养生的根本原则是要遵循自然界的阴阳变化规律来调理人体的阴阳，使人体阴阳与自然界的阴阳变化协调一致。

2. 确定治疗原则　由于阴阳失调是疾病的基本病机，因而调理阴阳，补其不足，泻其有余，恢复阴阳的平衡协调，是治疗疾病的基本法则。

（1）阴阳偏盛的治疗原则：针对阴或阳偏盛所致的病症，要运用损其有余（即"实则泻之"）的原则进行治疗。阳偏盛所致的实热证，宜用寒凉药物抑制亢盛之阳，清除其热，此即"热者寒之"的方法；阴偏盛所致的实寒证，可用温热药物消除偏胜之阴，驱逐其寒，此即"寒者热之"。

（2）阴阳偏衰的治疗原则：针对阴偏衰或阳偏衰所致的病症，要运用补其不足（即"虚则补之"）的原则进行治疗。阳虚不能制约阴而致的虚寒证，不能用辛温散寒的药物，应当用补阳的药物，扶助不足之阳而达到制约相对偏盛之阴的目的。阴虚不能制约阳而致的虚热证，不能用苦寒清热的药物，应当用滋阴之品，资助不足之阴，以达到抑制相对偏盛之阳的目的。

阴阳互损的病理过程可导致阴阳两虚的病理状态，故治宜阴阳双补，但是应分清主次先后。由阳损及阴所导致的阴阳两虚证是以阳虚为主，治宜在补阳的基础上兼补其阴；由阴损及阳所导致的阴阳两虚证则是以阴虚为主，治宜在补阴的基础上兼以补阳。

（六）掌握药物性能

治疗疾病不仅要有准确无误的诊断和正确的方法，而且还必须熟练地掌握药物的性能。中医学对药物的性能主要从气、味和升降浮沉等方面加以分辨，而气、味、升降浮沉都可以用阴阳学说加以归纳和认识。

1. 药性　药性是指药物的寒、热、温、凉四种性质，又称为"四气"。其中寒、凉属阴，温、热属阳。凡能减轻或消除热证的药物，其性质属于凉性或寒性；凡能减轻或消除寒证的药物，其性质属于温性或热性。所以临床上治疗热证时就要选用寒性或凉性药物，治疗寒证时就要选用热性或温性药物。显然，药性理论是根据药物功效进行认识和归纳的。

2. 药味　药味是指药物的酸、苦、甘、辛、咸五味。有些药物还具有涩味、淡味，但习惯上称为"五味"。其中辛、甘、淡味属阳，酸、苦、咸、涩味属阴。药味理论的形成，一是源于对药物品尝的味觉感受，如甘草之甜、桔梗之辛、乌梅之酸、黄连之苦、昆布之咸、茯苓之淡、五味子之涩等；二是根据药物效用的分析抽象，如《素问·至真要大论》所言："辛甘发散为阳，酸苦涌泄为阴；咸味涌泄为阴，淡味渗泄为阳。"

3. 升降浮沉　药物的升、降、浮、沉，是指药物进入人体后的作用趋向。所谓升，是指药物具有上升及作用于人体上部的功效趋向；降，指药物具有下行并作用于人体下部的功效趋向；浮，是指药物具有向表浅部位发散的功效趋向；沉，是指药物具有向内镇敛的功效趋向。因此，药物升、降、浮、沉的阴阳属性中，凡具有升、浮作用的药物属阳，凡具有降、沉作用的药物属阴。

总之，无论是养生防病，还是治疗用药，都可以根据具体情况对阴阳学说的相关内容加以运用。

第四节　五行学说基础知识

五行学说是研究木、火、土、金、水五类事物属性的内涵、特征、归类方法以及调节机制，并用以解释自然界万物的发生、发展、变化及相互联系的一种古代哲学理论，是中国古代的唯物辩证观和方法论，含有原始质朴的系统论思想。五行学说认为，自然界的万事万物可以在不同层面上分为木、火、土、金、水五个方面，从而构成不同级别的系统结构。五行之间的生克制化维系着系统内部和系统之间的相对稳定。因此，五行学说是研究事物内部和事物之间最一般的功能及结构关系的理论。

一、五行的概念

五行，是对木、火、土、金、水五类事物属性的概括。五行起源于古代的"五方"观念。古人在长期的生产和生活过程中，对生活、生产资料经过长期认真的观察，认识到木、火、土、金、水是日常生产和生活中不可缺少的最基本物质，所以有"水火者，百姓之所饮食也；金木者，百姓之所兴作也；土者，万物之所资生也，是为人用"（《尚书大传·周传》）的认识，在此基础上提出了"五材"概念。后来古代哲学家进一步引申运用，认为世界一切事物都是由这五种基本事物的运动变化而生成。前人将五种事物之间制约关系总结认为"木得金而伐，火得水而灭，土得木而达，金得火而缺，水得土而绝。万物尽然，不可胜竭"（《素问·宝命全形论》）。这是前人在生产生活过程中，对五种物质之间资助、制约关系认识、抽象的实录。

　　五行学说一方面认为世界万物是由这五种最基本的物质构成的，这是对世界的物质性所作出的正确认识；另一方面认为任何事物之间都不是孤立的、静止的，而是在不断资生、制约的运动变化之中，维持着协调、平衡的状态。

二、五行的特性

　　五行的特性是古人在长期生产、生活实践中，对木、火、土、金、水五种物质观察的基础上，通过归纳和抽象，逐渐形成的理性认识。古人根据五行的特性来演绎各种事物的属性，分析各类事物之间的相互联系。《尚书·洪范》将五行的特性概括为"水曰润下，火曰炎上，木曰曲直，金曰从革，土爰稼穑"。

　　"木曰曲直"，指树木具有能曲能直的生长特性。引申为凡具有生长、升发、舒畅、条达等作用或特性的事物，其属性可归纳为"木"。

　　"火曰炎上"，"炎"，有焚烧、灼热之意；"上"，即向上。"炎上"指火在燃烧时具有发光放热、蒸腾上升之象。引申为凡是具有温热、向上、升腾等作用或特性的事物，其属性可归纳为"火"。

　　"土爰稼穑"，指土地可供人类从事种植和收获的农事活动。引申为具有生化、承载、受纳等作用或特性的事物，其属性可归纳为"土"。

　　"金曰从革"，"从革"，用以说明金属是通过对矿石的冶炼，顺从变革，去除杂质而纯净的过程。引申为凡是具有肃杀、收敛、清洁等作用或特性的事物，其属性可归纳为"金"。

　　"水曰润下"，"润"，滋润，指水可使物体保持湿润而不干燥；"下"，即向下、下行。引申为凡是具有寒凉、滋润、向下运动等作用或特性的事物，其属性可归纳为"水"。

　　五行的特性虽然源于人们对木、火、土、金、水五种物质特性的具体观察，但经归纳和抽象以后的五行特性，已不再是原来所指的事物原型，而具有更广泛、更抽象的涵义，成为表示事物五行属性的标志性符号。

三、事物五行属性的归类

　　事物的五行属性是以五行的特性为依据进行归类的。五行归类理论的构架是将自然界万事万物纳入木、火、土、金、水五行框架之中。五行学说对事物进行属性归类的方法主要有以下两种：

　　1. 直接的取象比类法　取象，是指通过观察而获取客观事物的感性形象与外在表象，尤其是事物的功能状态。比类，就是以五行的特性为依据，与所要认识事物的特有征象进行比较，如果所要认识事物的征象与已知五行中某一行的特性相同或相类似，就可将该事物归属于五行中的某一类。例如某事物的征象与木的特征相类似，就将其归于木类；某事物的征象与火的特征相类似，就将其归于火类，等等。以五方的五行属性归类为例，东方为日出之地，充满生机，与木的升发、生长特性相类似，故归于木类；南方的气候炎热，植被繁茂，与火的炎上特性相类似，故归于火类；西部高原是日落之处，气候凉燥，万物凋落，与金的肃杀之性相类似，故归于金类；北方的气候寒冷，无霜期短，虫类蛰伏时间长，与水的寒凉、向下和静藏特性相类似，故归于水类；中原地区气候寒温适中，有利于动植物的长养，与土的生化、承载特性相类似，故归于土类。显然，这种取象比类的方法属于求同方法。

2. 间接的推演法　所谓间接的推演法，是根据已知事物的五行属性，推演至其他相关的事物，以求知其五行属性的思维方法。在对人体的五行归类中，大部分事物的属性归类都是根据这一方法求知的。例如已知肝具有疏泄、条达、主升发的特性，属性为木，肝所主的筋体柔和，屈伸自如，符合"木曰曲直"的特性，亦属木。与肝相表里的胆具有贮藏胆汁、排泄胆汁的功能，亦有舒畅条达特性，其属性亦为木。可见肝、胆、筋的五行属性是属直接取象比类所求知的。但是肝在窍为目、在液为泪、在志为怒、其华在爪等，只能根据肝的属性为木，而爪、目、泪、怒为肝所主，故亦属于木。显然，这是通过间接推理所得的结果。通过五行归类，将自然界以及人体许多复杂的事物和现象有机地联系在一起，形成了木、火、土、金、水五大系统（表4-2）。

表4-2　事物五行属性归类表

自然界							五行	人体						
五音	五味	五色	五化	五气	五方	五季		五脏	五腑	五官	五体	五志	五液	五脉	五华
角	酸	青	生	风	东	春	木	肝	胆	目	筋	怒	泪	弦	爪
徵	苦	赤	长	暑	南	夏	火	心	小肠	舌	脉	喜	汗	洪	面
宫	甘	黄	化	湿	中	长夏	土	脾	胃	口	肉	思	涎	缓	唇
商	辛	白	收	燥	西	秋	金	肺	大肠	鼻	皮	悲	涕	浮	毛
羽	咸	黑	藏	寒	北	冬	水	肾	膀胱	耳	骨	恐	唾	沉	发

四、五行的生克关系

五行学说运用相生、相克理论，解释事物之间的广泛联系，其中相生、相克、生克制化理论，用于分析事物一般状态下的调节机制；而母子相及、相乘、相侮理论，用于解释事物特殊状态时的相互关系。

1. 一般状态的调节平衡　五行之间不是孤立的、静止不变的，而是存在着资生和制约的关系，从而维持着事物之间的动态平衡，这是事物正常状态下的调节（图4-1）。

（1）五行相生：五行相生是指木、火、土、金、水之间存在着有序的递相资生、助长和促进的关系。五行之间递相资生的次序是：木生火，火生土，土生金，金生水，水生

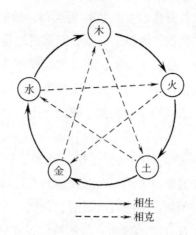

图 4-1　五行生克制化图

木。在五行相生关系中,任何一行都存在着"生我"和"我生"的"母子"关系。"生我"者为"母","我生"者为"子"。例如水能生木,所以水是木之"母"("生我"),木是水之"子"("我生")。其余类此。

(2) 五行相克:五行相克是指木、火、土、金、水之间存在着有序的递相克制、制约的关系。五行之间递相制约的次序是:木克土,土克水,水克火,火克金,金克木。在五行相克关系中,任何一行都具有"克我"和"我克"的"所不胜"和"所胜"关系。所谓"克我"者为"所不胜","我克"者为"所胜"。例如水克火的关系,水是火的"克我"(即"所不胜"),火是水的"我克"(即"所胜")。其余类此。

(3) 五行制化:五行制化是指五行之间既相互资生,又相互制约,生中有克,克中有生,以维持事物间协调平衡的正常状态。制,是指五行的生与克之间的制约关系;化,即生化,指事物的正常状态。五行制化关系是指五行的相生和相克两种关系协调并存的状态,是维持五行之间动态平衡不可缺少的两种方式。没有相生,就没有事物的发生和成长;没有相克,事物就会产生过度的亢奋而失去协调。

五行生的关系和克的关系之间是不均衡的,有时是以生为主,克为次,此即"生中有克";有时是以克为主,生为次,此即"克中有生"。只有这种生与克相反相成的矛盾运动,才能维持事物的平衡状态,也才可能促进事物的发展变化。

从上述的生克制化关系可知,五行中的任何"一行"都存在着来自于其他事物的"生我""我生"和"克我""我克"的联系或者称为作用。

2. 特殊状态的相互影响　五行的特殊状态是指五行的生克关系因某种因素的干扰而发生的失调状态。五行在失调状态下,相生、相克及生克制化关系要在异常状态下进行重新调整,于是就产生了母子相犯、相乘和相侮关系。

(1) 母子相犯:母子相犯,也称为母子相及,是五行之间正常的相生关系遭到破坏后所产生的异常变化,包括母及于子和子及于母两个方面。母及于子是指母的一方异常时波及子的一方,导致母子两行皆异常。其顺序和方向与正常调节中的相生关系一致,如木发生异常时影响并波及于火，即属于母及于子。子及于母是指子的一方异常时就会波及母的一方，导致母子两行皆异常。其顺序和方向与相生关系相反，如水的一方异常时，波及并影响于金，即属于子及于母。

（2）相乘：相乘即相克太过，是指五行中的某一行对其所胜一行的过度制约或克制，其顺序和方向与相克一致。"所不胜"的力量太强，或者"所胜"的力量太弱，或者既有"所不胜"的太过，也有"所胜"的不足，均可导致"相乘"关系的发生。例如木克土，如果木太过，或者土不足，或者既有木太过，又有土不足，均可产生"木乘土"的相克太过（即相乘）。

（3）相侮：相侮即反向制约，是指五行中的某一行对其所不胜一行的反向制约或克制，又称"反克"，或者"反侮"，其顺序和方向与相克相反。"所不胜"一方不足，或者"所胜"一方太过，或者既有"所胜"一方的太过，又有"所不胜"一方的不足，均可引起"相侮"关系的发生。例如金克木，无论是"所不胜"金的不足，或者"所胜"木的太过，或者既有金的不足，又有木的太过，均可引起木侮金的反向相克（即相侮）。

五行中的任何一行出现"太过"或"不足"的异常时，都可能对其他四行产生影响，现以"土"太过为例示之（图4-2）：

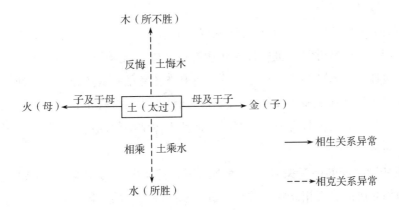

图4-2　五行生克制化关系图例

可见，五行学说不仅强调了客观世界的物质性，而且可以说明世界许多物质之间的广泛联系。这种相互联系的基本方式有两种：一是在事物五行特性的基础上，对客观事物进行属性归类，从而加强对事物"横向"联系的认识；二是运用五行生克乘侮、母子相及的理论，对事物一般状态和特殊状态下的"纵向"多层面联系的认知。

五、五行学说在中医学中的运用

五行学说在中医学领域中的应用，主要是运用五行的特性来分析和归纳人的形体结构功能的特征，以及人体与外界环境各要素间的联系；运用五行的生克及制化关系，阐释人体五脏系统之间的局部与整体、局部与局部、整体与局部的相互关系；运用五行的母子相及、相乘相侮，解释疾病的发生、发展以及自然界五运六气变化规律及其对人体五脏系统的影响等。五行学说的这些广泛应用，不仅具有理论价值，还具有指导临床诊断、判断或预测疾病的发展转归、指导治疗和养生康复的实践意义。五行学说在中医学中的应用，加强了中医学关于人体自身以及人与外界环境是一个统一整体的论证，使中医学的整体理论更具系统化。

（一）说明脏腑的生理及相互关系

为了深刻地认识人体是以五脏为中心的整体，人与自然息息相关的联系，古代医家很自然地借用了具有系统论思想的五行学说建构医学理论，解释脏腑的生理及其联系。

1. 解释人体的组织结构　中医学在五脏配五行的基础上，以比类的方法，根据脏腑组织的性能特点，将人体的组织结构分属于五行，以五脏（肝、心、脾、肺、肾）为中心，与六腑（实为五腑：胆、小肠、胃、大肠、膀胱）相配合，联系五脏支配的五体（筋、脉、肉、皮、骨）、所主的五官（目、舌、口、鼻、耳），以及外荣于体表的特定组织，即五华（爪、面、唇、毛、发）等，形成了以五脏为中心的脏腑结构系统，从而奠定了藏象学说的理论基础。

2. 说明脏腑的生理功能　用五行学说解释五脏的生理功能，是采用"取象比类"的思维方法，用五行的特性与五脏的某些功能特点加以"比类"，归类于五行系统之中，以确定其五行属性。如木性曲直，畅顺条达，有升发的特征，故用以类比肝脏喜条达而恶抑郁、疏泄气机的特性和功能，故规定肝的五行属性为木；金性清肃、收敛、清洁，以此类比肺及大肠、皮毛对人体具有的清除废料、保持人体洁净的功能，故规定肺及大肠、皮毛的五行属性为金。

3. 说明脏腑之间的相互关系　中医学运用五行相生、相克以及生克制化的理论，说明五脏间的相互协同、互相制约的关系，进一步阐释人体的整体联系。

（1）用五行相生理论说明五脏之间的协同关系：如用木生火关系可以解释肝脏贮藏血液，调节血流量，参与生血，辅助心完成推动血液循环运行的功能；用金生水关系说明肺主行水，协助肾完成水液代谢；用水生木关系解释肾精化生阴血，滋养于肝的功能，等等。

（2）用五行相克理论说明五脏之间的制约关系：五脏间不仅存在着相互协同的资生关系，还存在着彼此制约关系。如肾阴制约心阳，防止心阳偏亢，即可体现水克火的关系；肝气条达舒畅，可疏通脾胃之壅滞，即可体现木克土的关系；脾运化水液，防止肾所主的水液泛滥为患，即可体现土克水的关系。

4. 说明人体与自然环境的统一性　五行学说的归类理论把人与自然环境之间的联系进行了较合理的解释，反映了人体与外界环境的协调统一性。例如春应东方，风气主令，故气候温和，万物滋生，生机勃勃，人体的肝气与之相应，故肝气旺于春，这就把人体肝系统与自然界的春生风木之气统一起来，从而反映人体内外环境统一的整体观念。

（二）解释五脏系统疾病的传变规律

五脏之间在生理上的联系，决定了五脏可能在病理方面的互相影响（即为"传变"），这种病理传变可用五行母子相及、相乘相侮的理论进行解释。

1. 母子相及的病理传变　母子相及的病理传变是指五脏间的相生关系遭到破坏所导致的病传现象。临床上存在"母病及子"和"子病及母"两种类型。

（1）母病及子：母病及子是指疾病从母脏波及子脏的传变。例如脾胃（土）虚衰日久，病人在长期食欲不振、脘腹疼痛不适、便溏或泄泻的基础上，反复感冒，进而出现咳嗽、咳痰、气喘等肺（金）病，即属于母（脾土）病及子（肺金）的病传过程。

（2）子病及母：子病及母是指疾病从子脏波及母脏的传变，又称为"子盗母气"，或"子病累母"。例如肝病日久，累及于肾，出现腰膝酸痛、头晕耳鸣、夜梦遗精或月经不调等肾虚之证，这一病理传变过程即属于子（肝木）病及母（肾水）的病传过程。

2. 相乘相侮的病理传变　相乘相侮的病理传变是指五脏间相克关系失常时所导致的病传现象。临床可归纳为"相乘"传和"相侮"传两种类型。

（1）相乘传：是指疾病从所不胜之脏波及所胜之脏的传变。例如肝病患者在有胁肋疼痛、口苦、黄疸等症的基础上，又出现了脘腹胀闷不适或疼痛、恶心呕吐、食欲减退的脾胃失健的症状，此即肝木乘脾土的"相乘"病理传变过程。

（2）相侮传：是指疾病从所胜之脏波及所不胜之脏的传变，又称为"反侮""反克"致病。例如咳嗽、气喘、咳痰的肺病患者，日久常伴有心悸、怔忡、面舌色青紫之心病症状，此即肺（金）反侮心（火）的病传过程（图4-3）。

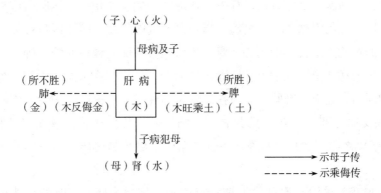

图4-3　五脏之间病传图例

五行学说认为，五脏之间的疾病是可以相互传变的。一脏有病可以通过不同的途径影响到其他四脏；任何一脏均可感受来自于其他四脏的病理影响而发病。临床实践中应当从病人的实际情况出发，结合病症的具体特点和病人自身体质因素进行全面分析，把握不同疾病的具体传变规律，才能有效地治疗疾病。

（三）指导五脏系统疾病的诊断

人体是一个有机的整体，内脏有病，其功能紊乱时，可以通过诸多途径反映于体表的相应组织器官，在色泽、声息、形态、脉象等诸多方面显现出异常的变化。医生可通过望、闻、问、切四诊搜集来的资料，运用五行学说的相关理论加以分析，作为诊断内脏病变的主要依据之一。

1. 指导疾病的定位诊断　临床根据五行归类的理论，对病人临证中所表现的五色、五脉、口腔所感觉的五味等进行五脏定位诊断。如面见青色、喜食酸味或口泛酸水、脉见弦象，就可诊为肝病；若口苦、心烦、面赤、脉洪数，即为心火亢盛。

2. 判断疾病的传变趋势　临证中常根据五行生克理论，从脉象与面色的五行属性判断疾病的传变趋势。如脾虚病人，面见青色，又见弦脉，为肝木乘脾土（土虚木乘）；肺阴不足之证，面见赤色，脉见洪象，是心病传肺（火乘金）。

3. 推测疾病的预后转归　临床实践中可以运用五行生克、乘侮理论，从病人的病色、病脉之间的生克关系推测疾病的预后。如肝病面青，见弦脉，为色脉相符；如果不见弦脉，反见浮脉，则为"相胜之脉"，即为克色之脉（金克木），为逆，提示病重；若见沉脉，则属"相生之脉"，即为生色之脉（水生木），为顺，提示病轻。

（四）指导五脏系统疾病的治疗

运用五行学说指导治疗，主要体现于控制疾病的传变，确定治疗原则，指导脏腑用药，以及针刺取穴等方面。

1. 控制五脏疾病的传变　在疾病过程中，一脏有病常会在不同程度上波及其他四脏。因此在治疗时，除对所病之脏进行治疗外，还应考虑到其他相关的四脏，应根据五行生克乘侮理论，采取相应的阻断病传的措施，以控制疾病的传变，防止因病传而病情加重。如肝脏有病时可通过相生途径影响到心、肾，也可通过乘侮途径波及脾、肺。尤其肝气太旺之证，最常发生的病传是木旺乘土，或者木旺侮金，故在肝病未发生乘脾、侮肺之前，消除肝气偏盛的同时，还应兼补脾土，或扶助肺金。脾或肺气得以顾护，就阻断了来自于肝的乘袭之邪或反侮之邪，故有"见肝之病，则知肝当传之于脾，故先实其脾气"（《难经·七十七难》）之论。对其他四脏之病也应循此思路控制病传，尽早消除疾病，防患于未然。

2. 确定五脏疾病的治疗原则　所谓治疗原则，是指治疗疾病时的总体思路。运用五行学说的相关理论分析五脏间的关系，在确定治疗原则时有以下两个方面的内容：

（1）根据相生理论确定治疗原则：运用五行相生理论指导治疗，主要针对五脏之间属于母子关系两脏失常的病症。就疾病性质而言，母子两脏关系失常主要有虚证和实证两类，所以《难经·六十九难》为此制订了"虚则补其母，实则泻其子"的治疗原则。所谓"补母"，是针对母子两脏关系失调中虚证的治疗原则，此时当以补母脏之虚为主，如肝阴虚可通过补肾阴（属水，为肝之母脏）以生肝木。所谓"泻子"，是针对母子两脏关系失常中实性病症的治疗原则，此时应以泻子脏之实为主，如肝热证可以通过清心泻火治之。

（2）根据相克理论确定治疗原则：运用五行相克理论指导治疗，主要针对五脏间属于相克关系失常的病症。无论是相克关系失常中的"相乘"或者"相侮"，都有一方太盛，或者另一方太弱，因此必须抑制太强的一方，扶助虚弱的一方，才能使其复归到正常的相克关系，此即"抑强扶弱"的治疗原则。例如肝气（木）太旺乘脾土，治疗时就当用疏肝之法，以泻肝木之强；同时用健脾补脾之法，扶助脾土之弱，方可使肝脾复归到正常的相克关系。

3. 制订五脏疾病的具体治法　在治疗原则确定之后，针对具体病症，还可根据五行理论制订具体的治疗方法。

在"虚则补其母"的治则指导下，常用的治疗方法有：①滋水涵木法：是滋肾阴以补养肝阴的治疗方法，适用于肝肾阴虚证或肝阳上亢证。②培土生金法：是健运脾土以补益肺金的方法，适用于肺脾气虚证。③金水相生法：是滋肺养肾的方法，适用于肺肾阴虚证等。

在"抑强扶弱"治则的指导下，常用的治疗方法有：①抑木扶土法：适用于肝旺脾虚证或肝气犯胃证，即疏肝健脾法或疏肝和胃之法。②佐金平木法：适用于肝旺生热、热灼肺金的肝火犯肺证，即清肝火以除肺热的方法。③泻南补北法：适用于心火旺肾阴虚证，即清心火、滋肾阴的方法。

此外，可根据五行学说的相生相克理论指导针刺选穴，运用"以情制情"的精神疗法治疗因情志内伤所致的一些慢性疾病等。

4. 指导脏腑用药　五行学说运用五行归类的理论，将五脏、六腑、五体、五官和药物的五色、五味归属于五行。根据"同气相求"的理论原则，认为同一行（类）的具有某种色、味的药物，常常与同一类（行）的脏腑组织存在着某种"亲和"（即"归走"或"所入"）关系，并能调整该类脏腑组织机能失调的状态。具体言之，色青、味酸的药物属木，归走并作用于肝系统，如白芍、山茱萸味酸滋养肝血；色赤、味苦的药物属火，归走并作用于心系统，如朱砂色赤入心安神；色黄、味甘的药物属土，归走并作用于脾胃系统，如黄芪、白术味甘，入脾补气；色白、味辛的药物属金，归走并作用于肺系统，如石膏入肺以清肺泄热；色黑、味咸的药物属水，归走并作用于肾系统，如玄参、生地色黑味咸入肾以滋养肾阴等。

第五节　藏象基础知识

"藏象"一词始见于《素问·六节藏象论》。"藏"是指隐藏于体内的内脏；"象"是指可以从外部察知的现象、征象。所谓"藏象"，是指藏于体内的内脏所表现于外的生理、病理现象及相通应的自然界事物和现象。明·张介宾《类经·藏象类》注云："象，形象也。藏居于内，形见于外，故曰藏象。"藏象学说是研究人体脏腑器官的形态结构、物质基础和生理功能、病理变化、相互关系，以及与外环境相互联系的理论。藏象学说是中医学特有的关于人体生理病理的系统理论，也是中医理论体系的核心内容，是临床各科辨证论治的理论基础。

藏象学说的基础是脏腑。脏腑是人体内脏的总称。中医学根据脏腑的生理功能特点及其形态结构，将人体内脏分为五脏、六腑和奇恒之腑三类。五脏，即心、肺、脾、肝、肾；六腑，即胆、胃、小肠、大肠、膀胱、三焦；奇恒之腑，即脑、髓、骨、脉、胆、女子胞。

五脏的共同生理功能是化生和贮藏精气。精气，系指人体精、气、血、津液等一切精微物质。贮藏于五脏的精气是生命活动的重要物质，不能过度地耗散或失泻，故称"藏而不泻"。如《素问·五脏别论》说："所谓五脏者，藏精气而不泻也，故满而不能实。""满"是对精气而言，是指五脏之内应充满精气并不断地布散全身，不能壅实不通。五脏除贮藏精气外，还能藏神，又有"五神脏"之称，故《灵枢·本脏》说："五脏者，所以藏精神血气魂魄者也。"

六腑的共同生理功能是受盛和传化水谷。由于六腑必须及时地把代谢后的糟粕排泄于体外，故称其"泻而不藏"。如《素问·五脏别论》说："六腑者，传化物而不藏，故实而不能满也。""实"是对水谷而言，是指六腑在进食后局部被水谷充实，但应及时传化，虚实更替，不能全部被充塞滞满。

奇恒之腑的共同生理功能也是贮藏精气，"藏而不泻"，在生理功能上具有类似五脏贮藏精气的作用，但其功能大多隶属于五脏，而且除胆之外，均与脏腑无表里配属关系，也无经脉之络属。所以《素问·五脏别论》说："脑、髓、骨、脉、胆、女子胞，此六者，地气之所生也，皆藏于阴而象于地，故藏而不泻，名曰奇恒之腑。"

五脏与六腑的区别主要在于：①功能不同：五脏主化生和贮藏精气，其特点是藏而不泻，满而不能实；六腑主受盛和传化水谷，其特点是泻而不藏，实而不能满。②五脏藏神：神志活动归属于五脏，如心藏神、肺藏魄、脾藏意、肝藏魂、肾藏志；心在志为喜，肺在志为悲（忧），脾在志为思，肝在志为怒，肾在志为恐。而六腑除胆以外，均与神志活动无关。③形态有别：五脏多为被精气充满的实体性器官，故贮藏精气；六腑多为中空性器官，故传化水谷。④脏主腑从：藏象学说以五脏为中心，六腑从属于五脏。在论述脏腑生理功能及病理变化时，多详于脏而略于腑，如肝之疏泄气机的功能决定着胆的贮藏和排泄胆汁作用。又如肾之气化作用控制着膀胱的贮尿和排尿功能等。

掌握脏与腑的区别有一定的临床意义，如认为脏病多虚，即贮藏精气不足；腑病多实，即传化水谷障碍。脏实者可以泻其腑，腑虚者可以补其脏等。

藏象学说的形成以《内经》的成书为标志，历代医家不断有所补充与发展。其形成的基础主要有以下四个方面：

一是早期的解剖实践。人们早在原始社会，为了祭祀和饱腹，通过宰杀动物和战争，对动物和人体内部器官有了最早的观察和了解，从而获得了最简单的解剖学知识。随着社会的进步，特别是人类医学知识的发展，对动物和人类的解剖观察与认识，逐渐地演变为医疗服务的自觉活动，在解剖观察的基础上总结脏腑的重要生理功能。古代的解剖虽然是大体而粗略的，但也不失为认识人体结构与功能的基本方法。

二是长期对人体生理病理现象的观察。人们在日常生活中，逐步地通过观察而获得对某些组织器官的生理现象，如耳能闻声、目能视物、鼻能嗅气、舌能辨味等生理功能的粗浅认识。古代医家根据"脏居于内，形见于外"的思维方法，对人体脏腑活动所表现于外的现象进行了长期而细致的观察，逐渐积累了有关脏腑活动规律的知识，从而把这些生理、病理知识加以综合分析，在已知的有关脏腑组织解剖的基础上，将整个人体的功能活动按五行学说归纳为心、肺、肝、脾、肾五大系统，形成了特有的脏腑经络生理系统。

三是医疗实践经验的总结。人体的生理活动是极其复杂的，要做深入全面的研究并升华为系统理论，必须依赖于医疗实践。加之有些生理机能在一般状态下不易显现，只有在医疗实践中才能被获取。古代医家是根据临床诊断和治疗效果来总结人体脏腑、精气血津液、经络、体质等理论，如脾胃虚弱的病人常见食欲不振、腹胀便溏、肌肉消瘦、四肢乏力等症状，通过健脾药治疗后，症状随之得以改善或消除，从而推论出脾有主运化、主肌肉和四肢的理论。另如体质是治病的重要依据，临床中常遇同一疾病，使用同一治法后，有的人获效，有的人不仅无效，反而有害，究其原因多系病人体质不同使然，并由此逐渐总结有关体质的理论。

四是古代哲学思想的渗透。藏象学说的构建经历了从实体向功能演化的过程。古代哲学的气一元论思想、阴阳五行学说在此演化过程中起了至关重要的作用。它们不仅决定了藏象学说的理论形态，而且也决定了其分析问题的基本思路和方法。气一元论作为一种自然观，着重探讨物质世界的本源，它以无形之气的聚、散等来阐释事物的整体性、过程性和统一性。阴阳学说以一分为二的观点，运用阴阳的属性及对立互根、消长转化的理论来研究事物的性质及其对立统一的关系。五行学说以"五"为基数说明宇宙的根本秩序，研究事物内部和事物之间最一般的功能及结构关系。藏象理论以精气阴阳五行学说为指导，强调从整体、宏观、动态的角度去研究脏腑的功能及其结构关系，认为人体以五脏为中心，与六腑相配合，以精气血津液为物质基础，通过经络的联系沟通，内而五脏六腑，外而形体官窍，构成了五个功能系统。这五个系统之间不仅紧密联系，而且受天地四时阴阳及社会因素的影响，从而使人体局部与局部、局部与整体、人体与外界环境成为密切相关的统一体。

藏象学说的基本特点是以五脏为中心的整体观。它反映了人体结构与功能、物质与代谢、局部与整体、人体与环境的统一，体现了中医学从外知内、以象测脏的思维方法。

藏象学说涵盖了人体结构与功能的诸多内容，包括脏腑及其系统联系、经络、精气血津液、体质等。脏腑及其系统联系是藏象学说的主体；精气血津液既是构成和维持人体脏腑功能活动的物质基础，又是脏腑活动的产物；经络是人体运行气血、联络脏腑器官的通路；体质则是在认识人类生理共性的基础上从差异性角度研究藏象。但随着中医理论体系研究的深化和细化，经络、精气血津液、体质等内容已形成了相对独立的知识体系，所以本节主要介绍脏腑及其系统联系。

一、五脏

心、肺、脾、肝、肾五脏，形态上属于被精气充满的实体性器官，因此中医学注重用气、血、阴、阳等来概括五脏的物质结构，认为它们是构成五脏和维持五脏功能活动的基本物质。由于气、血、阴、阳各有不同的生理功能，因而在五脏的生理活动中各自发挥着特殊的作用。同时，各个脏器中的气、血、阴、阳物质结构也不尽相同，有的是气、血、阴、阳并重，有的以气、阴为主，有的是以气、阳为主，因此不尽相同的五脏功能与其内在的物质结构有关。五脏各司其职，分别与形体、官窍、五液、情志等有着特定的联系，构成了以五脏为生命活动核心的五大系统，其中心脏发挥着主宰作用。

（一）心

心居胸中，两肺之间，膈膜之上，内有孔窍相通，外有心包护卫。心的形态在《类经图翼·经络一》中有所描述："心象尖圆，形如莲心。"心在五行中属火，为阳中之太阳，通于夏气。心的主要功能有两方面：一是推动血液运行，二是主管生命和精神活动，前人对此概括为"主血脉"和"藏神"。正如明·李梴《医学入门》所说："有血肉之心……有神明之心。"这两方面的功能是由心气、心血、心阴、心阳的共同作用而完成的。心的系统联系是在体合脉，其华在面，开窍于舌，在液为汗，在志为喜。心通过经脉的相互络属与小肠构成表里关系。心在脏腑中居于首要地位，起主宰作用，被喻为"君主之官"，称为"五脏六腑之大主"。

1. 心的主要生理功能

（1）主血脉：心推动血液运行的功能称为心主血脉。人体的血液运行于血脉之中，依赖心脏的搏动而循环不已，故《素问·五脏生成》说："诸血者，皆属于心。"《诸病源候论》也说："心主血，血之行身，通遍经络，循环腑脏。"清·周学海《读医随笔》说得更为具体："凡人周身百脉之血，发源于心，亦归宿于心，循环不已。"所以，血液循环的动力在于心。

中医学还认为心与血液的生成有关，即脾胃化生的水谷精微上输于心肺，经心阳（火）的温煦变化而赤成为血液，所以《素问·阴阳应象大论》又说："心生血。"

心脏要依靠心气、心阳的推动和温煦，以及心血、心阴的营养和滋润，才能维持正常的心脏活动，从而保障血液在全身的正常循行。心脏推动血液运行功能正常，则心之阳气旺盛，阴血充盈，心搏匀调，血脉通利，血行周身，表现为面色红润光泽、舌色淡红荣润、脉象和缓有力、心胸畅达而无不适之感。若心血不足，血液亏少，则血脉空虚，表现为面色无华、舌质淡白、脉象细弱无力、心胸动悸等；若心气不足，行血无力，脉道不利，血行不畅，则血脉瘀阻，表现为面色晦暗、唇舌青紫、脉象涩滞或节律不齐、心胸憋闷或刺痛，轻者少顷即止，重者可痛致面青、唇舌俱紫、大汗淋漓，甚至可致暴亡。所以临床上常从面色、舌色、脉象和心胸部感觉等方面来观察心脏推动血液运行的功能正常与否。

（2）主藏神：心藏神指心脏具有主管生命和精神活动的功能，又称"心主神明"。神包括生理和心理活动，如人的形象、面色、眼神、言语、应答、肢体姿态和人的精神、意识、思维活动，这些活动都由心主宰。所以，《素问·灵兰秘典论》说："心者，君主之官，神明出焉。"《灵枢·邪客》又说："心者，五脏六腑之大主也，精神之所舍也。"

心之所以能主神明，是以心血为基础的。血是神的主要物质基础，神是血液的功能表现，故《灵枢·营卫生会》说："血者，神气也。"

心主藏神，其一表现在心脏主宰人体脏腑组织的一切生理活动。心之行血、肺之呼吸、脾之运化、肝之疏泄、肾之藏精、胃之受纳、小肠之化物、大肠之传导以及人的动、言、视、听、嗅等所有的生命活动都是在心的主宰下进行的。心神正常，人体脏腑组织的各项功能活动便有所主，并相互协调，彼此合作，保证了生命活动健康有序，身体安泰无恙。

其二表现在心脏主宰人体的心理活动，主要为人体的精神、意识、思维活动。如《孟子·告子上》中说："心之官则思。"说明心在思维活动中的重要作用。心还能主宰情感活动，如张介宾在《类经》中说："心为五脏六腑之大主，而总统魂魄，兼该志意，故忧动于心则肺应，思动于心则脾应，怒动于心则肝应，恐动于心则肾应，此所以五志惟心所使也。"又说："情志之伤，虽五脏各有所属，然求其所由，则无不从心而发。"心主神明正常，则精神饱满、意识清楚、思维敏捷、反应灵敏、七情调和、寤寐正常；若心血不足，则心神失养，导致神志不宁，可见心悸失眠、多梦健忘以及精神萎靡、反应迟钝等；若血热扰心，则神失所主，导致神志失常，可见神昏、谵语、狂躁不安等，说明心主神明的功能正常与否，直接关系到全身脏腑的治与乱，决定着人体生命的存与亡，故《素问·移精变气论》说："得神者昌，失神者亡。"

心主血和心藏神的两种功能是密切相关的。心主血为心藏神提供了物质基础，心藏神则能主宰人体脏腑组织的功能和血的正常循行。所以，在病理情况下两者常相互影响。如果心血不足，心神失养，则可出现精神恍惚、心悸烦躁、失眠多梦等心神失常之症；心神的异常也可以影响到心主血的功能，如在精神过度紧张或惊恐等情况下，常见心跳和脉搏加快，每兼面红或面色苍白等血行异常的表现。

2. 心的系统联系 心的主要系统联系体现在体、华、窍、液、志五方面。

（1）心在体合脉，其华在面：体，即形体。形体有广义、狭义之分，广义的形体泛指有形态结构的组织器官，如头、躯干、四肢、内脏等；狭义的形体指筋、脉、肉、皮、骨五者，故又称为"五体"，指形体的五个层次。五脏主五体是指筋、脉、肉、皮、骨分别与五脏有某种特定的对应关系，即心在体合脉，肺在体合皮，脾在体合肉，肝在体合筋，肾在体合骨。所谓心在体合脉，是指全身的血脉与心连通，并与心脏配合，共同完成推动血液循行的功能。脉是"五体"之一，又为"奇恒之腑"之一。

华，有荣华、光彩的意思。"华"有爪、面、唇、毛、发五者，合称"五华"，是指五脏的精气表现在体表的五个特定部位。五脏之华分别是心其华在面、肺其华在毛、脾其华在唇、肝其华在爪、肾其华在发。所谓心其华在面，是指心的生理功能正常与否，可以显露在面部的色泽变化上。心主血，面部血脉丰富，全身气血皆可上注于面；心属火，火性上炎，旺于面部；加之面部皮肤易于观察，所以面部色泽能够反映心气的盛衰和心血的盈亏。此外，面部表情反映了心主神志活动状况，故曰心"其华在面"。

心的功能健全，心气旺盛，心血充盈，则血脉通盛，面得血荣，可见脉象和缓有力、面色红润光泽、表情丰富自然；若心血瘀阻，则脉象细涩或脉结、代，可见面色青紫晦暗；若心血亏少，则血脉空虚，面失血荣，表现为脉象细弱、面色淡白无华；若心气暴脱，则表现为脉微欲绝、面色苍白或暗滞。

（2）心开窍于舌：窍，即孔窍，包括头面的眼、耳、口、鼻、舌五官及下窍二阴，合称为九窍。由于五脏与官窍之间有某种特定的对应关系，所以将与某脏有特定对应关系的官窍称为该脏所"开"的窍。五脏所"开"的窍分别是心开窍于舌，肺开窍于鼻，脾开窍于口，肝开窍于目，肾开窍于耳及二阴。舌是口腔中随意运动的器官，位于口腔底部，具有感受味觉、搅拌食物、辅助吞咽和发音等功能。心开窍于舌，又称"舌为心之苗"，是指舌为心之外候。在结构上，手少阴心经及别络联系于舌，如《灵枢·经脉》说："手少阴之别……系舌本。"在生理功能方面，心主血脉和主神志与舌的色泽、运动、味觉、语言表达有关，而心之气血上通并营养于舌，所以《素问·阴阳应象大论》说："心主舌……在窍为舌。"《灵枢·脉度》说："心气通于舌，心和则舌能知五味矣。"舌是一个血脉极其丰富的器官，加之舌面又无表皮覆盖，因此舌色最能敏感地反映心主血的生理状态。心推动血液运行和心藏神的功能正常，则表现为舌体红活荣润、柔软灵活、味觉灵敏、语言流利清晰。若心阳不足，则舌质淡而胖嫩；心血不足，则舌质淡白；心阴不足，则舌红瘦瘪；心火上炎，则舌尖红赤或舌体糜烂；心血瘀阻，则舌质紫暗或见瘀点、瘀斑；心神失常则舌卷、舌强、语謇或失语等。

舌不仅与心之关系密切，舌和五脏均有关联，通过望舌亦可有助于对其他脏腑病变的诊断。

（3）心在液为汗：液，是指泪、汗、涎、涕、唾五者，乃体表孔窍所分泌的正常液体。五脏与五液之间有某种特定的对应关系，因此将这种与某脏有特定关系的液体称为该脏所主的"液"。其分别是心在液为汗，肺在液为涕，脾在液为涎，肝在液为泪，肾在液为唾。

心在液为汗，又称汗为心之液，是指心与汗有密切的关系。《素问·阴阳别论》说：

"阳加于阴谓之汗。"就是说体内的阳气蒸发阴津于体表，从汗孔排出而形成汗液。汗液的分泌和排泄有调节体温、保持阴液与阳气的平衡、排出废物与邪气以及润泽皮肤的作用。由于汗为津液所化，血液与津液同源于脾胃化生的水谷精微，相互间又可相互转化，故有"血汗同源"之说。而血又为心所主，故有"汗为心之液"之说。正如明·李中梓《医宗必读》所说："心之所藏，在内者为血，在外者为汗，汗者心之液也。"若心之阳气虚，则因气虚不能固摄而见自汗；心之阴血虚，则因阴虚内热不能内守而盗汗。然而汗液的排泄是比较复杂的，不仅与心关系密切，还与肺的宣发和卫气司开合的功能相关。

（4）心在志为喜：志，即情志、情感，是人对客观外界刺激所表现的情绪反映。情感变化主要有喜、怒、思、悲（忧）、恐（惊），常称"五志"。因为五脏与五志间有某种特定的对应关系，故将与某脏有对应关系的情感活动称为该脏所主的"志"，其分别是心在志为喜，肺在志为悲、为忧，脾在志为思，肝在志为怒，肾在志为惊、为恐。

喜，即欢喜、喜悦，是心情愉快的情感活动。人体保持喜悦的心情，可使气血和调，营卫通利，全身舒适，对健康大有裨益。故《素问·举痛论》说："喜则气和志达，营卫通利。"心在志为喜，是指心的生理功能与喜的情志活动有关。心之功能正常，则情志安和，欢喜适度，身心健康。若喜乐过度，则可使心神涣散不收，注意力难以集中，反而损伤心神，重者可见精神错乱，甚或心气暴脱而亡等；若心气逆乱，则喜笑不休；若心气不足，则令人悲伤等。

【附】心包络

心包络，简称"心包"，又称"膻中"。关于心包络的形态和部位，明·虞抟《医学正传》说："心包络，实乃裹心之膜，包于心外，故曰心包络也。"心包络是心的外围，在经络学说中属于心包络之手厥阴心包经与手少阳三焦经相为表里，故心包络亦称为脏。心包络具有保护心脏、"代心行令"的功能，病理上具有"代心受邪"的作用。中医脏腑学说受古代"治道君主制"思想的影响，认为心为"君主之官"，精神之所舍，主五脏六腑，不能遭受邪气伤害，若外邪侵害于心，则由心包络替"君主"受邪。在临床上，心包络受邪所出现的病症多表现为心神病变，且多属热证、实证。如在外感热病中，因温热之邪内陷，出现高热、神昏、谵语、发狂等心神昏乱的病症，则多称为"热入心包"。由痰浊引起的神志异常，如神昏模糊、意识障碍等心神昏愦的病症，又常称为"痰蒙心包"。但治疗心包络的病症则多是从心论治。

（二）肺

肺位于胸腔，分居左右，上连气道，喉为门户。肺在人体脏腑中位置最高，覆盖于其他脏腑之上，故有"华盖"之称。关于肺的形态，明·赵献可《医贯·内经十二官·形影图说》称："喉下为肺，两叶白莹，谓之华盖，以覆诸脏，虚如蜂巢，下无透窍，故吸之则满，呼之则虚。"说明肺脏是质地疏松的分叶状脏器。由于肺叶娇嫩，通过鼻直接与外界相通，且外合皮毛，与自然环境息息相通，易被外邪侵害，又不耐寒热，故又称为娇脏。由于"肺与心皆居膈上，位高近君，犹之宰辅"（《类经·藏象类》），故称之为"相傅之官"。肺的主要功能是主管呼吸，助心行血，促进水液输布和排泄。肺的这些功能主要依赖于肺气的推动、肺阴的濡养以及肺阳的温煦作用。肺的系统联系是在体合皮，其华在毛，开窍于鼻，在液为涕，在志为忧（悲）。其在五行中属金，为清肃之脏，喜润而恶燥，为阳中之少阴，通于秋气。肺通过经脉的相互络属而与大肠构成表里关系。

1. 肺的主要生理功能

（1）主宣发肃降：宣发，即宣布、发散，有向上、向外之意；肃降，即清肃、下降，有向下、向内之意。所谓宣发是指肺气具有向上的升宣和向外周布散的作用，主要体现在四个方面：一是排出体内代谢后产生的浊气而完成气体交换；二是将脾上输于肺的津液和水谷精微布散到全身，外达于皮毛；三是宣发卫气于体表，以防御外邪，温养肌表，调节汗孔开合，控制汗液排泄，维持体温的恒定；四是通过肺气的向外运动，将汇聚于肺的血液经清浊之气交换后布散至全身。

所谓肃降是指肺气具有向下、向内、清肃通降和使呼吸道保持洁净的作用。主要体现在五个方面：一是吸入自然界的清气，并向下布散；二是将脾转输于肺的津液和水谷精微向下布散，并把代谢后的水液下输至肾和膀胱；三是清除肺和呼吸道内的异物，保持其洁净和通畅；四是通过肺气的向内运动，使周身含有浊气的血液流经于肺并加以清除，使血液保持洁净；五是肺气的肃降还有利于大肠向下传导糟粕。

宣发和肃降的关系是相互依存、互相制约、不能分割的，二者相反相成。肺气的宣发和肃降常简称为肺主宣降，两者共同的生理效应简言之有五：一是维持呼吸运动正常，二是辅助心脏推动血行，三是输布水谷精微于全身，四是布散卫气于体表，五是促进水液输布排泄。可见肺气的宣发肃降运动是肺进行一切生理活动的基础，肺失宣降是肺脏功能障碍的基本病机，故宣降肺气就成为治疗肺病的主要方法。

（2）主气：《素问·五脏生成》说："诸气者，皆属于肺。"十分明确地指出了主气是肺的主要功能。肺主一身之气的功能包括主呼吸之气、主管气的生成，以及对全身气机运行的调节三方面。然此三者总以肺主呼吸之气为基础。

肺主呼吸之气的功能也称"司呼吸"，是指肺主管呼吸运动，为体内外清浊之气交换的场所。肺主呼吸主要表现为肺"一呼一吸，与天气通"（《医源》），从而吸入自然界的清气，呼出体内的浊气，"吸之则满，呼之则虚"，以实现体内外清浊之气的交换。肺的这一功能正常，则表现为呼吸运动均匀和调，气道畅通，清气吸入充分，宗气生成充足，脏腑组织之气旺盛，全身气机升降出入协调，从而维持了人体生命活动的正常进行。若肺主管呼吸的功能减弱，影响宗气的生成和全身之气的升降出入运动，则表现为少气不足以息、声低气弱、疲倦乏力等症；若病邪犯肺，宣降失常，则表现为胸闷、咳嗽、喘促等呼吸不利的症状。一旦发展到肺的呼吸功能丧失，则清气不能吸入，浊气不能排出，人的生命活动就会终止。

肺吸入自然界的清气是人体一身之气生成的主要来源之一，特别是宗气的生成。宗气是在肺的气化作用下，将吸入的自然界清气与脾转输至肺的水谷精气结合而成。宗气生成之后，上聚于胸中气海，下达于丹田，然后布散于全身。既能行于喉咙，以促进肺的呼吸运动，又可灌注于心脉而促进气血的运行，发挥其温养脏腑组织的重要作用。可见肺是以呼吸运动为核心，通过生成宗气而发挥主一身之气生成的作用。

肺的呼吸运动表现为气的升、降、出、入运动。通过肺有节律地、不停顿地一呼一吸，调节全身之气的升、降、出、入运动，使整体气机活动始终处于协调平衡的正常状态。肺气运动的特征是主降，故肺主要以影响整体气机"降"的环节而调节一身气机的活动。

综上所述，"肺主气"是指人体正常状态的气皆由肺主宰，这一功能虽然体现在三个方面，然以肺主呼吸为其核心，并体现于主气的各方面。在此基础上完成了一身之气的生成及对整体气机的调节，故曰："肺者，气之本"（《素问·六节藏象论》）。因此说，肺主管呼吸的功能是维持生命活动的基本条件。

（3）助心行血：肺助心行血功能的结构基础是"肺朝百脉"。朝，即聚会、朝向；百脉，泛指人体全身的血脉。所谓肺朝百脉，是指全身的血液都要通过血脉而汇聚于肺，经过肺的吸清呼浊，气体交换，然后再将富含清气的血液输送至全身的功能。由此可知，一方面许多血脉汇聚到肺，另一方面肺又朝向全身的血脉，使心肺在结构上相互联系。肺助心行血的生理基础是"肺司呼吸"的功能，肺通过呼吸运动调节全身气机，从而促进血液运行。

肺助心行血的生理作用主要表现在三个方面：一是全身血脉及脉中之血要不断地朝向和汇聚于肺。二是肺主管血之清浊转化，清血是指含有自然界大量清气的血液；浊血是指含有体内大量浊气的血液。肺通过朝百脉的途径，使心血不断地在肺中进行气体交换，确保心血的清浊转化，从而维持人体生命活动正常进行。故《类经图翼·经络一》中指出："肺者生气之原……一呼一吸，消息自然，司清浊之运化。"三是肺通过生成宗气助心行血。心脏搏动是血液循行的基本动力，心搏又主要依赖心气的推动，而心气的盛衰与宗气密切相关，宗气影响着心搏的强弱和节律。宗气"贯心脉"而助心行血，正是通过肺朝百脉实现的，故《灵枢·刺节真邪》说："宗气不下，脉中之血，凝而留止。"肺气旺盛，吸清呼浊平稳，气体交换协调，血中清气丰富，宗气生成充沛，助心推动血行，则血行正常；若肺气虚弱，吸清呼浊减弱，气体交换失调，血中浊气增加，清气减少，宗气生成不足，推动血行无力，则血行障碍、心律失常，可表现为胸中憋闷胀痛、咳喘无力、心悸、口唇发绀、舌质青紫等。

（4）促进水液输布和排泄：肺具有促进水液输布和排泄的功能，又称为"肺主通调水道"，是指肺通过宣发肃降对体内水液的输布和排泄起着疏通和调节的作用，以维持体内水液代谢平衡的功能。

肺通调水道的功能是肺气的宣发和肃降在水液代谢方面的体现。肺气宣发可将津液输布于全身各脏腑器官与皮毛，以发挥其滋润濡养作用，部分津液经代谢后可依靠卫气"司开合"的作用，从汗孔排出体外。肺气肃降可使津液随气下行，上焦及全身代谢后的水液下输于肾和膀胱，经气化为尿而排出体外。正因为肺气宣发和肃降能够推动水液的输布和排泄，维持水液代谢平衡，所以又称"肺主行水"。由于肺位最高，主肃降，不断地将上焦水液下输至肾和膀胱，以调节体内的水液代谢，故又有"肺为水之上源"之说。如果肺失宣降，行水无力，水道不通，水液输布排泄障碍，则汗、尿不能正常排泄，使多余的水液不能排出而停聚于体内，则可见咳喘、咳痰、浮肿、尿少等症。所以临床上常用宣肺利水的方法治疗水肿等病症，这是肺主通调水道理论的具体应用。这种宣肺利水消肿的治法被形象地喻为"提壶揭盖法"。

2. 肺的系统联系

（1）**肺在体合皮，其华在毛**：皮，即皮肤；毛，即毫毛。皮肤覆盖于人体表面，包括毫毛、汗孔等附属物，为一身之表，具有防御外邪、排泄汗液、辅助呼吸、调节体温及感觉等功能。它是人体的外围屏障，称作人身之"藩篱"。《素问·五脏生成》说："肺之合皮也，其荣毛也。"所谓肺在体合皮，是指肺与皮肤有密切的配合关系；肺其华在毛是指肺的功能盛衰可以从毫毛的色泽上得以体现。

肺与皮毛的关系体现在两个方面：一是肺气宣发，输精于皮毛。肺气将卫气、津液和水谷精微布散至体表，以温养和润泽皮毛，从而发挥其护卫肌表、抗御外邪的屏障作用；二是皮毛上的汗孔具有宣肺气而助呼吸的作用，故谓汗孔为"气门"，又称为鬼门、玄府、毛窍。汗孔的开合由肺所宣发的卫气主管，汗孔的开合不仅能调节体温和水液代谢，排泄汗液，而且也随着肺气的宣降进行着体内外的气体交换，从而具有辅助呼吸的作用。所以清·唐宗海在《中西汇通医经精义》中指出，皮毛有"宣肺气"的作用，并指出"遍身毛窍，俱随呼吸之气以为鼓伏"。

肺的功能正常，宣发有力，卫气、津液和水谷精微能够达表，皮毛得养，则皮肤致密柔韧，毫毛柔润光泽，抗御外邪能力强盛，触觉灵敏。反之肺气虚弱，其宣发卫气、津液和输精于皮毛的功能减弱，皮毛失养，则卫表不固，抗御外邪能力降低，汗孔开合失度，可出现畏寒、多汗或自汗易感冒、皮毛憔悴枯槁、触觉迟钝等现象。若外邪侵犯皮毛，毛窍闭塞，导致肺气不宣，又可见无汗、咳喘等病症。故临床用宣发肺气的药物治疗往往能起到发汗平喘的效果。

（2）**肺开窍于鼻，喉为肺之门户**：鼻位于面部中央，上端狭窄、突于两眶之间者名頞，又名山根、王宫；其前下端尖部高处，名为鼻准，又名准头、面王；鼻准两旁圆形隆起部分，名为鼻翼；鼻的下方有两个鼻孔，两孔间有间隔。頞以下至鼻准有鼻柱骨突起，名鼻梁，又名天柱。鼻与喉相通而下连于肺，由于肺司呼吸，而鼻为呼吸道的最上端，鼻孔是清气与浊气出入的最外通道，故有"鼻为肺窍"之说。所谓肺开窍于鼻，是指肺的生理功能与鼻的关系密切。鼻虽有主通气、司嗅觉和助发音的功能，但都必须依赖肺气的功能正常。肺气调和，呼吸平稳，则鼻窍通利、嗅觉灵敏、声音清晰；若外邪犯肺，肺气不利，可见鼻塞、流涕、喷嚏、不辨香臭、声音重浊等症。外邪侵袭也常从口鼻而入，引发肺部病变。

喉不仅是清气、浊气出入的门户，又是发声器官，其功能亦受肺气的影响。肺气充沛，喉咙通利，则发音清晰响亮。若肺气虚弱，或肺之阴津不足，喉失所养，喉部不利，则声音嘶哑或失音，其证属虚，故称"金破不鸣"；若外邪犯肺，肺气失宣，喉部不畅，则喉痒喉痛，亦可见声音嘶哑或失音，其证属实，故称"金实不鸣"；若热邪壅滞于肺，灼熏喉部，则可见喉部红肿疼痛，甚则溃烂成脓等症。

咽和喉位置相邻，功能相关，故常咽喉并称。咽上通于鼻，正前方系舌本通于口；其下为会厌所分隔，前方连于气道者合声门称为喉咙，与肺相通，则属肺系；后方连于食管者直贯胃腑，为胃之通道，则属胃系。悬雍垂居于咽中，为音声之关。

咽的主要生理功能是进饮食。正如金·张从正《儒门事亲》所说："咽与喉……喉以呼（注：呼原作喉，文义不属，据四库本改）气，故喉气通于天；咽以咽物，故咽气通于地。"咽为水谷之通道，每当饮食物入口，经过舌下分泌的唾液滋润和咀嚼后，通过咽的吞咽，顺食道而下，直入胃中，则表现为吞咽通利，胃纳正常。若胃火上炎，灼伤于咽，则可见咽部疼痛、进食不利等症；若胃的气血瘀结，阴液枯槁，则可见吞咽梗阻，食物难下，甚至水饮难入、形体瘦削等重症。

（3）肺在液为涕：涕，即鼻液，乃肺宣发之津液，由鼻分泌而成，具有清洁濡润和保护鼻窍的作用，并能防御外邪，有利于肺的呼吸。由于鼻为肺窍，涕为肺之津液所化，故肺在液为涕。肺气旺盛、肺津充足则表现为涕液润泽鼻窍而不外溢。肺罹疾患，常可见涕液的分泌和质地发生异常改变，因此察涕液有助于对肺病的诊断。若肺感风寒，则鼻流清涕；肺感风热，则涕黄稠浊，或有异味；肺感燥邪，损伤肺津，则鼻干少涕或无涕；肺气虚弱，气不摄津，则鼻流清涕。

（4）肺在志为悲（忧）：悲伤、忧愁均属情感活动，二者虽有所不同，但对人体的影响大致相同，悲和忧同属肺志，是肺气在情志方面的生理反应，不会导致人体发病，肺气调和则遇事悲忧适度。若过度悲伤和忧愁，则易于耗伤肺气，使人意志消沉，可见少气懒言、呼吸气短、体倦乏力等肺气不足之症。反之，当肺气不足时也易于出现悲伤过度的情绪低落变化，这是由于肺的功能减退时机体对外界不良刺激的耐受性下降所致。

（三）脾

脾位居于膈下中焦。《灵枢·本脏》记载有脾的形态大小、位置高下偏正、质地坚脆等内容。明·李梴《医学入门》形容脾"扁似马蹄"。明·赵献可《医贯》又谓："其色如马肝紫赤，其形如刀镰。"脾的主要功能一是主运化，二是统摄血液。这两方面的功能是气、血、阴、阳共同作用的结果，但其中以脾气、脾阳所发挥的作用为主，脾阴次之，脾血只是对脾的一般营养作用，故不提及脾血。脾的系统联系是在体合肉、主四肢，其华在唇，开窍于口，在液为涎，在志为思。脾在五行中属土，为阴中之至阴，通于长夏。脾通过其经脉的相互络属与胃构成表里关系。脾和胃以膜相连，故常脾胃并称。由于人体出生后所需要的营养物质均赖脾化生的水谷精微供养，故称脾为"后天之本"。脾化生的水谷精微是生成气血的主要物质，故又称脾为"气血生化之源"。

脾的生理特性是喜燥恶湿，此与胃的喜润恶燥相对而言。脾气的运动特点以上升为主，即脾气主升，脾主运化的生理功能主要凭借脾主升清得以体现。

1. 脾的主要生理功能

（1）主运化：运，即转运、输送；化，即消化、吸收。所谓脾主运化，是指脾具有消化饮食、吸收水谷精微并将其转输至全身的功能。饮食物的消化吸收是一个十分复杂的生理过程，肝、胆、胃、肠均参与其中，但脾起着主导作用。水谷精微包括水谷精气（又称"谷精"）和津液（又称"水精"），故脾主运化体现在运化水谷和运化水液两个方面。

所谓运化水谷，是指脾对饮食物的消化吸收和转输精微物质的作用。饮食物虽受纳于胃，进行初步消化，通过幽门下输小肠，做进一步精细的消化吸收，但必须依赖脾才能将饮食物化为精微（营养物质），所化生的精微物质必须依赖脾的运化才能输送至全身。脾吸收精微物质后，一方面上输于心肺，于血脉之中经心阳温煦化赤为血，在肺中生成宗气，所生成的气血以营养全身；另一方面是通过脾的直接散精，将精微物质布散至脏腑组织而发挥其营养作用。脾主运化的功能强健，称为"脾气健运"，则运化水谷的功能旺盛，精、气、血、津液的生化有源，常表现为精力充沛、肢体强壮有力、面色红润等生机旺盛状态。如果脾主运化的功能减退，常称为"脾失健运"，一方面导致机体消化功能不良，常可表现为食少、腹胀、便溏之症；另一方面导致吸收不良，精微物质不足，精、气、血、津液生化乏源，可见精神萎靡、头晕眼花、形体消瘦、面色萎黄、体倦乏力、气短声低等虚弱之症。

所谓运化水液，是指脾在消化饮食物的基础上，对其中水液的吸收和输布作用。脾一方面吸收水谷精微中的水液，气化为津液，输布至全身，以滋润脏腑组织器官；另一方面又将胃肠输送来的水分上输至肺，再通过肺的宣降和肾的气化作用，分别气化为汗和尿排出体外。因此，脾气健运既能使体内各脏腑组织得到水液的充分滋润，又能防止多余水液在体内停滞，从而维持体内水液代谢的平衡。若脾失健运，则运化水液的作用减退，水液的吸收、输布障碍，必然导致水液停滞。若留滞的水液弥漫体内则生湿邪，水液凝聚体内则为痰饮，水液下注肠道则为泄泻，水液泛溢肌肤则为水肿。这就是脾虚生湿、脾虚生痰、脾虚泄泻、脾虚水肿的机理所在，故有"脾为生痰之源"，"诸湿肿满，皆属于脾"之说，因此谓脾有"喜燥恶湿"的生理特性。健脾燥湿则是临床上治疗水、湿、痰、饮病症最常用的方法之一。

（2）主升：脾主升的生理作用包括升清和升举两个方面。"清"，指水谷精微等营养物质。"升清"是指脾气将消化吸收的水谷精微从中焦上输于心肺及头面五官，通过心肺的作用化生为气血，营养全身。所谓"升举"是指脾气升托内脏，使之维持相对恒定位置而不游移或下垂。脾主升清是与胃主降浊相对而言，故常以脾升胃降来概括整个消化系统的生理活动。脾主管吸收、升散水谷精微，称为脾主升清；胃将初步消化的食糜向下传送，称为胃主降浊。脾升胃降正常，协调平衡，则营养物质的吸收、升散与食物中的糟粕下行、排出才能各行其道，从而保障了脾胃纳运活动井然有序，故清·叶桂《临证指南医案·脾胃》说："脾宜升则健，胃宜降则和。"若脾气虚弱，上升无力，一则清气不升，气血生化无源，头目清窍失于滋养，可见头目眩晕、神疲乏力；清阳不升而下行大肠，可见腹胀、泄泻，甚则久泻不止等，故《素问·阴阳应象大论》说："清气在下，则生飧泄。"二则升举无力，反而下陷，称之脾气下陷，或称中气下陷，即见腹部坠胀、便意频繁、内脏下垂，如胃、肝、肾下垂、子宫脱垂和脱肛等，临证可用补益脾气、升提托举的方法治疗。

（3）主统血：所谓脾主统血，是指脾气具有控制血液在血脉内流行而不逸出脉外的功能，又称"脾统血"。如《类证治裁》说："诸血皆统于脾。"强调了脾对血的约束作用。脾统血的机制主要是脾气的固摄作用，如沈目南《金匮要略注》中说："五脏六腑之血，全赖脾气统摄。"其次与脾主运化、为气血生化之源相关。因气血充足是血行正常的重要条件之一。此外与脾阳有关，如清·唐宗海《血证论·脏腑病机论》说："经云脾统血，血之运行上下，全赖乎脾。脾阳虚，则不能统血。"因此，脾气健运，水谷精微充足，气血生化有源，则气血充盈、阳气旺盛而统摄血液有力，能够控制血液在脉内的正常循行。脾气或脾阳亏虚则统摄血液失职，血液循行失控而逸出脉外，可见多种出血病症，常称为脾不统血，表现为长期慢性的皮下出血、便血、尿血、月经过多、崩漏等症，常用补脾摄血的方法治疗。

2. 脾的系统联系

（1）脾在体合肉、主四肢：肉，包括肌肉、脂肪和皮下组织。肌肉居于皮下，附着于骨骼，有保护内脏、抗御外邪和进行运动的功能。肌肉的纹理称为肌腠。肌肉的纹理和皮肤的纹理合称为腠理。四肢又称"四末"，具有主管运动和支撑身体的功能。所谓脾在体合肉、主四肢，是指脾具有运化水谷精微、充养肌肉和四肢的功能，这是由脾主运化水谷精微的功能决定的，所以《素问·痿论》说："脾主身之肌肉。"明·彭用光《体仁汇编》说："四肢为脾之外候也。"脾气健运，水谷精微充盈，四肢肌肉得养，则表现为肌肉丰满壮实，四肢活动轻劲有力；如果脾失健运，水谷精微亏乏，四肢肌肉失养，则表现为肌肉消瘦、四肢软弱无力，甚至痿废不用。对于肌肉的病变，如重症肌无力、周期性麻痹、进行性肌营养不良、多发性肌炎等，常从脾胃治疗而获效。此外，四肢肌肉的适度运动可促进脾的运化，增进食欲。

（2）脾开窍于口，其华在唇：口腔是消化道的最上端，饮食物摄入的门户。口腔有进饮食、辨五味、泌涎液、助消化、磨食物和助发音等功能。所谓脾开窍于口，是指食欲、口味等与脾的运化功能密切相关。所以《素问·阴阳应象大论》说："脾主口……在窍为口。"脾气健运则食欲旺盛，口味良好，故《灵枢·脉度》说："脾气通于口，脾和则口能知五谷矣。"若脾失健运，则食欲不振、口淡无味；若湿热困脾，则纳呆不饥、口甜黏腻等。此外，口与其他脏腑也有一定的联系，如心火亢盛或肝胆湿热均可见到口苦之症。

口唇为口腔的起始部分，有上、下唇之分，由肌肉组成，靠脾运化水谷精微而化生气血以养之。所谓脾其华在唇，是指脾的功能正常与否通过口唇的色泽形态的变化反映出来，所以《素问·五脏生成》说："脾之合肉也，其荣唇也。"脾气健运，化生的气血充盈，则口唇红润光泽；脾失健运，精微不足，气血不充，则口唇淡白无泽。

（3）脾在液为涎：涎为五液之一，与唾同为口津，俗称"口水"，是唾液中质地较清稀者。脾的经脉连舌本散舌下，涎为脾精上溢于口而化生，故脾在液为涎。涎具有保护和清洁口腔，湿润和溶解食物，使之易于吞咽和消化的作用。所谓脾在液为涎，是指人体涎液主要由脾气所主管，所以《素问·宣明五气》说："脾为涎。"脾气健旺，运化水液功能正常，则涎液上行润口，但不溢出口外；若脾胃不和，可导致涎液的增加或减少，影响食欲和消化；如脾气虚弱，气不摄津，涎液可自口角流出；脾阴亏虚，涎液减少，则见口干症状。

（4）脾在志为思：思，即思考、思虑，是人类特有的精神情志活动。所谓脾在志为思，是指脾具有思考、思虑的功能。脾主思与脾主运化的功能密切相关，脾主运化能为思虑活动提供充足的水谷精微作为其活动的物质基础。脾气健运，水谷精微充足，气血旺盛，则遇事能够周密思考，从而协助心神正确处理事物。正常的思考是人认识事物、处理问题的必然过程，又是人类特有的本能，且对机体的生理活动并无不良影响；但过度思虑或所思不遂，就会影响气的正常运行，导致脾气壅塞结滞，影响运化功能，出现不思饮食、脘腹胀满等症，故曰"思则气结"。

【附】胰

胰位居上腹，在胃之后，与脾毗邻。胰的主要生理功能为主消化水谷。胰又称"膵"，《难经》则称"散膏"。正如清末张锡纯《医学衷中参西录》所说："古人不名膵而名为散膏，散膏即膵也。为膵之质为胰子，形如膏……故曰散膏，为脾之副脏……散膏与脾为一脏，即膵与脾为一脏也。"对于胰主消化水谷的生理功能，藏象学说多将其归属于脾主运化之中，因此其病亦多从脾论治。

（四）肝

肝位居膈下，腹腔之右胁内。元·滑寿《十四经发挥》说："其脏在右胁，右横肾之前，并胃，贯脊之第九椎。"肝的主要功能一是疏泄气机，二是贮藏血液和调节血流量，这两方面的功能是肝气、肝血、肝阴、肝阳的共同作用而产生的。肝的系统联系是在体合筋，其华在爪，开窍于目，在液为泪，在志为怒。肝在五行中属木，与春季相应，为阴中之少阳。肝通过经脉的相互络属而与胆构成表里关系。中医学采用类比的方法，以木性升发、柔和、条达来阐述肝脏疏通、升发的生理。肝的特性是主升主动，喜条达而恶抑郁，故称之为刚脏。

1. 肝的主要生理功能

（1）主疏泄：是指肝疏泄气机的功能，又称"肝主疏泄"。所谓肝主疏泄，是指肝气疏通调畅全身气机的功能，所以朱震亨在《格致余论》中明确指出："司疏泄者，肝也。"疏泄气机功能正常则使全身气血运行、情志反应、津液输布、脏腑组织功能活动均处于协调和畅的状态，因此肝对全身机能活动调节是通过疏泄气机实现的。具体表现在以下五个方面：

①调畅精神情志：人体精神情志活动以五脏的精气和功能活动为基础，而五脏的功能活动又有赖于气机的调畅和血液的正常运行，故人的精神情志活动必然与肝主疏泄功能密切相关。肝主疏泄功能正常则气机调畅，脏腑功能活动协调，表现为精神愉快、情志舒畅；肝失疏泄，精神情志即可出现异常变化。如肝之疏泄不及，则肝气郁结，又称为"肝郁"，常表现为精神抑郁；若疏泄太过，则肝气上逆，常引起精神情志活动亢奋，表现为急躁易怒、心烦失眠等。反之，若在使人大怒的外界事物刺激下，又常损伤肝脏，导致肝主疏泄功能失常，亦可见肝气郁结，气机不畅。因此有"肝喜条达而恶抑郁"及"暴怒伤肝"的理论。

②维持气血运行：肝对全身气机的疏通和调畅，促使全身之气通而不滞，散而不郁。人体的气血相依相随，运行不息，气为血之帅，气行则血行，故清·唐宗海《血证论·脏腑病机论》说："肝属木，木气冲和调达，不致遏郁，则血脉得畅。"气血又为全身脏腑经络等组织器官功能活动的物质基础。所以，肝主疏泄功能正常，则气机调畅，气血通达，经脉通利，脏腑功能和谐。若肝主疏泄功能不及，疏通升发无力，则气机郁滞，又称肝郁气滞，或简称"气滞""气郁"，可表现为胸胁胀满、两乳及少腹胀痛不适等病症，进一步可发展为局部刺痛，或形成癥积等气滞致血瘀的病症；若疏泄太过，升发亢奋，则肝气上逆，血随气涌，可出现头目胀痛、面红目赤，或吐血、呕血等症，甚则可因肝阳暴张，阳亢风动，气血上冲，导致血溢于脑而卒然昏仆、不省人事等危症。正如《素问·调经论》所说："血之与气并走于上，则为大厥，厥则暴死，气复反则生，不反则死。"

③促进脾胃消化吸收与输布：饮食物的消化、吸收、输布及排泄主要依赖于脾胃的运化功能，肝主疏泄又是保证脾胃运化功能正常的重要条件。肝疏泄气机对脾胃运化功能的促进作用主要体现在两个方面：一是协助脾升胃降。肝主疏泄，调畅气机有助于脾胃之气升降，只有脾升胃降，饮食物的消化、吸收及排泄才能得以正常进行。二是分泌及排泄胆汁，胆汁帮助食物的消化。所以清·唐宗海《血证论·脏腑病机论》说："木之性主于疏泄，食气入胃，全赖肝木之气以疏泄之，而水谷乃化。"若肝失疏泄，气机失调，累及脾胃，则引起消化吸收障碍。如肝气犯脾，导致脾气不升，可出现腹胀、肠鸣、腹泻、胁肋胀痛或痛泻频作等症；如肝气犯胃，导致胃失和降，可出现恶心呕吐、呃逆嗳气、泛酸、胃脘胀痛等症；若肝失疏泄，影响胆汁的分泌及排泄，可出现胁肋不适、口苦、纳食不化、厌油腻食物，甚至黄疸等病症。

④协助水液代谢：人体的水液代谢虽主要由肺、脾、肾三脏完成，但与肝主疏泄也有

关联。水液的运行依赖于气的推动作用，只有气机调畅，水液才能维持正常的输布与排泄，即气行则水行。若肝失疏泄，气行阻滞，气不行水，则水液输布障碍。若水液凝聚而生痰，痰气交阻于咽喉，则可见梅核气；痰阻于经络，可见痰核；若水液停留于腹腔，则可见腹水胀满，故《金匮要略》说："肝水者，其腹大不能自转侧，胁下腹痛。"这是因肝失疏泄而致水停于腹中的病症。

⑤调节生殖机能：人体生殖机能中，女子的月经和男子的排精与肝疏泄气机的功能密切相关。肝疏泄的气机调畅，冲、任二脉得其所助，则任脉通利，太冲脉盛，月经应时而至，孕育分娩顺利，所以有"女子以肝为先天"之说。男子的排精亦赖于肝，朱震亨在《格致余论》中说："主闭藏者肾也，司疏泄者肝也。"说明精液的封藏在肾，排泄在肝，气机调畅，则男子排精通畅。若肝疏泄失常，气机不畅，冲任二脉失和，女子可出现月经紊乱，或经行不畅，甚或痛经、闭经、不孕；男子可出现排精不畅或会阴胀痛不适、不育等病症。

（2）主藏血：肝主藏血，是指肝具有贮藏血液、调节血流量及防止出血的功能。这一功能体现在以下三个方面：

①贮藏血液：是指肝具有贮藏一定血液于肝内及冲脉之中，以供给机体各部生理活动之所需的作用，故肝又有主"血海"之说。肝藏血，一方面可以濡养自身，防止肝气升发太过，从而使肝之阴血制约肝阳，勿使上亢，维持肝脏正常疏泄功能，以利冲和条达；另一方面，"肝藏血，血舍魂"（《灵枢·本神》），魂为神之变，且随神而动，明·张介宾《类经》说："魂之为言，如梦寐恍惚、变幻游行之境，皆是也。"魂的活动以血为物质基础，肝血充足则魂能安舍而不妄行游离；如若肝脏藏血不足，肝血亏虚，肝体失养，阴不制阳，肝阳上亢而升发太过，可出现眩晕、头目胀痛、面红目赤、头重足轻等症；肝血不足则魂不守舍，可出现惊骇噩梦、卧寐不安、梦游、呓语以及幻觉等症。

②调节血流量：是指肝脏根据身体的不同生理状态，合理地分配和调节各部位所需血流量的多少。当机体处于安静休息状态时，外周对血液需要量相对减少，相对富余的血液就归藏于肝而蓄以备用；当机体处于活动状态时，血液的需求量相应增加，肝脏在升动之性的配合下，则将所贮存的血液通过经脉按生理需求将血液输送到相应部位。机体各脏腑组织器官得到了肝血的濡养才能发挥正常的生理功能，如两目得到肝血的濡养则视物清晰，筋脉得到肝血的滋养则强健有力而活动自如，子宫得到肝血的充养则月经正常。所以，王冰注释《素问·五脏生成》时说："肝藏血，心行之，人动则血运于诸经，人静则血归于肝脏。"应当指出，肝调节血流量是以贮藏血液为前提的，若肝血不足，调节血流量失常，则会导致机体众多部位供血减少，脏腑组织失养而见各种病症，如血不养目则两目干涩、视物昏花或夜盲；血不濡筋则筋脉拘急、肢体麻木、屈伸不利；血海空虚、胞宫血亏则月经量少，甚则出现经闭等症。

③防止出血：指肝气能收摄约束血液，防止血液逸出脉外。这是气的固摄作用在肝脏的体现。肝气充足，收摄有力，藏血正常，表现为血行脉内而无出血之患。若肝气虚弱，

藏血失常，收摄无力，或肝火旺盛，灼伤脉络，迫血妄行，临床上均可见吐血、呕血、衄血、咳血或月经过多、崩漏等出血病症。

肝疏泄气机，又主藏血，藏血是疏泄气机的物质基础，疏泄气机是藏血的具体表现，故常用"肝体阴而用阳"来表述二者的关系。"体阴"主要是指肝贮藏阴血之本体，"用阳"主要是指肝的气机主升主动之功能及特性。肝贮藏血液、调节血流量及防止出血有赖于肝疏泄气机得以实现。而肝藏血又能制约肝阳，疏而不亢，则有助于肝的疏泄。所以二者存在着互根互用、相互制约的关系。在病理情况下，肝的阴血常表现为不足的虚证，即"肝体常不足"；而肝的疏泄功能失常则多为肝气郁结或升动太过，常表现为实证或本虚标实之证，即"肝用常有余"，这是肝的病理特点。故清·林佩琴《类证治裁·肝气论治》中说："肝为刚脏，职司疏泄，用药不宜刚而宜柔，不宜伐而宜和。"实属经验之谈。

2. 肝的系统联系

（1）肝在体合筋，其华在爪：筋，包括肌腱、韧带和筋膜。筋有连接和约束骨节、主持运动和保护内脏功能。所谓肝在体合筋，又称肝主筋，是指肝脏具有主管全身筋膜运动的功能。筋有赖于肝之阴血的滋养，才能发挥其正常的功能，故肝之阴血充盈则肢体关节活动自如，强健有力；若肝之阴血不足，筋失所养，可表现为肢体关节活动失灵，或麻木不仁、屈伸不利，或手足震颤，或易于疲劳，所以《素问·六节藏象论》称肝为"罢极之本"。此外，脾胃与筋的关系也较密切，脾胃所运化的水谷精微可以养筋；若脾胃虚弱，气血生化乏源，也可使筋失所养而致肢软无力，甚或萎废不用。

爪，即爪甲。爪甲为筋延伸到体表的外露部分，故有"爪为筋之余"之说。所谓肝其华在爪，是指肝血濡养爪甲，其盛衰可从爪甲色泽的枯荣反映出来。故《素问·五脏生成》说："肝之合筋也，其荣爪也。"肝血充足，爪得血养，则爪甲坚韧、红润光泽；若肝血不足，则爪甲失养，可见爪甲淡白枯槁、软薄或变形脆裂。

（2）肝开窍于目：目，眼睛，又称精明，是视觉器官。《素问·脉要精微论》说："夫精明者，所以视万物，别白黑，审短长。"这是对目视觉功能的简要描述。眼睛主要由白睛（指巩膜部分，又称白眼）、黑睛（指虹膜部分，又称黑眼）、瞳神（即瞳孔，又称瞳仁、瞳子）、眼睑（指上下眼皮，又称眼胞）、两眦（指内外眼角，包括其内之血络，又称目内外眦）五个部分组成。眼科的五轮学说将其分别配属于五脏，即白睛为气轮，属肺；黑睛为风轮，属肝；瞳仁为水轮，属肾；眼睑为肉轮，属脾；两眦为血轮，属心。目之功能虽与五脏有关，但与肝的关系最为密切。肝的经脉又上连目系（目系又称眼系，为眼球内连于脑的脉络），视觉有赖于肝血的滋养，因而有"肝气通于目，肝和则目能辨五色矣"（《灵枢·脉度》）之说。肝气调和，肝血充足，则视物清晰、眼动自如。若肝之阴血不足，目失所养，则视物不清、双目干涩，或见夜盲；肝经风热循经入目，则目赤痒痛；肝火上炎，上灼清窍，可见目赤肿痛之症；肝阳上亢，上扰清空，则头目眩晕；肝风内动，目系抽掣，则目斜上视；肝胆湿热熏蒸于目，可出现白睛发黄等病症。由此可见，肝病常可反映于目，故谓"目为肝之外候"。

（3）肝在液为泪：泪具有滋润眼睛和清洁眼球的功能。由于肝开窍于目，泪由肝阴所化生，受肝气控制，故泪为肝之液。肝之功能正常，则泪液分泌适量，滋润于目而不外溢。肝病可出现泪液分泌异常，如肝之阴血不足则泪液分泌减少，两目干涩；肝经湿热则目眵增多；肝经风热则迎风流泪等。

（4）肝在志为怒：怒，即愤怒、恼怒。怒是人体在气愤不平、情绪激动时强烈的情感变化，属于不良的情志刺激。怒以肝藏血为物质基础，与肝疏泄气机主升发之用密切相关，故肝在志为怒。当肝血充足，肝气平和，虽受外界刺激，但怒而不过，能有所节制；若肝之阴血不足，肝阳升泄太过，情绪不稳定，则稍遇刺激即勃然大怒，不可遏制，故《素问·脏气法时论》说："肝病者……令人善怒。"如大怒可使肝气上逆，血随气升，表现为头目胀痛、面红目赤，或吐血、呕血、气厥昏迷等病症；因郁怒又可使肝气不舒，故可见两胁胀满疼痛、两侧乳房或少腹作胀等病症，这是大怒伤肝的道理所在。因此，息怒宁志是中医学所提倡的养生护肝保健之法。

（五）肾

肾位居腰脊两旁，左右各一，故《素问·脉要精微论》说："腰者，肾之府。"肾的形态在《类经图翼》中有所描述："肾有两枚，形如豇豆，相并而曲，附于脊之两旁，相去各一寸五分，外有黄脂包裹，各有带两条。"肾的主要功能是主管生长发育与生殖，主管一身阴阳，主管水液代谢，主管纳气。肾的功能是肾精、肾气、肾阴、肾阳共同作用的结果。但肾的精、气、阴、阳又各具特殊作用，因而在不同的功能中所发挥的作用各有侧重。肾的系统联系是在体合骨，生髓通脑，其华在发，开窍于耳及二阴，在液为唾，在志为恐。肾在五行中属水，为阴中之太阴（或阴中之阴），有闭藏的生理特征，通于冬气。通过经脉的络属而与膀胱构成表里关系。肾藏有先天之精，为构成人体胚胎的原始物质，是脏腑阴阳之根，故称为"先天之本"。

1. 肾的主要生理功能

（1）主藏精：肾主藏精，是指肾具有封藏精气的功能。肾主管生长发育与生殖的功能，是在"肾藏精"的基础上产生的。肾精包括"先天之精"和"后天之精"，先天之精禀受于父母，与生俱来，是构成人体胚胎的原始物质，具有繁衍后代的功能，此即《灵枢·本神》所谓"生之来，谓之精"之意；后天之精是指人体出生后由脾胃从饮食物中摄取的营养成分和脏腑代谢化生的精微物质，具有培补先天之精和促进人体生长发育的功能。所以《素问·上古天真论》说：（肾）"受五脏六腑之精而藏之"。先天之精和后天之精关系密切，二者相互依存，相互促进。先天之精为生命之本原，发育成胎儿，依赖"后天之精"不断培育和充养，才能日渐充盈，充分发挥其生理效应；出生之后，后天之精又不断供养先天之精，使之逐渐充盛，促进人体不断地生长发育。"后天之精"又赖"先天之精"的活力资助，方能不断地摄入和化生。肾中的"先天之精"和"后天之精"是融为一体、无法分开的。

肾对精的闭藏主要依赖于肾气的封藏摄纳，也是气的固摄作用的体现。肾对先、后天之精的闭藏使精藏之于肾，促进肾精的不断充盈，防止其从体内无故流失，为精在体内充分发挥生理效应创造了必要的条件。肾中所藏之精的生理效应有以下几方面：

①主管生长发育：肾具有主管生长发育与生殖的功能。早在《黄帝内经》中就有详细记载，如《素问·上古天真论》说："女子七岁，肾气盛，齿更发长；二七而天癸至，任脉通，太冲脉盛，月事以时下，故有子；三七，肾气平均，故真牙生而长极……七七，任脉虚，太冲脉衰少，天癸竭，地道不通，故形坏而无子也。丈夫八岁，肾气实，发长齿更；二八，肾气盛，天癸至，精气溢泻，阴阳和，故能有子；三八，肾气平均，筋骨劲强，故真牙生而长极……八八，天癸竭，精少，肾藏衰，形体皆极，则齿发去。"机体生、长、壮、老、已的自然规律与肾中精气的盛衰密切相关。人体自幼年开始肾中精气逐渐充盛，则形体和智力同步发育，表现为齿更发长；进入青壮年，肾中精气已达充盛状态，则形体智力发育健壮，表现为真牙生长、体壮结实、骨骼强健、机智敏捷等；待到老年期，肾精逐渐衰减，则形体智力亦渐衰老，表现为骨骼活动不灵、发白齿松、腰弯背驼、反应迟钝，甚或健忘呆滞等老态龙钟之象。说明机体的齿、骨、发的生长状态是反映肾中精气的外候，是判断机体生长发育状况和衰老程度的客观标志。若肾中精气亏虚，必然影响人体的生长发育，小儿则表现为生长发育不良，可见身材矮小，或五迟（立、行、齿、发、语迟）五软（头项、口、手、足、肌肉软），或头发稀疏、智力低下、动作缓慢；成人则表现为未老先衰，可见形体衰老、智力减退、牙齿松动易落、须发早白易脱、腰膝酸软、精神萎靡或健忘恍惚、耳鸣耳聋、足痿无力、反应迟钝等。肾主管生长发育的理论对养生保健具有重要意义，保养肾中精气是中医学防止早衰、延年益寿的核心内容。

②主管生殖繁衍：人体进入青春期，随着肾中精气的不断充盛，产生了一种促进和维持生殖机能的精微物质——天癸，于是生殖器官发育成熟，女子则月经按时来潮，男子则能排泄精液，从而具备了生殖能力。此后由中年进入老年，肾中精气渐衰，天癸的生成随之减少，甚至耗竭，生殖机能也随之下降直至消失，生殖器官日趋萎缩，女子则绝经，男子则阳事难举，从而丧失生殖能力。说明肾中精气通过化生天癸而对生殖功能发挥着决定性的作用。若肾中精气亏虚，天癸化生减少，青少年则见生殖器官发育不良、性成熟迟缓；中年人则会导致生殖机能减退，表现为男性精少不育和女性不孕或小产滑胎等病症。因此，中医在治疗生殖障碍性疾病时，往往从补肾着手。

③推动和调节脏腑气化：脏腑气化是指脏腑之气的升降出入运动所产生的各种变化，包括各脏腑形体官窍的功能，以及机体精、气、血、津液各自的新陈代谢及其能量的相互转化。肾精、肾气及其分化的肾阴、肾阳在脏腑气化过程中发挥着重要的推动和调控作用。肾精，即肾脏所藏之精；肾气，即肾精所化之气，两者关系密切，即肾精弥散而为无形的肾气，肾气聚合而成有形的肾精。肾精和肾气合称为肾中精气，产生了肾阴和肾阳两种不同的生理效应，凡是对人体脏腑组织具有滋润和濡养作用者称为肾阴；凡是对人体脏

腑组织具有温煦和推动作用者称为肾阳。肾阴为全身诸阴之本，肾阳为全身诸阳之根，在人体阴精和阳气中居于主宰地位，所以肾阴又称元阴、真阴、真水和命门之水；肾阳又称元阳、真阳、真火和命门之火。故将肾喻为"阴阳之根""水火之宅"，五脏六腑之阴精，非肾阴而不能滋生；五脏六腑之阳气，非肾阳而不能温养，故肾阴、肾阳为五脏六腑阴阳之根本。

肾阴、肾阳在各脏腑形体官窍功能的正常发挥，以及精、气、血、津液各自的新陈代谢及其能量的相互转化过程中，发挥着重要的推动和调节作用。如果肾阴和肾阳任何一方偏衰，都会导致整体阴阳的不平衡。若肾阴虚则全身之阴皆虚，阴不制阳，阳偏亢则各脏腑组织生理功能虚性亢奋，代谢机能相对亢盛，产热增加，因而出现一派虚热之象。若肾阳虚则全身之阳皆虚，阳不制阴，阴偏盛则各脏腑组织生理功能相对减弱，代谢机能相对降低，产热减少，因而出现一派虚寒之象。肾阴和肾阳调节全身阴阳，共同维持人体阴阳的动态平衡，使机体处于健康状态。肾阴肾阳相互制约，相互依存，相互为用，因此当肾阴虚到一定程度时可伤及肾阳，肾阳虚亦可累及肾阴，形成阴阳互损的病理状态。究其本质，是因为肾阴、肾阳均是以肾中精气为基础。

（2）主水液：所谓肾主管水液代谢，是指肾中阳气具有主持和调节人体水液代谢平衡的功能，又称为"肾主水液"。人体的水液代谢包括水液的生成、输布和排泄，是由多个脏腑参与的复杂过程，其中肾阳的功能最为重要，在此过程之中肾阳的作用表现有三方面：一是能温煦和推动参与水液代谢的肺、脾、三焦、膀胱等内脏，使其发挥各自的生理功能；二是能将被脏腑组织利用后归于肾的水液，经肾阳的蒸腾气化作用再升清降浊，将大量的浊中之清者吸收输布周身而重新被利用，少量的浊中之浊者经肾阳气化为尿液下输膀胱；三是控制膀胱的开合，排出尿液，维持机体水液代谢的平衡。若肾阳不足，则气化、推动和固摄作用失常，引起水液代谢障碍，一方面可造成水液停聚，出现痰饮、水肿等病症；另一方面可致膀胱开合失度，出现小便清长，或遗尿、尿失禁或小便余沥，或出现尿少、尿闭、水肿等病症。

（3）主纳气：气，指肺吸入的自然界清气。所谓肾主管纳气，是指肾具有摄纳肺所吸入的清气以防止呼吸表浅，协助肺完成呼吸的功能。人体的呼吸运动虽为肺所主管，但必须依赖肾对清气的摄纳，才能使呼吸保持一定的深度，维持体内外气体正常的交换。正如清·林佩琴《类证治裁·喘证论治》说："肺为气之主，肾为气之根，肺主出气，肾主纳气，阴阳相交，呼吸乃和。"所以，正常的呼吸运动虽由肺所主，还需肾的配合才得以完成。肾纳气的功能实质上是肾主藏精作用在呼吸运动中的体现。肾中精气充沛，摄纳有力，则纳气正常，助肺吸气，使清气下达于肾，表现为呼吸具有深度，均匀平稳，和调通畅。若肾中精气不足，摄纳无力，则肺气上浮而不能下行，吸入清气不得归藏于肾，就会出现久病咳喘、吸气困难、呼多吸少、动辄喘息益甚等肾不纳气的病症。因此，临床对慢性咳喘的病人常采取"发作时治肺，缓解时治肾"的治疗原则，从而提高这类疾病的远期疗效。

2. 肾的系统联系

（1）肾在体合骨，其华在发：骨骼依赖于骨髓的充养，骨髓为肾精所化生。所谓肾在体合骨，又称肾主骨，是指肾精具有促进骨骼的生长发育和修复的功能。肾精旺盛，骨髓充盈，骨有所养，则骨骼健壮坚实，肢体强劲有力。若肾精不足，骨髓空虚，骨失所养，则会出现小儿骨骼发育障碍，成年人骨骼软弱无力和老年人骨质疏松易折，皆可根据中医学肾主骨的理论，施以补肾药物治疗。

"齿为骨之余"，是指牙齿为外露的骨骼。牙齿是人体最坚硬的器官，具有磨碎食物和辅助发音的功能。齿与骨同出一源，均赖肾精充养而生长发育，所以牙齿的生长和脱落与肾中精气的盛衰密切相关。肾中精气充盛则齿有所养，表现为牙齿坚固整齐；肾中精气不足则齿失所养，表现为小儿牙齿生长迟缓或稀疏畸形，青壮年牙齿易于松动或早落等。由于手、足阳明经亦进入齿中，因此牙齿的某些病变还与手、足阳明经以及肠胃的功能失调有关。

头发有赖于血液的营养，故称"发为血之余"。由于头发的生机又根源于肾，而肾精能化血，精血旺盛则头发得养。所谓肾其华在发，是指肾中精气的盛衰可显露于头发，即发为肾之外候。肾精充足，精血充盈，发有所养，在幼年期可见头发生长旺盛；青壮年期可见头发茂密乌黑而光泽；老年人肾精渐亏，精血渐衰，则可见头发花白，或失去光泽。肾精不足，精血亏虚，则发失所养，小儿可出现头发生长迟缓，或稀疏枯黄；成人可见头发干枯无华，或头发早白，或头发秃顶脱落。对于上述病症，每多从肾论治。

（2）肾开窍于耳及二阴：耳是听觉器官，为人体五官之一。人的听觉属脑的功能，脑为髓之海，髓又由肾精所化生，故耳的听觉与肾精密切相关，《灵枢·脉度》说："肾气通于耳，肾和则耳能闻五音矣。"肾中精气旺盛，髓海充盈，耳有所养则听觉灵敏。肾中精气亏损，髓海失充，耳失所养则听力减退，或见耳鸣耳聋。除肾脏外，耳与他脏也有联系，如少阳经循行于耳，对于耳窍的某些实性病症则多责之于肝胆。心寄窍于耳，如心血不足、心神不安以及肝血不足、肝风内动等，均可见耳鸣等病症。

二阴，即前阴和后阴。前阴是男女外生殖器和尿道口的总称，是人体排尿、男子排精和女子排出月经及分娩胎儿的器官，为人体九窍之一。关于肾与生殖机能、尿液排泄的关系前已详述，此不赘述。后阴，即肛门，又称魄门、谷道，是排出粪便的器官，亦为人体的九窍之一。粪便的排泄虽是大肠传导的功能，但与肾中阴阳关系密切。肾中精气充盛，则大肠得到肾阳温煦、推动和肾阴滋润、濡养，表现为大肠排泄粪便正常。肾中精气不足，若肾阳虚衰，温煦无权，肠寒气滞，传导不利，表现为排便艰涩，即为冷秘；若肾气不固，封藏无力，表现为久泻滑脱或五更泄泻；若肾阴不足，肠失滋润，传导不利，表现为大便秘结。故《景岳全书·泄泻》说："盖肾为胃关，开窍于二阴，所以二便之开闭，皆肾脏之所主。"

（3）肾在液为唾：唾为五液之一，与涎同为口津，是唾液中质地较稠厚者。肾的经脉上夹舌根通舌下，唾为肾精所化，故肾在液为唾。唾具有溶润食物以利吞咽和保护滋润口腔的作用。肾的阴精充足则唾液分泌正常，表现为口腔润泽，吞咽流利。肾精不足则唾少咽干；肾虚水泛则多唾清冷。反之，多唾或久唾会耗损肾精。所以，气功家常以舌抵上腭，待唾液溢满口腔后，缓缓咽之以养肾精，强体防病，并将此法称为"饮玉浆"。

（4）肾在志为恐：恐，即恐惧、害怕的情志活动。所谓肾在志为恐，是指恐的情志活动与肾精关系密切。肾精充足，人体在接受外界相应刺激时能产生相应的心理调节；若肾精不足，稍受刺激则表现为恐惧不宁、手足无措，或两腿无力而软瘫等。反之，过恐伤肾可导致遗精、滑胎或二便失禁等肾气不固的病症。

【附】命门

命门，即生命之门，含有生命的关键、根本的意思。命门一词首见于《内经》，如《灵枢·根结》中说："命门者，目也。"这是从诊断学的角度，在强调察神望目重要性的情况下提出的。自《难经》提出"左肾右命门"后，命门就成了脏腑学说的内容之一，遂为后世医家所重视，并进行了深入的研究和阐述，形成了命门学说。近代医家对命门的部位、形态及生理功能提出了众多不同的见解，归纳起来具有代表性的有以下几种，在此做简要介绍，以供参考。

1. 命门的部位

（1）左肾右命门说：此说始于《难经》，如《难经·三十六难》。持此观点者有晋·王叔和、宋·陈无择、明·李梴等人。这一理论是寸口脉脏腑定位的依据，至今仍以左尺脉候肾，右尺脉候命门。

（2）两肾俱为命门说：元·滑寿首倡此说，至明代虞抟则明确提出了"两肾总号为命门"。张介宾也持此论，即肾就是命门，命门亦就是肾。

（3）两肾之间为命门说：倡此说者首推明·赵献可的《医贯》，认为命门位于两肾之间，"且无形可见"，主要是真火的作用，主持人体一身之阳气。清代陈念祖、林佩琴、张璐、黄宫绣等均宗此说。

（4）命门为肾间动气说：此说倡导于明·孙一奎的《医旨绪余》，认为命门不是具体而有形质的脏器，只不过是肾间动气。

2. 命门的功能

（1）命门为原气所系，是人体生命活动的原动力：《难经·八难》中说："诸十二经脉者，皆系于生气之原。所谓生气之原者，谓十二经之根本也，谓肾间动气也。此为五脏六腑之本，十二经脉之根，呼吸之门，三焦之原。一名守邪之神。故气者，人之根本也。"

（2）命门藏精舍神，与生殖机能密切相关：《难经·三十九难》中言："命门者，精神之所舍也；男子以藏精，女子以系胞。"说明命门是藏精舍神之处，男子以此贮藏精气，女子以此联系子宫，实属肾主生殖的功能。

（3）命门为水火之宅，内涵肾阴肾阳的功能：明·张介宾在《景岳全书》中谓："命门为元气之根，为水火之宅。五脏之阴气，非此不能滋；五脏之阳气，非此不能发。"认为命门的功能包括了肾阴、肾阳两方面的作用。

（4）命门内寓真火，为人身阳气的根本：清·陈士铎在《石室秘录》中指出命门真火是各脏腑功能活动的根本。

纵观历代医家对命门的认识，各自立论不同，争论颇多，如有形与无形之别，右肾与两肾间之争，主火与非火之异，但对命门的主要功能与肾息息相通的观点，历来还是趋于一致的。目前一般公认的观点是：命门之火相当于肾阳，命门之水相当于肾阴。肾阴和肾阳是人体阴阳的根本，又称真阴和真阳、元阴和元阳、真水和真火。历代医家之所以重视命门，无非是为了强调肾中阴阳在人体生命活动的重要性。

二、六腑

六腑是胆、胃、小肠、大肠、膀胱、三焦的合称。它们具有受盛和腐熟水谷、传化和排泄糟粕的功能，即所谓"传化物"。其共同生理特点是"泻而不藏""实而不能满"（除胆之外），即每一腑既要适时排空其内容物，又要不停地向下传递，应该有虚有实，不能全部被水谷充塞，以保持六腑畅通无阻。因此，六腑具有通降下行的生理特性，故有"六腑以降为顺""以通为用"之说。这一理论对临床具有较大的指导意义。近年来治疗急腹症，正是运用"六腑以通为用"的理论，采用通腑泄热解毒等方法进行保守治疗，取得了较好的疗效，使许多病人避免了手术之苦。由于六腑必须保持正常的"通"和"降"，所以通降过度或不及均属于病理状态。

六腑在其饮食物的消化排泄过程中要通过七个关键的部位，即七冲门。如《难经·四十四难》说："七冲门何在？然，唇为飞门，齿为户门，会厌为吸门，胃为贲门，太仓下口为幽门，大肠、小肠会为阑门，下极为魄门，故曰七冲门也。""七冲门"的理论说明中医不仅对消化道做过比较详细的解剖观察，而且对其生理功能也进行了准确的概括。由于"七冲门"为消化道的关键部位，故其发生病变时，常会引起饮食物的受纳、消化、吸收和排泄异常。

（一）胆

胆附于肝之短叶间，位居右胁。胆与肝通过其经脉的络属而构成表里关系。肝为脏属阴木，而胆为腑属阳木。胆是一囊状脏器，有管道与小肠相通，胆内盛有胆汁，如《难经·四十二难》说："胆在肝之短叶间……盛精汁三合。"胆汁，又称精汁、清汁，是一种精纯、清净、味苦而呈黄绿色的液体。所以又称胆为"中精之府""中清之府""清净之府"。胆的主要功能是贮藏和排泄胆汁，参与精神情志活动。

1. 贮藏排泄胆汁　胆汁由肝分泌而贮藏于胆，经浓缩再由胆排泄于小肠，有助于饮食物的消化，是脾胃消化吸收功能得以正常进行的重要条件。胆汁的生成和排泄受肝主疏泄功能的控制和调节，是肝疏泄功能的具体体现之一。肝的疏泄功能正常，则化生胆汁，贮藏于胆，泄于小肠，协助消化。肝的疏泄功能障碍，导致胆汁的化生和排泄障碍，不能正常地注入小肠，则影响饮食水谷的消化，可表现为胁下胀满疼痛、厌食油腻、腹胀、泄泻等；若湿热浊邪滞留胆系，久经煎熬，尚可形成砂石，阻闭气机，也可出现右胁胀痛，或痛引肩背不适，甚或局部剧烈绞痛等病症。

2. 参与精神情志活动　胆的这一功能古称主决断。决断，即决定、判断。《素问·灵兰秘典论》说："胆者，中正之官，决断出焉。"说明人对事物的决定和判断能力与胆的功能有关。胆气充足，决断正常，则表现为遇事判断准确，临危不惧，勇敢果断。若胆气虚弱，决断失常，则可出现遇事胆小怯懦，犹豫不决，优柔寡断；或遇剧烈刺激则魂魄不宁、惊骇失眠等病症。

胆在藏象学说中既属六腑，又属奇恒之腑。这是由于胆在形态上中空有腔，排泄胆汁协助饮食物消化，并与肝有表里关系，形态特征均同于六腑，故属六腑之一；又因为胆贮藏胆汁功同五脏，不直接传化饮食物，并主决断，与精神情志活动有关，功能均异于六腑，故又属奇恒之腑之一。

（二）胃

胃居膈下，上接食管，下通小肠，与脾以膜相连，同在中焦，胃与脾通过经脉的相互络属而构成表里关系。胃为燥土属阳，脾为湿土属阴。胃又称胃脘，脘，即管腔，可容纳饮食物。胃脘分上、中、下三部，胃上口的贲门部为上脘，下口幽门部为下脘，上下脘之间的胃体部为中脘，故合称胃脘。古代文献对胃的形态已有描述，如《灵枢·平人绝谷》说："胃大一尺五寸，径五寸，长二尺六寸，横屈受水谷三斗五升。其中之谷常留二斗，水一斗五升而满。"其对胃形态的具体描述基本符合实际解剖。

1. 胃的主要功能　胃有接受、容纳和消化饮食的功能，前人称其为主受纳腐熟水谷，是指胃具有容纳食物并对其初步消化形成食糜的功能。由于饮食入口经食管，过贲门，容纳于胃，故称胃为"太仓""水谷之海"。机体气血津液的化生都需要以饮食物中的营养物质为基础，故又称胃为"水谷气血之海"。水谷（饮食和水分）进入胃后，依赖胃的腐熟作用，将水谷消磨变成食糜，在脾的运化功能主持下化为精微，以生气血津液，供养全身。脾胃对饮食物消化吸收功能产生的物质基础常称为胃气。中医学特别重视人体"胃气"的作用，认为"人以胃气为本""有胃气则生，无胃气则死"，所以临床治病时强调要时刻注意保护胃气，用药不可妄攻妄补，以免损伤胃气。若胃的受纳腐熟功能减退，则可表现为纳呆、厌食、胃脘胀满等症；胃的受纳腐熟功能亢进，则可表现为多食善饥等症。

2. 胃的生理特点　胃有主通降、以降为顺的生理特征，《临证指南医案》说："胃宜降则和。"只有胃腑通降，才能不断受纳饮食物。饮食物经过胃的腐熟，下行小肠，其食物残渣下移大肠，变成粪便排出体外，整个过程都是由胃气下行完成的，所以胃的通降还包括协助小肠将食物残渣下输大肠和帮助大肠传导糟粕的功能。胃失通降，一则饮食物停滞于胃，可见胃脘胀痛、纳呆厌食或嗳腐吞酸等症；二则胃气上逆，可出现恶心、嗳气、呕吐、呃逆、口臭等症。临床上常以降胃、和胃的药物治疗胃病。

胃主受纳腐熟和通降，其功能的正常进行必须以胃津濡润为前提条件。反之，胃津枯涸，饮食物势必无以消化腐熟，形成食糜，也难以通降下行。因此，胃有"喜润而恶燥"的重要生理特性。

（三）小肠

小肠位于腹中，是一个相当长的管道器官，包括十二指肠、空肠和回肠，上接幽门，与胃相通；下连阑门，与大肠连接。饮食物的消化吸收主要是在小肠内进行的。小肠通过经脉的相互络属而与心构成表里关系。小肠属火，为阳。其主要功能是消化食糜、吸收精微和传输糟粕，前人将其归纳为受盛化物和泌别清浊。

1. 受盛化物　所谓受盛化物，是指小肠具有接受胃下降的食糜，并将食糜进一步消化、吸收精微的功能。故《素问·灵兰秘典论》说："小肠者，受盛之官，化物出焉。"受盛和化物为两个阶段，小肠一方面接受由胃腑下传来的食糜，起到容器的作用。另一方面使食糜在小肠内有相当长的停留时间，进行精细的消化，使之化为精微。前者为"受盛"，后者为"化物"。若小肠的受盛和化物功能失常，消化吸收障碍，可见腹胀、腹痛、泄泻等症。

2. 泌别清浊　所谓泌别清浊，是指小肠具有将胃下降的食糜在进一步消化的同时，分化为水谷精微和食物残渣两个部分，一方面将水谷精微（清）吸收，经脾的升清散精作用输送到全身；另一方面将剩余的食物残渣（浊）经阑门传入大肠。此外，小肠的吸收功能与尿量有着一定的关系，因为吸收的精微物质中包括大量的水液，故有"小肠主液"之说。张介宾指出："小肠居胃之下，受盛胃中水谷而分清浊，水液由此渗于前，糟粕由此而归于后，脾气化而上升，小肠化而下降，故曰化物出焉。"小肠功能失常，清浊不分，水谷精微和食物残渣俱下于大肠，可见肠鸣泄泻；水液吸收障碍，尿的来源减少，则可见小便短少等病症。小肠泌别清浊的功能失常既影响大便，也影响小便，故治疗泄泻常用"利小便即所以实大便"的分利方法。

应当指出，小肠的受盛化物和泌别清浊乃人体整个消化吸收过程的重要阶段，但在中医藏象学说中，往往又将之归属于脾胃的纳运功能，所以临床上对于小肠的消化吸收不良之症也多从脾胃论治。

（四）大肠

大肠位居腹中，是一个管道样的器官，其上口在阑门处与小肠相接，其下端为肛门。大肠与肺通过经脉的相互络属构成表里关系。大肠的五行属性为金，阴阳属性为阳。

大肠的主要功能是吸收饮食残渣中的水分和排泄糟粕。故《素问·灵兰秘典论》说："大肠者，传道之官，变化出焉。"这是对大肠生理功能的高度概括。由于大肠具有吸收食物残渣中部分水分的功能，故有"大肠主津"之说。大肠传化糟粕功能失常，主要表现为排便的异常。若大肠虚寒，无力吸收多余水分，则水粪俱下，可见肠鸣、泄泻等病症；大肠实热则消灼水津而肠道失润，可见腹痛、便秘等病症；大肠湿热则阻滞肠道而传导失司，可见下痢脓血、里急后重，或暴注下泻、肛门灼热等病症。

应该指出，大肠排泄糟粕还与肺气肃降、胃气降浊、脾主运化、肾中阴阳的滋润与温煦、肾气的封藏等功能有关，这些脏腑发生病变也可以引起大肠传导功能的失常。所以，临床上常通过调理他脏以治疗大肠之病。

（五）膀胱

膀胱，俗称"尿脬"，又称净腑、尿胞，位居小腹，为囊性器官，上有输尿管与肾相通，下与尿道相连，开口于前阴，其大小、形状随尿液的充盈程度而有改变。膀胱通过经脉的络属与肾构成表里关系，其五行属性为水，阴阳属性为阳。

膀胱的主要功能是贮尿、排尿。尿液为津液所化，即津液之浊在肾的气化作用下生成尿液，下输膀胱，尿液在膀胱内贮留到一定容量时即从尿道排出体外，故《素问·灵兰秘典论》说："膀胱者，州都之官，津液藏焉，气化则能出矣。"膀胱的贮尿、排尿功能主要依赖肾的气化和固摄功能的控制。贮藏尿液赖肾气的固摄；排泄尿液赖肾阳的气化以及推动。肾气旺盛，固摄有权，气化正常，推动有力，则膀胱开合有度，表现为贮尿、排尿正常。若肾气不固，则膀胱不约，可见遗尿、尿频，或尿失禁，或小便余沥不尽等病症；若气化失司，推动无力，则膀胱不利，可见尿少、水肿或尿闭等病症。因此，多从肾治疗膀胱的病变。

（六）三焦

三焦是上焦、中焦、下焦的合称。历代医家对三焦的形态和实质的认识不一，主要有两种：有人认为三焦为六腑之一，和其他脏腑一样，是一个具有综合功能的器官，为分布于胸腹腔的一个大腑，因其与五脏无表里配合关系，故有"孤府"之称；也有人认为三焦为划分内脏的区域部位，即膈以上为上焦，膈至脐为中焦，脐以下为下焦。三焦的经脉与心包的经脉为表里关系。

1. 三焦的主要功能

（1）通行元气：元气是人体生命活动的原动力，根源于肾，由肾脏所藏的先天之精所化生，通过三焦布达五脏六腑，运行于全身，从而激发和推动各脏腑组织的功能活动，故《难经·六十六难》说："三焦者，原气之别使也。"故三焦有主持诸气、总司全身气机和气化的功能。

（2）运行水液：《素问·灵兰秘典论》说："三焦者，决渎之官，水道出焉。"

指出三焦是一个运行水液的器官。人体的水液代谢虽由多个脏腑共同协调完成，但必须以三焦为通道，以三焦通行元气为动力，才能正常地升降出入，水液代谢的协调平衡通过三焦的气化作用实现。若三焦气化功能障碍，水道不利，就会出现尿少、水肿、小便不利等病症，如明·张介宾《类经·十二官》说："上焦不治则水泛高原，中焦不治则水留中脘，下焦不治则水乱二便。三焦气治则脉络通而水道利，故曰决渎之官。"

2. 三焦的部位划分以及功能特点

（1）上焦如雾：上焦是指头面至横膈之间，主要包括心、肺。根据《灵枢·决气》的论述，上焦以论述"若雾露之溉"为其功能特征，故《灵枢·营卫生会》说"上焦如雾"，这是对上焦生理功能特点的形象概括。治疗上焦病症用药量宜轻，药性须轻清上浮，使药力直达病所，故清·吴瑭《温病条辨》说："治上焦如羽，非轻不举。"

（2）中焦如沤：中焦是指横膈膜至脐之间，主要包括脾胃，具有消化水谷，吸收和输布水谷精微及化生气血的功能，故《灵枢·营卫生会》说"中焦如沤"，形象地概括了中焦脾胃腐熟消化水谷、化生转输水谷精微的作用。若邪犯中焦，常见脘腹胀痛、呕吐、泄泻等症。治疗中焦病症，用药须着眼于调理脾胃的气机升降，故清·吴瑭《温病条辨》说："治中焦如衡，非平不安。"

（3）下焦如渎：下焦是指脐以下至耻骨之间，主要包括小肠、大肠、肾和膀胱等。其主要功能是排泄糟粕和尿液，故《灵枢·营卫生会》说"下焦如渎"，指出下焦的肾、膀胱、小肠和大肠像沟渠排水一样排泄二便。若邪犯下焦，常见二便异常的病症。治疗下焦病症，要用质地沉重下行的药物才能到达下焦病所而起到治疗作用，故清·吴瑭《温病条辨》说："治下焦如权，非重不沉。"

三、奇恒之腑

奇恒之腑是脑、髓、骨、脉、胆、女子胞的合称。由于在形态上多中空有腔而似腑，在功能上贮藏精气而似脏，又不与饮食物直接接触，除胆以外都与五脏没有表里配合，均有别于传化水谷的六腑，故称为奇恒之腑。

（一）脑

脑居颅内，与脊髓相通，由髓汇集而成，故《素问·五脏生成》说："诸髓者皆属于脑。"《灵枢·海论》也说："脑为髓之海。"

1. 脑的主要功能

（1）主宰生命活动：脑系生命活动的中枢，统领人体的一切生命活动，诸如心搏、呼吸、吞咽、排泄二便等生理活动，均由脑所主宰和调节。《素问·禁刺论》说："刺头，中脑户，入脑，立死。"就足以说明中医学已经发现了脑在人体生命活动中的重要地位。脑能主宰全身，则脏腑组织得其所主，各司其职，协调配合，表现为生命力旺盛，健康无恙。若大脑有病，则脏腑组织失其所主，功能紊乱，生命活动障碍而诸病蜂起，甚则生命活动终止。

（2）主管精神思维：《素问·脉要精微论》说："头者，精明之府。"头指颅脑。明·李时珍《本草纲目》提出"脑为元神之府"，清·王清任在《医林改错》中更明确指出：

"灵机记性不在心而在脑。"说明中医学已认识到脑具有主管人体精神思维活动的功能。精髓充盛，脑海充盈，则精神饱满、意识清楚、思维敏捷、记忆力强、情志调和、寐寤正常。若精髓亏虚，脑海不足，可见精神萎靡、意识模糊、反应迟钝、健忘呆滞、情志异常、失眠多梦等病症；若痰火上扰于脑，可见精神错乱、意识昏愦或狂躁、骂詈等症。

（3）主持感觉运动：自《内经》以降，中医学即将视觉、听觉等感觉功能归属于脑，如《灵枢·海论》说："髓海不足，则脑转耳鸣，胫酸眩冒，目无所见，懈怠安卧。"清·王清任《医林改错·脑髓说》中记载更为清楚："两耳通脑，所听之声归于脑"；"两目系如线长于脑，所见之物归于脑"；"鼻通于脑，所闻香臭归于脑"；小儿"至周岁，脑渐生……舌能言一二字"。王清任在这里明确地指出了大脑与人体言、听、视、嗅、动的关系。脑主管感觉和肢体运动的功能正常，则表现为视物明晰、听觉聪灵、嗅觉灵敏、感觉敏锐、语言流畅、肢体运动自如等。脑主管感觉及肢体运动的功能失常，则有视物不明、听觉失聪、嗅觉不灵、感觉呆滞、步履维艰、语言謇涩、运动障碍等病症。

2. 脑与五脏的关系　人体精神情志和意识思维活动属于大脑的功能。由于受古代五行学说的影响，重视五脏在人体生命活动中的重要作用，而且五脏精气又为精神活动的物质基础，因此将人体精神情志活动分别归属于五脏，形成了独特的脏腑精神活动系统。脏腑学说又将人的精神活动概括为两类：一是精神活动，包括神、魂、魄、意、志，分别由五脏所主，"心藏神，肺藏魄，肝藏魂，脾藏意，肾藏志"（《素问·宣明五气》），这里的神，是指意识思维活动；魂，是指梦寐变幻；魄，是指动作、感觉；意，是指意念、想法；志，是指志向、记忆等。二是情感活动，包括喜、怒、忧、思、悲、恐、惊，多为表现于外的情感反应，也分属于五脏，即心在志为喜、肝在志为怒、脾在志为思、肺在志为悲、肾在志为恐。如《素问·阴阳应象大论》说："人有五脏化五气，以生喜、怒、悲、忧、恐。"总之，脑的生理、病理总统于心而分属于五脏，其中与心、肝、肾三脏关系尤为密切，因此大脑的病变多从五脏论治。

（二）髓

髓是分布于骨骼腔内的精微物质。由于髓在人体的分布部位不同，名称亦异。藏于骨骼内者为骨髓，藏于脊柱内者为脊髓，藏于颅内者为脑髓。髓为肾所藏的先天之精所化生，并由后天之精不断充养，故《灵枢·经脉》说："人始生，先成精，精成而脑髓生。"当先天禀赋不足或后天调养失当时，均可影响髓的生成。髓的主要功能为充养脑髓、滋养骨骼、化生血液。

1. 充养脑髓　脑为髓之海，髓充脑健则精力充沛、耳聪目明、智力发达。若肾精不足，精不生髓，脑髓不足，在小儿可见发育迟缓、智力低下；在成人可见神疲倦怠、眩晕耳鸣、智力减退等。故《灵枢·海论》说："髓海不足，则脑转耳鸣，胫酸眩冒，目无所见，懈怠安卧。"

2. 滋养骨骼　骨髓位于骨腔之中。精能生髓，髓能养骨。肾精充足，骨髓充盈，骨骼得养，则生长发育正常，骨骼坚强有力，不易折损。若肾精亏虚，骨髓不充，骨骼失养，在小儿则骨骼生长发育迟缓，可见囟门迟闭、骨质痿软、牙齿稀疏等病症；在成人则可见腰膝酸软、行走无力，甚或骨质疏松易折。

3. 化生血液 精与血可以互生，精可生髓，髓可化血。这一理论对中医临床有一定指导意义，在治疗某些血虚证时，如果单用补血养血法疗效不佳，可加入一些填补肾精的药物以提高疗效。

（三）骨

骨，即骨骼。骨中有腔隙，内藏骨髓，故曰"骨者髓之府"（《素问·脉要精微论》）。骨骼具有贮藏骨髓、支撑形体和主司运动的功能。

1. 贮藏骨髓 骨为髓府，骨髓由肾精化生而藏于骨中，并能充养骨骼。骨髓充盈则骨骼生长发育正常，坚强有力。骨骼损伤，无以保护骨髓，亦可导致髓的病变。

2. 支撑形体 骨骼为人体的支架，具有支撑形体、负荷体重、保护内脏的功能。若精亏髓虚骨弱，骨骼有病，支撑无力，则可见不能久立久行，或行则振摇等症。

3. 主司运动 骨骼通过肌肉、韧带等组织连结成关节，主司肢体运动。在机体的屈伸或旋转等运动过程中，骨及由骨连接而成的关节起着决定性作用。若骨骼有病，则可见肢体活动障碍等病症。

（四）脉

脉，又称脉管、脉道、血脉、血府、血管，为气血运行的通路。血脉由心所主，分布于周身，直接连通心肺，形成一个密闭的循环系统。其主要功能是运行气血和传递信息。

1. 运行气血 脉为血之府，能约束气血循着一定轨道和方向运行，并将气血输送到全身，以营养脏腑组织。若脉不能约束气血或脉道损伤，则会导致出血；脉道不利则使血行迟缓或瘀阻，久之可致局部组织缺乏气血营养而坏死。

2. 传递信息 血脉纵横交错，把人体各脏腑组织联络在一起，构成生理、病理上的有机联系；又由于心主血脉，心气推动血液在脉管内流动时产生的搏动谓之脉搏，而人体的脏腑组织生理活动都是以脉内运行的气血为物质基础。因此，脉搏不仅反映心、血、脉的机能状态，也能传递全身脏腑组织的各种信息，故通过切脉可以推断人体气血的盈亏、脏腑功能的盛衰、病变所在的部位、疾病的进退预后等，因此切脉是获取疾病信息的独特而重要的方法。

（五）女子胞

女子胞，又称胞宫、胞脏、子宫、子脏，位居小腹部，在膀胱后，直肠之前，下口与阴道相连，是女性的生殖器官。

1. 女子胞的主要功能

（1）主持月经：女子胞为女子月经发生的器官。生殖期妇女在多种因素的共同作用下，子宫会发生周期性变化，约1个月左右周期性出血一次，称为"月经"或"月事""月信""经水"等。中医学认为，当女子到了14岁左右，肾中精气旺盛，产生天癸，子宫等生殖器官发育成熟，冲、任二脉气血通盛，月经按时来潮，并具备了生殖能力。这种生理状态一直持续到更年期。此后肾气渐衰，天癸竭绝，冲、任二脉气血衰少，则出现月经紊乱，直至绝经。

（2）孕育胎儿：女子在受孕后，女子胞即成为孕育胎儿的场所。此时月经停止，大量气血输送到胞宫以养育胎儿，促进胎儿发育直至分娩。故清·唐宗海《中西汇通医经精义》说："女子之胞，一名子宫，乃孕子之处。"

2. 女子胞与脏腑经络的关系　女子的月经来潮及孕育胎儿是一个由多因素参与的复杂生理过程，主要与下列脏腑经络有关：

（1）肾中精气的作用：女子生殖器官及生殖机能的维持全赖肾中精气的作用。青春期女子在天癸的作用下，生殖器官日渐发育成熟而有月经来潮，从而具备生殖能力；老年妇女肾中精气不充，天癸随之衰少，直至衰竭，从而由更年期进入绝经期，生殖机能随之丧失。可见肾中精气的盛衰直接影响天癸的产生与衰竭，对生殖器官的发育和生殖机能具有决定性作用。肾中精气不足导致生殖器官发育异常而患不孕症时，当用填补肾中精气的治法。由肾中精气虚衰而引起的月经紊乱，可用填补肾精的方法治疗。

（2）冲、任二脉的作用：冲脉和任脉同起于胞中。冲脉与足少阴肾经并行，又与足阳明胃经相通，能调节十二经气血，与月经来潮相关，故言"冲为血海"；任脉与足三阴经相会，调节全身阴经，为"阴脉之海"，主胎儿的孕育，故言"任主胞胎"。冲、任气血旺盛，注入胞宫而发生月经。冲、任二脉气血衰少，则可出现月经不调或绝经，影响生殖机能，所以常把女性生殖功能障碍诊为"冲任不调"，并通过调理冲任以治疗。

（3）心、肝、脾三脏的作用：女子胞的功能还与心、肝、脾的关系密切。由于月经的来潮、胎儿的孕育均依赖于血液，而心主血，肝藏血，脾生血统血，故当心、肝、脾功能失调时，均可引起子宫的机能异常，出现相应的病理变化。肝失疏泄，气机不利，可出现月经不调、痛经等症；若肝血亏虚或脾虚气血生化乏源，胞宫失养，可出现经少、经闭、不孕等病症；若脾不统血或肝不藏血，可引起月经过多或崩漏等病症。因此，治疗妇科经孕异常的病症当分别从心、肝、脾辨治。

【附】精室

精室，又称精宫，是男性独有的生殖器官。精室的主要功能是贮藏精液，生育繁衍。清·唐宗海《中西汇通医经精义》说："女子之胞，男子名为精室，乃血气交会，化精成胎之所。"精室包括解剖学所说的睾丸、附睾、精囊腺和前列腺等。精室的功能属肾所主，与督脉相关。肾精充足，肾气旺盛，督脉通盛，则精室功能调和，表现为生殖机能正常。

肾精亏虚，肾气不足，督脉虚损，则精室功能失常，表现为遗精、早泄、不育等病症。

第六节　脏腑之间的关系

人体是一个有机的整体，构成人体的各脏腑组织以五脏为中心，与六腑相配合，以精、气、血、津液为物质基础，通过经络的联络沟通，形成了一个协调统一的整体，任何一个脏腑的功能活动都是机体整体活动的组成部分。中医理论不仅注重每一个脏腑各自的生理功能，而且非常重视脏腑之间的功能联系与协调，强调脏腑之间功能的制约、依存和协同关系，因此脏腑之间的关系也是藏象学说的重要内容，主要有脏与脏的关系、脏与腑的关系、腑与腑的关系。

一、脏与脏的关系

心、肺、脾、肝、肾五脏，不仅有各自的生理功能和相应的病理变化，而且彼此之间又存在着普遍而复杂的生理联系和病理影响。五行学说虽然在藏象学说的理论建构中发挥了重要作用，但五脏之间的关系已超越了五行生克制化理论的认识范围。因此，本节以各脏的生理功能及特性为依据，阐述脏与脏之间的密切联系，揭示机体内在的自我调节机制。

（一）心与肺

心与肺之间的关系主要体现为气和血之间的相互依存和互根互用关系，即心主血液运行和肺主呼吸吐纳之间的协同调节关系。

气为血帅，气行则血行。肺主呼吸，朝百脉，助心行血，肺气的推动和敷布是确保心血正常运行的必要条件。只有肺气充沛，宣降适度，心才能发挥其推动血液运行的功能；血为气母，血是气的载体。心推动血液运行，气附于血而运行全身，只有心的功能正常，血行通利，肺才能有效地呼吸而主气。另外，积于胸中的宗气是连结心、肺两脏功能的主要环节。宗气在肺的气化作用下形成，既能贯心脉而行气血，又可走息道而司呼吸，从而加强血液循行和呼吸运动之间的协调平衡关系。

在病理情况下，心与肺的病变常相互影响。若肺气虚弱，宗气生成不足，行血无力，或肺气壅滞，气机不畅，均可影响心的行血功能，使血行受阻，出现胸闷、心悸、面唇青紫、舌质紫暗等血瘀症状；若心气不足，心阳不振，致使血行不畅，瘀阻心脉，也会影响肺的宣发肃降，出现咳嗽、气喘、胸闷等症，甚至咳出泡沫样血痰。

（二）心与脾

心与脾的关系主要表现在血液方面，体现为血液的生成及血液运行的相互协同关系。

在血液生成方面，心主血脉而又生血，血液环流转输脾运化生成的精微物质，维持和促进脾的正常运化；同时脾化生的水谷精微进入心脉，受心阳的温化而生成血液；脾主运化，为气血生成之源，脾气健旺则血液化源充足，可保证心血充盈。

在血液运行方面，心气推动血液运行不息，心神调节气血正常有序的运行；脾气固摄血液在脉中运行而不外逸。心脾两脏相辅相成，共同维持血液的正常循行。若心血不足，不能荣养于脾；或思虑过度，劳伤心神，气行结滞，均可使脾失健运；若脾气虚弱，运化失职，气血化源不足，或脾不统血，失血过多，均可导致心血不足。心脾两脏病变相互影响，最终导致心脾两虚之证，表现为心血不足、心神失养的面色无华、失眠多梦等症；同时可见脾气虚弱、运化失健的食少腹胀、便溏、体倦等症。

（三）心与肝

心与肝的关系主要表现为血液运行与神志活动方面的相互依存、协同关系。

在血液运行方面，心血充盈，心气旺盛，血运正常，则肝有所藏；肝藏血充足，疏泄有度，随人体动静的不同而进行血流量的调节，使脉道充盈，有利于心推动血液在体内循环运行，则心有所主。心肝相互协同，共同维护血液的正常循行。

在神志活动方面，肝主疏泄而调节情志，又藏血舍魂，心神正常则有利于肝主疏泄。两者配合则气血平和，心情舒畅，则有利于心主神志，共同维护正常的神志活动。

在病理情况下，心肝两脏血液和神志方面的病变常常相互影响。一是心血不足与肝血亏虚之间常互为因果，最终导致心肝血虚，出现面色无华、心悸、头晕、目眩、妇女月经量少等症。由于血虚不能养神舍魂，又可见失眠、健忘、多梦易惊等神志症状。二是心神不安可致肝失疏泄，而肝的疏泄功能失常也可引起心神不安。情志过极，化火伤阴，常导致心肝火旺或心肝阴虚之证，表现为心烦失眠、急躁易怒，甚则登高而歌、弃衣而走、骂詈不休等神志失常的症状。

（四）心与肾

心与肾的关系主要表现在两个方面：一是心肾阴阳水火的互制互济，二是精、血互化，精、神互用。

心肾水火既济，阴阳互补。就阴阳水火升降理论而言，在上者宜降，心火必须下降于肾，温煦肾阳，使肾水不寒；在下者宜升，肾水必须上济于心，资助心阴，制约心阳，使心阳不亢；肾阴也赖心阴的资助，心阳也赖肾阳的温煦。这种心肾水火既济，阴阳互补，维持着心肾两脏生理功能协调平衡的关系，被称为"心肾相交""水火既济"。

心肾精、血互化，精、神互用。心血可充养肾精，肾精又能化生心血，心肾精、血之间互相资生、相互转化，为心肾相交奠定了物质基础；心藏神，主宰人体的生命活动，神全可以御精。肾藏精，精化髓充脑，脑为元神之府，积精可以全神。心神、肾精互用，体现了"心肾相交"的又一层内涵。若肾阴不足，不能上济于心；或心火亢盛，下劫肾阴，常表现为心烦、失眠、心悸怔忡、眩晕耳鸣、腰膝酸软，或男子梦遗、女子梦交的心肾阴虚火旺的"心肾不交"证。若心阳不振，不能下温肾水；或肾阳虚衰，不能温化水液，可表现为水肿、尿少、畏寒肢冷、面色㿠白、心悸怔忡，甚则咳喘不得卧等症，称为"水气凌心"。此外，肾精亏虚，精不化髓，或心血不足，血不化精，均可导致脑髓亏虚，心神失养，出现健忘、失眠、多梦、头昏、耳鸣等症。

（五）肺与脾

肺与脾的关系表现在气和津液方面，主要体现为气的生成和水液代谢过程中两脏之间的协同关系。

气的生成方面，肺主呼吸，吸入自然界之清气；脾主运化，化生水谷之精，清气和谷气是生成宗气的主要物质。肺的功能活动需脾运化的水谷精微作为物质基础，脾运化的水谷精微靠肺气的宣降敷布全身。只有在肺脾两脏的协同作用下，才能保证气的正常生成与敷布。

水液代谢方面，肺脾两脏的协调是保证津液正常生成、输布和排泄的重要环节。脾主要参与水液的生成和输布；肺主通调水道，使水液正常敷布与排泄。肺的通调水道有助于脾运化水液的功能，从而防止内湿的产生；脾转输津液于肺，不仅是肺通调水道的前提，也为肺的生理活动提供了必要的营养，两脏在水液代谢方面相互为用，密切配合。

在病理情况下，肺脾两脏常相互影响，主要在于气的生成不足和水液代谢失常两个方面。如脾气虚弱，水湿内停，聚而为痰为饮，则可影响肺的宣发肃降；肺气虚弱，宣降失常，水道不能通调，水湿内聚困脾，又可影响脾的运化，最终表现为肺脾气虚之证，出现食少、倦怠、腹胀便溏、气短、咳嗽痰多，甚则水肿等症。故有"脾为生痰之源，肺为贮痰之器"之说。

（六）肺与肝

肺与肝的关系主要表现为气机的升降调节方面的对立制约关系。

肺主气，保证一身之气的充足与调节；肝疏泄气机，促使全身气机协调。肺主肃降，其气以下降为顺；肝主升发，其气以上升为宜。肺气充足，肃降正常，制约并反向调节肝气的升发；肝气疏泄，升发条达，制约并反向调节肺气的肃降。肝升肺降，相互制约又互相协调配合，不仅维持肝肺之间的气机活动，同时对全身气机的调畅也起着重要的调节作用。

在病理情况下，肝肺气机的升降失调常相互影响，互为因果。如肝郁化火可灼伤肺阴，出现面红目赤、急躁易怒、咳嗽胸痛，甚则咳血等症，称作"肝火犯肺"或"木火刑金"；反之，燥热伤肺，肺失清肃，也可累及于肝，使肝失疏泄，此类病人常在咳嗽的同时出现气机升降失常之头痛头晕、口苦咽干、面红目赤、烦躁易怒、胸胁胀痛等症。

（七）肺与肾

肺与肾的关系主要表现在水液代谢、呼吸运动和阴液互资三方面。

水液代谢方面，肺为水之上源，肾为主水之脏，主管全身的水液代谢。肺通调水道的功能有赖于肾阳的蒸腾气化，而肾主水功能的正常也需借助肺的宣降，两者相互配合在水液的输布和排泄过程中发挥着重要作用。

呼吸运动方面，肺主呼吸，肾主纳气，共同完成呼吸功能。呼吸虽为肺脏所主，但需肾主纳气的协助以维持呼吸的深度。肾气充盛，不仅吸入之气能经肺之肃降而下纳于肾，而且有助于肺气的肃降；同时，肺在主司呼吸运动中，其气肃降也有利于肾之纳气。故有"肺为气之主，肾为气之根"之说。

阴液互资方面，肺肾两脏的阴液可以互相资生。肾阴为一身阴液的根本，肾阴充盛，上润于肺，则使肺阴不虚，肺气清宁，宣降正常，故水能润金；肺阴充足，输精于肾，则肾阴充盛，故金能生水。

肺肾两脏在病理上的相互影响，也主要表现在水液代谢、呼吸运动和阴液互资三方面。如肺失宣降，水道不能通调，必累及于肾；肾阳不足，气化失司，水液内停，又可上泛于肺。二者均可导致肺肾同病，水液代谢障碍，可表现为咳嗽气喘、咳逆倚息而不得平卧、尿少水肿的症状。又如肺气久虚，肃降失司，久病及肾；或肾气不足，摄纳无权，均可出现呼多吸少、气短喘促、气不得续、呼吸表浅、动则气喘益甚的肾不纳气证，或称肺肾气虚证。再如肺阴虚损，久则必及于肾而致肾阴不足；肾阴不足，不能滋养肺阴，亦可致肺阴虚损，故肺肾阴虚常同时并见，表现为两颧潮红、骨蒸潮热、盗汗、干咳音哑、腰膝酸软、夜梦遗精等症状。

（八）肝与脾

肝与脾的关系主要表现为血液的生成、运行的协同关系和消化功能方面的依存关系。

在血液的生成、运化方面，肝贮藏血液并调节血量，肝又疏泄气机，使血行通畅，能促进脾之运化；脾主运化，生血统血，使肝血能有所贮藏。肝脾两脏相互协同配合，共同维持血液的生成和运行。

在消化功能方面，肝疏泄气机并分泌胆汁，有助于脾之运化；脾气健运，气血化源充足，肝体得以滋养而有助于肝之疏泄。此外，脾胃为气机升降之枢纽，脾升胃降也有利于肝之升发；肝气升发条达，又促进脾升胃降。肝脾互用，消化功能才能正常。

肝脾两脏的病变常相互影响，主要表现为血液和消化方面。肝不藏血与脾不统血可同时并见，导致一系列出血病症；脾气虚弱，血液化生不足，或统摄无权而出血过多，均可导致肝血不足，表现为纳少、倦怠、眩晕、视物模糊、肢体麻木，或妇女月经量少、色淡等症；若肝气郁结，肝失疏泄，则易致脾失健运，形成精神抑郁，或急躁易怒、胸闷太息、两胁胀痛、纳少腹胀、便溏等肝脾不调之候，称为"木不疏土"或肝脾不调；若脾失健运，水湿内停，湿热内生，熏蒸肝胆而致疏泄失常，则可见纳呆、腹胀便溏、胸胁胀痛、呕恶，甚或黄疸等症。

（九）肝与肾

肝与肾的关系主要表现在精血同源、藏泄互用及阴阳承制等方面。

在精血同源方面，肾精的充盛有赖于肝血的滋养，肝血的充盈有赖于肾精的化生。精与血之间可以相互资生和转化，故有"肝肾同源""精血同源"或"乙癸同源"之说。

在藏泄互用方面，肝气疏泄可使肾之开阖有度，肾之封藏则可制约肝之疏泄太过。封藏与疏泄相互为用，相互制约，共同调节女子的月经来潮、排卵和男子泄精功能。

在阴阳承制方面，由于肝肾同源，肝肾的阴阳之间又息息相通，相互制约，相互资生。肾阴充盛则能滋养肝阴，并制约肝阳不致偏亢；肝阴充足，疏泄功能正常，则能促进肾阴充盛。

在病理情况下，肝血不足与肾精亏虚多相互影响，从而出现头晕目眩、耳鸣耳聋、腰膝酸软等肝肾精血两亏之证；若肝肾藏泄互用失常，女子可见月经周期紊乱、经量过多或闭经，男子可见遗精、滑泄或阳强不泄等症；若肾阴不足，可致肝阴不足，而肝阴不足日久也可损及肾阴，最终导致肝肾阴虚、肝阳上亢之证，表现为头晕目眩、面红目赤、急躁易怒、失眠、烦热盗汗、耳鸣、腰膝酸软或梦遗滑精等症，称为"水不涵木"。

（十）脾与肾

脾与肾的关系主要体现在先天、后天相互资生和水液代谢过程中的相互协同等方面。

在先天、后天相互资生方面，脾运化水谷精微，化生气血，为后天之本；肾藏精，主生殖繁衍，为先天之本。脾的运化必须依赖肾阳的温煦蒸化方能健运，此为先天促后天；肾中精气必赖于脾运化的水谷精微营养才能不断充盛，此为后天养先天。

在水液代谢方面，脾运化水液有赖肾阳的温煦蒸化，脾阳根于肾阳；肾为主水之脏，通过肾气、肾阳的气化作用，水液的吸收、排泄正常，开阖有度，但又须脾土的制约。脾肾两脏相互配合，共同维持人体的水液代谢平衡。

脾、肾病变常相互影响，互为因果。如脾气虚弱，水谷精气生成不足，可致肾精不足，表现为腹胀便溏、消瘦、耳鸣、腰膝酸软、骨萎无力，或青少年生长发育迟缓等。若肾阳不足，火不暖土，或脾阳久虚，损及肾阳，可致脾肾阳虚之证，表现为腹部冷痛、下利清谷、五更泄泻、腰膝酸冷等症；脾肾阳虚，脾不能运化水液，肾气化失司，还可导致水液代谢障碍，出现尿少、水肿、痰饮等病症。

二、脏与腑的关系

脏与腑的关系主要表现为脏腑阴阳表里的配合关系。脏属阴主里，腑属阳主表。脏与腑的经脉相互络属，结构上常相连通，功能上相互配合，病理上相互影响，从而构成心与小肠、肺与大肠、脾与胃、肝与胆、肾与膀胱等"脏腑相合"关系。此外，脏与腑的关系还表现为一脏和多个腑相关、每一腑又可能受到多个脏影响的复杂关系。

（一）心与小肠

心与小肠经脉相互络属，构成表里相合关系。心阳温煦，则小肠功能得以正常发挥；小肠吸收水谷精微，上输于心肺则可以化生心血。如果心火亢盛，通过经脉可下移于小肠，使小肠泌别清浊功能失常，出现尿少、尿黄、尿痛等症；小肠有热，亦可循经上扰于心，使心火亢盛而出现心烦、失眠、舌红、口舌生疮等症。

此外，心与胆、胃也有密切关系。心、胆均与心理活动有关，胆在心神的主导下行使其决断功能。心胆有病常相互影响，如心胆气虚，神失守持，则见惊悸不宁、胆怯善恐、失眠多梦等症；若胆郁痰热内扰，心神不宁，则见胸闷不舒、精神抑郁、眩晕呕恶、烦躁失眠等症。胃之大络贯于心中，胃失和降常致心神被扰，可见失眠心烦之症，正所谓"胃不和则卧不安"。

（二）肺与大肠

肺与大肠经脉上相互络属而成表里相合关系。肺气肃降与大肠传导功能相辅相成，相互为用。肺气清肃下行，气机调畅，津液布散，则可促进大肠传导下行；大肠传导正常，糟粕下行，则有助于肺的肃降和呼吸功能。如果肺失肃降，气不下行，津液不布，可见肠燥便秘、咳逆气喘；肺气虚弱，气虚推动无力，可见大便艰涩难行，即为气虚便秘；肺气虚弱并大肠气虚，固摄失职，可见大便溏泻或失禁；若大肠实热内结，腑气不通，则可影响肺的肃降，在出现便秘的同时可见胸满、咳喘等症。

此外，肺与胃经脉相连，均主降而喜润恶燥，生理上相互依赖，相辅相成。肺宣发肃降，布散精微以养胃；胃与脾配合受纳腐熟，运化水谷精微以养肺。故肺胃病变常相互影响，如肺气肺阴亏虚，肃降失常，可致胃气胃阴不足，胃失和降；肺中邪气壅盛，宣降失常，可影响胃气上逆，均可出现呕吐、呃逆等症。胃气胃阴不足，也可致肺气肺阴亏虚，宣降失常，出现咳喘等症；若胃中寒冷，邪气上逆犯肺，也可见咳嗽之症，故有咳"皆聚于胃，关于肺"之说。

（三）脾与胃

脾与胃以膜相连，经脉相互络属，构成表里相合关系。脾与胃的关系在生理上主要体现在纳运相得、升降相因、燥湿相济三个方面。

1. 纳运相得　胃主受纳、腐熟水谷，是脾主运化的前提，没有胃的受纳腐熟，则脾无谷可运，无食可化；脾主运化，消化、吸收、转输水谷精微，为胃继续受纳腐熟提供了条件和能源，没有脾的运化，胃就不能继续受纳。脾胃纳运相互配合，共同完成对饮食物的消化以及精微物质的吸收、转输，同为后天之本，气血化生之源。

2. 升降相因　脾胃同居中焦，脾主升清，将水谷精微上输于心肺，乃至全身，胃才能继续受纳腐熟和通降；胃主降浊，水谷下行无停聚之患，则有助于脾气之升运。脾胃之气一升一降，相反相成，共同构成人体气机升降的枢纽，从而保证纳运功能的正常进行，并维持着内脏部位的相对恒定。

3. 燥湿相济　脾脏属阴，主运化升清，以阳气用事，脾阳健旺则能运化升清，故喜燥恶湿；胃腑属阳，主受纳腐熟而降浊，赖阴液的滋润，故喜润恶燥。脾易湿，得胃阳以济之；胃易燥，得脾阴以润之。脾胃燥湿喜恶之性不同，但又相互制约，相互为用。燥湿相济，阴阳相合，才能保证脾胃的正常纳运及升降。脾胃病变常相互影响，如脾虚运化失常，清阳不升，可影响胃的受纳与降浊；胃失和降，也可影响脾的运化与升清，最终均可出现纳少脘痞、腹胀、便溏、泄泻、嗳气、呕吐等脾胃纳运失调等症。若脾虚气陷，可致胃失和降，而胃失和降又可影响脾气升运，均可出现脘腹坠胀、头晕目眩、泄泻不止、呕吐呃逆、内脏下垂等脾胃升降失常等症；脾湿太过，湿浊中阻，可致纳呆、嗳气、呕恶、胃脘胀痛等胃气不降之症；胃燥阴伤，又可损及脾阴，出现不思饮食、食入不化、腹胀便秘、消瘦、口渴等症。

脾主运化、胃主受纳的功能在藏象理论中涵盖了大肠和小肠的功能。大肠的传导、小肠的化物赖脾气的推动、固摄，以及脾阳的温煦和脾胃之阴的滋润。若脾虚推动无力，或阳虚肠寒气滞，或阴虚肠失滋润，均可见便秘之症；若脾阳不足，肠道虚寒，则可见泄泻、下利清谷等症；大肠、小肠通降失常，又可使浊气上逆，致胃失和降，脾失健运，出现腹胀、呕吐等症。

脾与胆也有着密切的关系。脾主运化须胆汁的协助，而胆则有赖于脾之精气的培植，脾气健旺则胆气充足。病理情况下胆汁排泄异常，木不疏土，可见消化不良、厌油腻、泄泻等症；湿热困脾，土壅木郁，胆汁上溢外泛，可见口苦、黄疸等症；脾气虚久可致胆气亏虚，见胸胁隐痛不适、乏力神疲、少气、惊悸虚怯、失眠多梦等症。

（四）肝与胆

胆附于肝叶之间，肝与胆经脉相互络属，构成表里相合关系，主要体现在消化和情志方面的密切配合。

消化方面，肝胆同主疏泄，共同发挥协助消化的作用。肝一方面分泌胆汁，贮存于胆；另一方面调畅胆腑气机，促进胆汁的排泄。胆主疏泄，使胆汁排泄通畅，有利于肝主疏泄作用的发挥。

情志方面，肝为将军之官，主谋虑；胆为中正之官，主决断。肝之谋虑需要胆之决断，而决断来自于谋虑。肝胆相互配合则思维活跃，遇事果断，故《类经·藏象类》说："胆附于肝，相为表里，肝气虽强，非胆不断，肝胆相济，勇敢乃成。"肝胆病变常相互影响，肝胆之气虚、气郁、湿热、火旺等病变多为两者并见，表现为胆怯易惊、失眠多梦、气短乏力，或精神抑郁、胸胁胀痛、口苦眩晕、胁痛黄疸或烦躁易怒等症状。

肝与胃、大肠、膀胱也有着密切的关系。气的升发条达有助于胃气的和降，若肝气郁结，横逆犯胃，致胃失和降，可见胸胁及胃脘胀痛或窜痛、呕吐、嗳气、呃逆等肝气犯胃之症。肝疏泄气机，可促进大肠传导和膀胱的排尿功能，若肝气郁滞，可使大肠气滞、传导失司而见气滞便秘症；可使膀胱气化不利，排尿功能失常而见小便不利或癃闭之症。

（五）肾与膀胱

肾与膀胱有"系"（输尿管）相通，经脉相互络属，构成表里相合关系。在生理上主要表现在主尿液方面。肾为水脏，膀胱为水腑。水液经肾的气化作用，浊者下降贮存于膀胱，而膀胱的贮尿和排尿功能又依赖于肾的气化与固摄才能开合有度。肾与膀胱相互协作，共同主司尿液的生成、贮存和排泄。若肾之阳气不足，气化失常，固摄无权，则膀胱开合失度，可出现癃闭或尿频、多尿、尿后余沥、遗尿，甚至尿失禁等症；若膀胱湿热，开合不利，亦可影响于肾，在出现尿频、尿急、尿黄、尿痛的同时伴有腰痛等肾伤的症状。

肾与胃的关系也十分密切。肾阴、肾阳为脏腑阴阳的根本，胃主受纳腐熟水谷，赖肾阴之滋助而濡润不燥，赖肾阳的充盛而蒸化腐熟；而肾主藏精有赖于胃土精气的资助。肾主二阴，又与胃之降浊有关，因胃主降浊，使水谷浊气下达大肠、小肠，从便、尿而排，故《素问·水热穴论》说："肾者，胃之关也。"在病理情况下，肾气不足，累及于胃，可见食欲不振、恶心呕吐等症；真阳暴脱，致使胃气败绝，可见呃逆不止、呃声低微等症；而胃气虚弱，化源不足，则可致肾精亏虚，出现头晕耳鸣、腰膝酸软等症。

三、腑与腑的关系

六腑的主要生理功能是受盛和传化水谷，故六腑之间的关系主要表现为各腑在饮食物的消化、吸收和糟粕排泄过程中的相互联系和密切配合。

饮食物进入人体，首先纳入胃中，经胃的腐熟进行初步消化，然后下传于小肠。胆贮藏排泄胆汁，助小肠的消化。小肠受盛化物，对饮食物进行进一步消化，并泌别清浊，吸收精微，以营养全身，同时在胃的通降作用下将饮食残渣下传大肠。大肠传导变化，进一步吸收饮食残渣中的部分水分，再形成粪便后经肛门排出体外。膀胱贮存尿液，经气化作用而使尿液排出体外。三焦通行元气，达于脏腑，从而推动整个传化功能的正常进行。可见六腑在传化水谷的过程中，其消化功能主要是胃、胆、小肠的作用；其吸收功能关系到小肠、大肠；其排泄功能关系到大肠、膀胱。既有分工，又密切配合，共同完成对饮食物的消化、精微的吸收和糟粕的排泄。

由于六腑传化水谷需要不断地受纳、消化、传导和排泄，虚实更替，宜通而不宜滞，故六腑的共同生理特点是：泻而不藏，实而不满，以通为用，以降为顺。

在病理情况下，六腑的病变以壅塞不通为多见，且常相互影响，互为因果。如胃有实热，消灼津液，则可致大肠传导不利，大便秘结不通；大肠燥结也可导致胃失和降，胃气上逆而见恶心、呕吐等症；胆失疏泄常可犯胃，出现胁痛、黄疸、恶心、呕吐苦水、食欲不振等胆胃同病之症；若再影响小肠，可见腹胀、泄泻等症；脾胃湿热熏蒸于胆，胆汁外溢，则可致口苦、黄疸等症。

第七节　精、气、血、津液

精、气、血、津液是构成人体和维持人体生命活动的基本物质。中医学有关精、气、血、津液的理论，早在《黄帝内经》中已有较全面的论述。这一理论的形成和发展，不仅受到古代哲学思想中朴素唯物论的影响，且与藏象学说的形成和发展有着更密切的关系。

精、气、血、津液的生成及其在体内的代谢，有赖于脏腑经络等组织器官的生理活动，脏腑经络等组织器官功能的正常行使也离不开精、气、血、津液的营养。因此，精、气、血、津液既是人体脏腑经络生理活动的产物，又是脏腑经络进行生理活动所必需的物质和能量基础。由于精、气、血、津液在生理上与脏腑经络等组织器官之间存在着密切联系，因而在病理上亦存在着互为因果的关系，故对临床辨证论治起着十分重要的指导作用。

一、精

（一）精的基本概念

精，又称精气。在中国古代哲学中，精是充斥宇宙、无形而运动不息的极细微物质，是构成宇宙万物的本原；也专指气中精粹的部分，是构成人类的基本物质。

精的概念源于古代的"水地说"，认为自然界的水、地是万物赖以生长发育之根源，在此基础上引申出"精"的概念，并逐渐演变为"精为万物之源"的观点。人类自身的繁衍也不例外，是由"男女精气相合"（《管子·水地》）而成。这种"精"为宇宙万物本原的古代哲学思想渗透到医学领域后，对中医学精气理论的形成起到了极重要的作用。

"精"有广义与狭义之分，广义之"精"泛指一切与生俱来的生命物质，以及后天获得的对人体有用的精粹物质，包括气、血、津液、髓以及从饮食物中摄取的营养物质等一切精微物质；狭义之"精"是指肾中所藏的具有生殖功能的精微物质，即肾精，又称为生殖之精。可见中医学的"精"既包括父母遗传的生命物质，又包括后天获得的水谷之精。

（二）精的生成

精的生成禀受于父母，充实于水谷。从来源而言有先天与后天两个方面，故精又分为先天之精与后天之精两类。

先天之精一方面禀受于父母的生殖之精；另一方面来源于水谷精气，在胚胎形成以后，直至胎儿发育成熟娩出，这一过程中又必须依赖于从母体汲取来的水谷之精以养育之。因此，先天之精实际上是概括了禀受于父母的构成各组织器官的原始生命物质，以及母体从饮食物中汲取的各种营养物质。这种先天之精主要藏于肾，即所谓肾中藏有先天之精。

后天之精来源于水谷，又称"水谷之精"。人体生命的维持不仅以肾中先天之精为基础，还需不断得到饮食水谷之精的充养。这种由水谷所化生的，输布于五脏六腑等组织器官，最后归藏于肾中的精就是肾中所藏的后天之精。正如《素问·上古天真论》所说：（肾）"受五脏六腑之精而藏之，故五脏盛，乃能泻。"

由此可见，人体的精主要藏于肾，其来源以先天之精为本，并得以后天之精的不断充养，先天、后天之精相互依存，相互为用。先天之精依赖后天之精的培育和充养；后天之精的化生又需得到先天之精活力的资助，从而始终保持肾中之精的充满状态。

（三）精的主要功能

人体的精具有多种功能，归纳起来主要有以下几方面。

1. 生殖繁衍　生殖之精是生命的原始物质，具有繁衍后代的作用。精能形成胚胎，没有精就没有新的生命。这种生殖作用既体现于父母之精的结合，产生新生命而形成自身，又体现于自身发育成熟。肾精充盛而生成天癸，具有生殖能力而产生新生命，可见精是繁衍后代的物质基础。精不仅产生了生命个体，而且是维系生命与健康活动的原动力。因此，肾精充足与否对生殖功能及体质的强弱起着重要的作用。

2. 促进生长发育　人生各个时期的生长发育过程都是以精为其主要物质基础。在胚胎至胎儿生长成熟时期，精既是构成形体各组织器官的主要物质基础，又是促进胎儿生长发育的重要物质。正如《灵枢·经脉》所说："人始生，先成精，精成而脑髓生，骨为干，脉为营，筋为刚，肉为墙，皮肤坚而毛发长。"可见，人的脑、髓、骨、脉、筋、肉、皮肤、毛发皆由肾精生成。在出生后的婴儿至青年生长成熟时期，精是促进其生长发育的主要物质；如果肾精不足，人体的生长发育就会迟缓或出现障碍。

3. 生髓充脑、养骨、化血　髓，有骨髓、脊髓和脑髓之分，三者均由肾精所化。精足则脑得髓养，元神的生理功能得以正常发挥。

骨骼的生长发育有赖于骨髓的充盈及其所提供的营养，精能生髓，所以说精能养骨。精充则骨骼健壮，牙齿坚固。

精也是生成血液的主要物质。一方面水谷之精通过心肺的气化作用而化生为血液；另一方面肾精在肝的配合下化生骨髓后而生成血液。因此，精可以转化为血，是血液生成的来源之一，精充则血旺。

4. 滋养濡润　精是人体脏腑组织赖以滋润濡养的精华。饮食入胃，经脾胃消化吸收转化为精，不断地供给周身各组织器官营养，其富余部分则归藏于肾，储以备用。肾中之精一方面不断贮藏，另一方面又不断地向全身输泄，如此生生不息。只有先天之精与后天之精充盛，才能使脏腑组织得以充养，从而发挥正常的生理作用。

5. 防御卫外　精具有保卫机体、防御外邪入侵的作用，如《素问·金匮真言论》说："夫精者，身之本也，故藏于精者，春不病温。"可见精足则正气旺盛，抗病力强，不易受外邪的侵袭。

二、气

（一）气的基本概念

气，属于古代的一种自然观。早在春秋战国时期的唯物主义哲学家认为"气"是构成世界的最基本物质，宇宙间的一切事物都是由气的运动变化产生的。这种"气"为万物之本的朴素唯物观渗透到医学领域后，逐渐形成了医学中气的基本概念。

医学中的气，是指构成人体和维持人体生命活动的、具有很强活力的精微物质。气既是人体的重要组成部分，又是激发和调控人体生命活动的动力源泉，还是感受和传递各种生命信息的载体。

气是构成人体的最基本物质，人的形质躯体是以气为最基本物质聚合而形成的。人是"天地之气"的产物，如《素问·宝命全形论》说："天地合气，命之曰人。"清·喻昌《医门法律》也指出："气聚则形成，气散则形亡。"

气又是维持人体生命活动的最基本物质。人体诸多生命活动的正常进行均以气为物质基础，诸如肺所吸入的自然界清气，脾胃运化的水谷精气，都是对生命活动至关重要的基本物质。

综上所述，气是存在于人体内的至精至微的生命物质，是生命活动的重要物质基础。人生所赖，惟气而已。气聚则生，气散则死。所以说，气是构成人体和维持人体生命活动的最基本物质。

（二）气的生成

人体的气来源于禀受父母的先天之精、饮食物中的营养物质（即水谷之精气）和存在于自然界的清气，通过肺、脾胃和肾等脏腑的综合作用，将三者结合而成。

先天之精气，先身而生，来源于父母生殖之精，是构成生命形体的物质基础，是人体气的重要组成部分，依赖于肾藏精气的生理功能才能充分发挥其生理效应。

水谷之精，又称谷气，是人赖以生存的基本物质。胃为水谷之海，人摄取饮食物之后，经过胃的腐熟，脾的运化，将饮食物中的营养成分化生为能被人体利用的水谷精微，输布于全身，滋养脏腑，化生气血，成为人体生命活动的主要物质。存在于自然界的清气，又称天气，依赖肺的呼吸功能而进入人体，并同体内之气在肺内不断交换，吐故纳新，参与人体气的生成。因此，气的生成与先天禀赋、后天饮食营养以及自然环境等因素有关，是肾、脾胃、肺等脏腑综合作用的结果。

肺能生成宗气。自然界的清气通过肺的呼吸运动进入人体，与脾胃所运化的水谷精气在肺的气化作用下生成宗气，聚积于胸中的上气海（膻中）。

在气的生成过程中，脾胃的运化功能是不可忽视的。人在出生后，依赖脾胃的受纳和运化功能，对饮食物进行消化、吸收，把其中营养物质化为水谷精气，维持生命活动；另外，先天之精气必须依赖水谷精气的充养，才能发挥其生理效应。"故平人不食饮七日而死者，水谷精气津液皆尽故也"（《灵枢·平人绝谷》）。

肾主藏先天之精气和后天之精气。先天之精气是构成人体的原始物质，为生命的基础；后天之精气主要来源于自然界的清气和谷气，化生于肺和脾胃，灌溉五脏六腑，供给脏腑代谢之消耗，剩余部分藏于肾，与先天之精共称为肾中精气。

总之，人体气生成的基本条件有两个：一是物质来源丰富，即先天精气、水谷精气和自然界清气供应充足；二是肺、脾胃、肾等脏腑的生理功能正常。

（三）气的主要功能

气对于人体具有十分重要的生理功能，主要有以下几个方面。

1. 推动作用　气是活力很强的精微物质，能促进人体的生长发育，激发和推动各脏腑、经络等组织器官的生理活动；能推动血液的生成、运行，以及津液的生成、输布和排泄等。如元气能促进人体的生长发育，激发和推动各脏腑的生理活动；气行则血行，气行则水行，所以人体的血液循行和水液代谢也都赖气之推动而完成，如心气推动血行、肺气推动津液输布等。当气的推动作用减弱时，可影响人体的生长发育，导致发育迟缓，或早衰，亦可使脏腑、经络等组织器官的生理活动减退，出现血液和津液的运行迟缓以及输布、排泄障碍等病理变化。

2. 温煦作用　气的温煦作用是指气通过运动变化能够产生热量，温煦人体。也就是说，气是人体热量的来源，依靠气的温煦来维持相应的体温；各脏腑、经络等组织器官也要在气的温煦下才能进行正常的生理活动；血和津液等液态物质需要有相应的体温，才能确保正常的循环运行，故有"血得温而行，遇寒而凝"之说。如果气的温煦作用失常，不仅出现畏寒喜热、四肢不温、体温低下、血和津液运行迟缓等寒象；还可因某些原因引起气聚而不散，郁而化热，出现恶热喜冷、发热等热象。所以，《素问·刺志论》说："气实者，热也；气虚者，寒也。"这也是朱震亨之"气有余便是火"、张璐之"气不足便是寒"的道理所在。

3. 防御作用　气的防御作用是指气有护卫肌肤、抗御邪气的功能。气一方面可以抵御外邪的入侵，另一方面还可驱邪外出。所以，气的防御功能正常时，邪气不易侵入，或虽有邪气侵入但不易发病，即使发病也易于治愈。气的防御功能减弱时，机体的抵御邪气的能力就要下降，不仅易染疾病，而且患病后也难以痊愈，故《素问·评热病论》说："邪之所凑，其气必虚。"即是指气的防御作用减弱，外邪才得以侵入机体而致病。气的防御作用还体现在病后脏腑组织的自我修复。所以，气的防御功能与疾病的发生、发展、转归都有着密切的关系。

4. 固摄作用　气的固摄作用主要是指气对血、津液等液态物质具有固护统摄和控制，防止其无故流失的功能。具体表现在以下四个方面：一是固摄血液，可使血液循脉而行，防止其逸出脉外；二是控制汗液、尿液、唾液、胃液、肠液的分泌、排出量，以防止其无故流失；三是固摄精液，防止精液妄泄；四可固摄冲任。若气的固摄作用减弱，则可导致体内液态物质大量流失，如气不摄血可致各种出血；气不摄津可致自汗、多尿或小便失禁、流涎、泛吐清水、泄泻滑脱；气不固精可出现遗精、滑精和早泄；气虚而冲任不固可出现小产、滑胎等病症。

气的固摄作用与推动作用是相反相成的两个方面。气既能推动血液的运行和津液的输布、排泄，使其保持应有的流速，又可固摄体内的液态物质，防止其无故流失。由于这两个方面作用的相互协调，构成了气对体内液态物质的运行、分泌、排泄的双向调控，这是维持人体血液的正常循行和水液代谢必不可少的重要环节。

5. 气化作用　气化是指通过气的运动而产生的各种变化，具体而言指气具有促进精、气、血、津液各自的新陈代谢及其相互转化的功能。例如气、血、津液的生成都需要将饮食物转化成水谷精气，然后再化生成气、血、津液等；津液经过代谢，转化成汗液和尿液；饮食物经过消化吸收后，其残渣转化成糟粕等，都是气化作用的具体表现。人体的气化运动存在于生命过程的始终，气化就是体内物质的新陈代谢、物质的转化和能量的转换，是生命活动的基本方式，因此没有气化活动就没有生命过程。如果气化功能失常，即可影响气、血、津液的新陈代谢，影响饮食物的消化吸收，影响汗液、尿液和粪便等的排泄，从而形成各种代谢异常的病变。因此，气化理论是中医学对体内复杂的物质代谢过程的基本认识。

6. 营养作用　人体之气分布于全身各脏腑组织中，为各脏腑器官提供必需的营养成分。具有营养作用的气主要来自两部分：一部分是源于饮食物所化生的水谷精气，尤其是其中的营气，如《灵枢·邪客》说："营气者，泌其津液，注之于脉，化以为血，以荣四末，内注五脏六腑。"即指出了水谷精气中的营气与津液在脏腑的气化作用下化为赤色的、具有营养作用的血液，滋养着全身各组织器官。另一部分是经肺吸入的自然界新鲜空气。在气虚不足而营养作用减退时，可导致各组织器官因营养不良而机能减弱的种种病症。

此外，气具有感应、传导信息以维系机体整体联系的中介作用。气充斥于人体各个脏腑组织间，人体内各种生命信息都可以通过气的运动来感应和传递，从而实现了人体各脏腑组织之间的密切联系。

上述气的推动、温煦、防御、固摄、气化、营养及中介等功能虽然各不相同，但在人体生命活动中缺一不可，它们互相促进，彼此协调配合，共同维持着正常的生命活动。

（四）气的运动

人体的气是不断运动着的具有很强活力的精微物质，它布散于全身各脏腑、经络等组织器官之中，无处不到，时刻发挥着推动、气化、营养等多种作用，从而产生和维持各种生命活动。气的运动一旦停止，生命活动也随之终止。

1. 气机的含义　气机，是指气的运动。"机"，即事物的关键。之所以把气的运动称为"气机"，是因为气只有在运动之中才能体现其存在，发挥其效能，所以"运动"才是气存在的关键。

2. 气的运动形式　升、降、出、入是气运动的基本形式，是宇宙万物运动的普遍规律，故《素问·六微旨大论》说："升降出入，无器不有。"人体气的运动也毫无例外地遵循着升、降、出、入这一基本规律和形式。

人体之气运动的升与降、出与入是对立统一的矛盾运动，其互相促进，又相互制约，保持着协调状态。只有如此，人体之气才能正常运行，各脏腑组织才能发挥正常生理功能。气机正常，也就是气的运行畅通协调，升降出入和谐平衡，通常称之为"气机调畅"。如果气机失常，也就是气的运行受阻，或升降出入关系紊乱，便称之为"气机失调"。"气机失调"常有气滞（指气的运行不畅，或在局部发生阻滞不通），气逆（指气的上升太过，或者下行不及，或横行逆乱），气陷（指气的上升不及或下行太过），气脱（指气不能内守而突然大量外逸），气闭（指气不能外达而郁闭于内）等病理状态。

3. 气的运动与脏腑关系　气的升、降、出、入运动是人体生命活动的根本方式，是脏腑活动的基本特征，故脏腑组织的功能体现着气机活动。人体各脏腑组织之间的气机活动共处于升与降、出与入的对立统一矛盾运动之中，共同完成整个机体的新陈代谢，保障生命活动的物质基础不断地自我更新。既不断地从外界摄取食物，通过气化作用升清降浊，摄取其精微而充养自身；同时又将代谢产物排出体外，以维持物质代谢和能量转换的动态平衡。因此，脏腑气机升降运动的这种动态平衡是维持正常生命活动的关键，气的升、降、出、入运动是维持机体生命活动的必要条件。只有升、降、出、入运动正常，才能确保生理活动的正常进行，若有失常，轻则为病，重则危及生命。正如《素问·六微旨大论》所说："非出入，则无以生长壮老已；非升降，则无以生长化收藏。"

（五）气的分类

人体的气是多种多样的，由于其生成来源、分布部位和功能特点不同而有许多不同名称，主要有元气、宗气、营气和卫气四种。

1. 元气　元气，又名"原气""真气"，是人体最基本、最重要的气，是人体生命活动原动力的物质基础。

元气是由肾所藏的先天精气化生，依赖脾胃运化水谷精气的充养和培育。所以元气的盛衰既取决于先天禀赋，又与后天脾胃运化水谷精气的功能密切相关。

元气根源于肾，通过三焦而布散全身，内而五脏六腑，外而肌肤腠理，无处不到，发挥其生理功能。

元气的主要功能，一是促进人体的生长发育和生殖，二是激发和推动脏腑、经络等组织器官的生理功能活动。所以说元气为人体生命活动原动力的源泉，是维持生命活动的最基本物质。元气充沛则各脏腑、经络等组织器官的功能旺盛，机体强健而少病。若因先天禀赋不足，或后天失调，或久病损耗，导致元气的生成不足或耗损太过，就会导致元气虚衰而产生种种虚性的病变。

2. 宗气 宗气是积于胸中之气。宗气在胸中积聚之处称作"气海",又称"膻中",故《灵枢·五味》说:"其大气之抟而不行者,积于胸中,命曰气海。"

宗气是肺吸入的自然界清气和饮食物中的水谷精气在肺的气化作用下生成的。因此肺和脾胃的功能正常与否,直接影响着宗气的盛衰。

宗气积聚于胸中,贯注于心肺。其向上出于肺,循喉咙而走息道;向下注于丹田(下气海),并注入足阳明之气街而下行于足。其贯入心者,经心脏入脉,在脉中推动血气的运行,如《灵枢·邪客》说:"宗气积于胸中,出于喉咙,以贯心脉而行呼吸焉。"《灵枢·刺节真邪》又说:"宗气留于海,其下者注于气街,其上者走于息道。"

宗气主要有三个方面的功能:一是走息道以行呼吸,呼吸的强弱与宗气的盛衰有关;二是贯心脉以行气血,凡气血的运行、心搏的强弱及其节律等,皆与宗气的盛衰有关。故《素问·平人气象论》说:"胃之大络,名曰虚里,贯膈络肺,出于左乳下,其动应衣,脉宗气也。"说明宗气具有鼓舞心脏的搏动、调节心率和心律等功能。所以在临床上常常以"虚里"处的搏动状况和脉象来测知宗气的盛衰。三是与人的视、听、言、动等相关,如《读医随笔·气血精神论》所说:"宗气者,动气也。凡呼吸、言语、声音,以及肢体运动、筋力强弱者,宗气之功用也。"说明宗气与人体的肢体运动、感觉、声音的强弱等均有密切关系。

3. 营气 营气是行于脉中具有丰富营养作用的气。营气又称"荣气"。营与血关系极为密切,可分而不可离,故常常"营血"并称。营气与卫气相对而言属性为阴,故又称营阴。

营气主要来自脾胃运化的水谷精气,由水谷精气中的精华部分所化生。

营气分布于血脉之中,作为血液的组成部分而循脉上下,贯五脏络六腑,营运于全身。故《素问·痹论》说:"荣者,水谷之精气也,和调于五脏,洒陈于六腑,乃能入于脉也,故循脉上下,贯五脏,络六腑也。"

营气的主要生理功能有两个方面:一是营养全身,二是化生血液。水谷精微中的精专部分是营气的主要成分,是脏腑、经络等生理活动所必需的营养物质,同时又是血液的组成部分。所以《灵枢·邪客》说:"营气者,泌其津液,注之于脉,化以为血。"

4. 卫气 卫气是运行于脉外具有防卫功能的气。卫气与营气相对而言属性为阳,故又称为"卫阳"。

卫气与营气都来自于脾胃化生的水谷精气,是水谷精气中性质慓悍、运行滑利、反应迅速的部分。正如《素问·痹论》所说:"卫者,水谷之悍气也,其气慓疾滑利。"慓,即慓悍,指卫气在抗邪斗争中所具有的强悍、勇猛特性。疾,迅速,指卫气的运行速度快,当人体受到邪气侵袭时,卫气能迅速地作出反应。滑利,指卫气运行时的流畅状态。《灵枢·营卫生会》将卫气"慓疾滑利"的特性概括为"浊",是相对于营气柔顺之"清"而言。

卫气产生于中焦，借助肺气的宣发作用而行于脉外，布散于全身。卫气在全身的循行有三种方式：一是在脉外与营气同步相谐运行，协调平衡，"营卫和调"即是指此；二是白昼布散于阳分、肌表，夜间入于内脏、阴分；三是根据机体生理需要而散行全身。

卫气的生理功能主要有四方面：一是护卫肌表，防御外邪。肌肤腠理是机体抗御外邪的屏障，卫气温养肌肤腠理，司汗孔之开合，使皮肤柔润，肌肉壮实，腠理致密，构成抵抗外邪入侵的防线，使外邪不能侵入机体。二是温养脏腑、肌肉、皮毛等。在正常状态下，体温相对恒定，是维持机体正常生命活动的重要条件之一，卫气是产生热量的主要来源，体温的维持有赖于卫气的温煦作用。三是开合汗孔，调节体温。卫气司汗孔之开合，调节汗液的排泄，能维持体温的相对恒定，调和气血，从而维持机体内外环境的阴阳平衡，如《灵枢·本脏》说："卫气者，所以温分肉，充皮肤，肥腠理，司开合者也。"四是影响睡眠。卫气的运行与睡眠活动有关，当卫气行于内脏时，人便入睡；当卫气出于体表时，人便醒寤。

营气与卫气同源而异流，均以水谷精气为其主要的生成来源，皆出入脏腑，流布经络，但在性质、分布和功能上又有区别。营气，其性柔顺精粹，主内守而属阴，具有营养周身、化生血液之功。卫气，其性慓疾滑利，主卫外而属阳，具有温养脏腑、护卫肌表之能。一般而言，营行脉中，卫行脉外。但是营中有卫，卫中有营。营卫之气的运行阴阳相随，外内相贯，并行不悖。分而言之则营卫不同道，合而言之则营卫同一气。二者之间的运行必须协调，不失其常，才能维持腠理的开合、体温的恒定、"昼精而夜寐"（《灵枢·营卫生会》），以及正常的防御外邪能力。若营卫不和，可出现恶寒发热、无汗或多汗、"昼不精而夜不瞑"，以及抗御外邪能力低下等病症。

人体的气除了上述最重要的四种气之外，还有"脏腑之气""经络之气"等。所谓"脏腑之气"和"经络之气"，实际上都是人身之气的一部分，整体之气分布于某一脏腑或某一经络而成为该脏腑或该经络的气，是构成各脏腑、经络的最基本物质，又是推动和维持各脏腑、经络进行生理活动的物质基础。

"气"在中医学里有多种涵义，如把机体从饮食物中吸取的营养物质称作"水谷精气""谷气"；把致病因素称作"邪气"；把体内不正常的水液称作"水气"；把中药的寒、热、温、凉四种性质和作用称作"四气"等。但不外乎有哲学概念的气、医学概念的气以及生活常识的气三方面的内涵。

三、血

（一）血的基本概念

血是运行于脉中、循环流注全身的富有营养和滋润作用的红色液体，是构成人体和维持人体生命活动的基本物质之一。

脉是血液运行的管道，又称"血府"，有约束血液运行的作用。血液在脉中循环于全身，内至脏腑，外达肢节，为生命活动提供营养，发挥濡养和滋润作用。在某些因素的作用下，血液不能在脉内循行而逸出脉外则形成出血，即离经之血。由于离经之血离开了脉道，失去了其发挥作用的条件，所以也就丧失了应有的生理功能。

（二）血的生成

营气和津液是生成血的最基本物质。营气和津液来源于饮食水谷，中焦脾胃在消化活动中将其中的水谷精微分别转化为人体所需的水谷精气和津液，水谷精气中的精专部分就是营气。营气和津液进入脉内，经肺的气化和心阳的温煦便化生为血液。正如《灵枢·营卫生会》所说：（中焦）"此所受气者，泌糟粕，蒸津液，化其精微，上注于肺脉，乃化而为血，以奉生身，莫贵于此，故独得行于经隧，命曰营气。"《灵枢·痈疽》也说："中焦出气如露，上注溪谷而渗孙脉，津液和调，变化而赤为血。"文中所指的"中焦出气如露"，即指中焦脾胃化生的、如雾露状的营气和津液可从细小的血脉渗入，成为化生血液的原料。

精和血之间还存在着资生和转化的关系，因此肾中所藏之精也是生血的物质基础。张介宾说："血即精之属也"（《景岳全书》）。

血液的生成过程与脏腑的功能活动密切相关。营气和津液是血液化生的主要物质基础，而营气和津液都是由脾胃消化饮食吸收水谷精微所产生的，因此脾胃是气血生化之源。脾胃运化功能的强健与否，饮食水谷营养的充足与否，均直接影响着血液的化生。

心肺的生理功能在血液的生成过程中起着重要作用。脾胃运化水谷精微所化生的营气和津液由脾向上输于心肺，与肺吸入的清气相结合，贯注心脉，在心阳的温煦作用下变化成为红色的血液。

肝在生血过程中所发生的作用可从三方面认识：一是肝能疏泄气机，影响脾胃运化，促进血液生成所需的营气和津液的充分化生；二是肝有贮藏血液和调节血流量的功能，可以调济充足的血流量营养与血液生成有关的脏腑，使诸脏腑在生血过程中功能活跃；三是配合肾精化血。因此，《素问·六节藏象论》说肝脏能"生血气"。清·张璐《张氏医通·诸血门》也指出肾脏藏"精不泄，归精于肝而化清血"。

肾对血液生成的作用主要体现在两个方面：一是通过肾精生骨髓，骨髓生血，肾中精气充足则血液化生有源；二是肾精所化生的元气对全身各脏腑功能均有激发和推动作用，间接促进了血的生成。肾精充足，元气旺盛，则血液因之而充盈。

综上所述，血液生成的基本条件在于物质基础和相关脏腑的综合作用两个方面。在物质基础方面是以营气、津液为主，还与肺吸入的清气及肾精有关；在相关脏腑中以脾胃最为重要，还与心、肺、肝、肾有着密不可分的联系。由此可见，血液的生成是脏腑整体功能活动的综合体现。

（三）血的主要功能

血是生命活动的主要物质之一，对人体有濡养、运载的作用，是精神活动的主要物质基础。

1. 濡养作用　血具有营养和濡润全身的生理功能。血由水谷精微所化生，在脉中循行，如环无端，运行不息，内至脏腑，外达皮肉筋骨，不断地对全身各脏腑等组织器官发挥着营养作用，以维持其生理活动。血中有大量的津液，所谓血液的濡润作用，是指血液对于脏腑组织、皮毛孔窍、关节筋肉产生的滋濡滑润作用。《难经·二十二难》说："血主濡之。"即是对血的营养和滋润作用的简要概括。

血的营养和滋润作用正常，表现为面色红润，肌肉丰满、壮实，皮肤、毛发、孔窍润泽，感觉敏锐，肢体运动灵活自如，关节滑利等。如果血的生成不足或持久地过度耗损，或血的营养和滋润作用减弱，均可引起全身或局部产生血虚的病理变化，可见头昏目花、面色不华或萎黄、毛发干枯、肌肤干燥、孔窍干涩、肢体关节屈伸不利或肢端麻木、尿少便干等临床表现。

2. 运载作用　血的运载作用包括三方面内容：一是吸入体内的清气与脾转输至肺的水谷精微，在肺的气化作用下渗注于肺脉之中，由血液将两者运载于全身，以发挥其营养作用。此即血能藏气、寓气、载气。正如清·周学海《读医随笔·气能生血血能载气》所说："血藏气者，气之性情慓悍滑疾，行而不止，散而不聚者也。若无以藏之，不竟行而竟散乎？惟血之质为气所恋，因以血为气之室而相裹结不散矣。"弥散飘逸的气必须依附于有形之血才能在体内输布；二是脏腑组织代谢后所产生的浊气浊物，必须通过血液的运载才能到达于肺，在肺中进行清浊交换，呼出体外。因此，血的运载作用失常，人身之气的新陈代谢就会受到影响，甚至危及生命。三是运载传递体内各种信息。

3. 血是精神活动的基本物质基础　神是人体生命活动外在表现的总称。神不仅是脏腑生理功能的综合反映，而且对脏腑生理活动起着主宰和调节作用，神之功能的正常发挥离不开血液对脏腑的充分濡养，因此血是神的主要物质基础，故《灵枢·营卫生会》说："血者，神气也。"《素问·八正神明论》也说："血气者，人之神，不可不谨养。"人的精力充沛、神志清晰、思维敏捷、情志活动正常等均有赖于血气的充盛，血脉的调和与畅利。正如《灵枢·平人绝谷》中所说："血脉和利，精神乃居。"机体的感觉灵敏、肢体活动自如也必须依赖于血液的营养和滋润作用。故《素问·五脏生成》说："肝受血而能视，足受血而能步，掌受血而能握，指受血而能摄。"因此，不论何种原因形成的血虚、血热或血行失常，均可以出现精神衰退、健忘、多梦、失眠、烦躁、感觉和肢体运动失常，甚则可见神志恍惚、惊悸不安及谵狂、昏迷等多种病症。

（四）血的运行

血液的正常运行受多种因素的影响，是多个脏腑功能共同作用的结果。血的循行依赖于气的推动和固摄作用的协调平衡，这是维持血液正常循行的基本条件。气的推动作用能促使血液运行不息，保持一定的流速；气的固摄作用能使其在脉管中运行而不致逸出脉外。

气对血的推动、固摄作用是通过各脏腑的生理活动实现的。心为血液循行的动力，脉为血之府，是血液循行的通道，血在心气的推动下在脉中环周不休，运行不息，心脏、脉管和血液构成了一个相对独立的系统。全身的血液依赖心气的推动，通过经脉而输送到全身，发挥其濡养作用。心气的推动正常与否，在血液循环中起着十分重要的主导作用，所以《素问·痿论》说："心主身之血脉。"肺主呼吸，朝百脉而调节着全身的气机，辅助心脏推动和调节血液的运行。脾统摄血液，五脏六腑之血全赖脾气的约束，脾气健旺，气血旺盛，则气之固摄作用健全，血液就不会逸出脉外。肝具有贮藏血液和调节血流量的功能，既可防止失血，又可根据人体的动静调节脉管中的血流量，使脉中循环血量维持一定的水平；肝又能疏泄气机，有利于血液的畅行。此外，脉道是否通利，血的或寒或热等因素，亦直接影响着血液的运行，如《素问·调经论》说："血气者，喜温而恶寒，寒则泣（通涩）不能流，温则消而去之。"总之，血液的正常运行必须具备以下三个条件：一是血液充盈，寒温适度；二是脉管系统通畅完好；三是心、肺、肝、脾等脏功能正常，特别是心脏的作用尤为重要。

四、津液

（一）津液的基本概念

津液是机体一切正常水液的总称，包括各脏腑组织的内在体液及其正常的分泌物，如胃液、肠液和涕、泪等。在机体内除血液之外的其他所有正常液体都属于津液。

津液广泛存在于脏腑、形体、官窍等器官的组织之内和组织之间，不仅是组成人体的基本物质，也是维持人体生命活动的重要物质。

津与液虽同属水液，但在性状、功能及其分布部位等方面有一定的区别。质地清稀，流动性大，主要布散于体表皮肤、肌肉和孔窍等部位，并渗入血脉，有滋润作用者称为津；质地较为稠厚，流动性较小，灌注于骨节、脏腑、脑、髓等组织，有濡养作用者称为液。津和液本属一体，同源于饮食水谷，均赖脾胃的运化而生成。两者在运行、代谢过程中可相互补充、互相转化，在病变过程中又可以相互影响，故津与液常并称，一般不予严格区别，只是在"伤津"和"脱液"的病理变化时，因有津伤易补而脱液难复之殊，在临床辨证论治中应加以区别对待。

（二）津液的代谢

津液的代谢是指津液的生成、输布和排泄过程。这一过程是多个脏腑相互配合的结果。

1. 津液的生成　津液来源于水谷，主要通过脾胃以及大肠、小肠等脏腑的消化吸收功能而生成。其基本过程是：饮食入胃，经过胃的腐熟消化，小肠的泌别清浊，吸收水谷中的营养物质和水分，赖脾气之升清将胃肠吸收的津液上输于肺，而后输布全身；代谢后的水液经肾送入膀胱。另外，大肠也能吸收糟粕中的水分，故曰"大肠主津"。可见津液的生成过程是在脾的主导作用下，胃、小肠、大肠共同参与完成的。

2. 津液的输布　津液生成之后，凭借脾、肺、肾、肝和三焦的作用，完成在体内的输布。

脾对津液的输布通过两个途径：一是将胃、小肠、大肠吸收的津液凭借其升清之力"上归于肺"；二是"脾气散精"，直接将津液布散于全身，濡养脏腑组织。所谓"脾气散精"，是指脾气推动和调节津液的输送、布散，防止水液在体内停滞的功能。

肺为水之上源，有促进水液输布与排泄的作用。肺凭借着宣发、肃降和气化活动实现这一功能：其一，在肺气的宣发作用下，将脾转输而来的津液布散于人体上部及体表，部分水液经卫气的作用化为汗液排出体外；另有部分津液化为水气，从口鼻呼出。其二，在肺气的肃降作用下，将津液经水道下输于肾及人体下部。可见，肺气的宣发、肃降在维持水液代谢平衡方面发挥着重要作用。《内经》将肺的这一主要功能概称为肺主"通调水道"。

肾对津液的输布表现在两个方面：一是直接作用，即肾阳的蒸腾气化，对津液进行加工处理，将其中之清者吸收后复归于肺，重新参与体内津液的循行输布，剩余的浊者化为尿液，下注于膀胱；肾对津液的蒸化作用是根据体内津液的多少和机体的需求，通过尿量的增减来调节体内津液总量的平衡。二是间接作用，即肾阳通过对脾、肺、肝、胃、小肠、大肠等脏腑发挥推动和温煦作用，促进人体对津液的吸收和输布。可见肾在津液的输布过程中发挥着关键性的作用，故《素问·逆调论》说："肾者水脏，主津液。"

肝主疏泄气机，津液的输布赖气机的升降出入运动，气行则津布；若肝失疏泄，气机郁滞日久，就会形成气滞津停的病理变化。

三焦是津液在体内输布、运行的通道，具有运行津液的功能。三焦气化正常，水道通利，津液就能畅通协调地在体内布散。所以说："三焦者，决渎之官，水道出焉"（《素问·灵兰秘典论》）。

3. 津液的排泄　津液的排泄与津液的输布一样，主要依赖于肺、脾、肾等脏腑的综合作用。肺气宣发，将津液输布到体表皮毛，津液经阳气蒸腾气化而形成汗液，由汗孔排出体外；肺在呼气时也带走部分津液（水分）。尿液为津液代谢的最终产物，其形成虽与肺、脾、肾、大肠、小肠等脏腑密切相关，但以肾为关键。在肾的气化作用下，将人体多余的水分化为尿液，注流于膀胱，排出体外。大肠接受来自小肠的食物残渣，吸收其中的水液，残余的水液和食物残渣由大肠以粪便的形式排出体外。

综上所述，津液的生成、输布、排泄依赖于气和许多脏腑的综合作用。其中肺、脾、肾三脏的生理功能起着主要的调节平衡作用，故《景岳全书·肿胀》曰："盖水为至阴，故其本在肾；水化于气，故其标在肺；水惟畏土，故其制在脾。"津液在体内的升、降、出、入是在肾的气化蒸腾作用下，以三焦为通道，随着气的运动布散于全身而环流不息。因此，不论是气的病变还是肺、脾、肾等脏腑的病变，均可影响津液的生成、输布、排泄，破坏津液的代谢平衡，从而形成伤津、脱液等津液不足的病理变化，或者形成水、湿、痰、饮等津液环流障碍而水液停滞积聚的病变。

（三）津液的主要功能

津液主要有滋润营养、化生血液及运载的功能。

1. 滋润营养作用　津液含有丰富的营养物质，有滋润和濡养的功能。津的质地清稀，其滋润作用较为明显；液的质地较为稠厚，其营养作用较为突出。人体各脏腑组织在其活动的始终均离不开津液的滋润和营养作用，如津液布散于肌表，则滋养肌肤毛发；流注于孔窍，则滋养和保护眼、鼻、口等；灌注于脏腑，则滋养内脏；渗入于骨腔，则充养骨髓、补充脑髓和脊髓；流注关节，则对关节屈伸起着润滑作用等。

2. 化生血液作用　津液是血的主要组成部分，是血液生成的重要物质。脉外津液经孙络渗入血脉之中，即成为血液的基本成分，如《灵枢·痈疽》说："中焦出气如露，上注溪谷而渗孙脉，津液和调，变化而赤为血。"

3. 运载作用　津液是气的载体之一。津液属阴，气属阳，脉外的无形之气必须依附于有形的津液，才能运行于体内各处。人体之气依附于津液而存在，运动变化于津液之中。当汗、吐、下而丢失大量津液时，气便会随之脱失，即谓气随津脱或气随液脱，故有"大汗亡阳""吐下之余，定无完气"之说。

在津液的代谢过程中，不仅运载着无形之气，发挥其滋润和营养作用，而且也将机体代谢后的废物运输到有关排泄器官，以汗、尿形式及时排出体外，保障各组织器官生理活动的正常进行。如经皮肤汗孔排出的汗，经肾与膀胱排出的尿，其中除大量的水分外，就包含许多代谢废物，从而净化机体的内环境。若津液的运载作用失常，则排泄功能障碍，废物就会潴留于体内而产生多种病理变化。

五、精、气、血、津液之间的关系

人体的精、气、血、津液在性状、功能及分布上虽然各有不同的功能和特点，但四者均为构成人体和维持人体生命活动的基本物质，其组成均赖脾胃化生水谷精微的不断补充，在脏腑的功能活动和神的主导下，又存在着相互依存、相互促进、相互转化的密切关系。

（一）精与气的关系

1. 精能化气　藏于肾中的精可以化生元气，水谷之精也可以化生营气。精为气化生的本源，精足则人体之气得以充盛，从而布达全身，促进脏腑组织的生理活动。同时在精的滋养作用下，脏腑功能强健，也就促进了气的生成。故精足则气旺，精亏则气衰，精虚及失精的病人常常同时伴有气虚的症状。

2. 气能生精　是指气的运行不息能促进精的化生。脏腑之气充足，功能旺盛，不断地吸收运化水谷之精，则脏腑之精充盈，因此精的化生依赖于气的充盛。气不仅能促进精的化生，而且又能固摄肾精，使精聚而充盈，不致无故耗散外泄。若气虚则精的化生不足，或精不固聚，均可导致精亏、失精的病症。

（二）精与血的关系

精与血之间存在着相互资生、互相转化的关系，二者都来源于水谷，均经过有关脏腑的一系列生理活动而生成，故称为"精血同源"。

1. 精能化血　精是化生血液的主要物质，其中包括水谷之精与肾精，故称"血即精之属也"（《景岳全书·血证》），"精足则血足"（《类经》）。如果水谷之精不足或肾精亏损，血液生成乏源，均可导致血虚的病变。

2. 血能生精　清·周学海《读医随笔》说："精由血化。"人体的精主要贮藏于肾，来源于水谷，在其生成与转输过程中，血液是其重要的环节，隋·巢元方《诸病源候论》说："肾藏精，精者血之所成也。"所以，血虚也可导致精亏。

（三）精与津液的关系

精与津液的关系主要是指水谷之精与津液而言。水谷之精与津液同源于水谷，生成于脾胃。水谷经脾胃的消化吸收而生成水谷精微，其中既有水谷之精，又有津液在内，两者是同生同化的。在病变情况下有精亏而伴有津液不足者，也有津液不足而致精虚者。

（四）气与血的关系

气与血是两类物质，在生命活动中均占有重要的地位，故曰："人之所有者，血与气耳"（《素问·调经论》）。

气属阳，主动，主温煦；血属阴，主静，主濡润，这是气与血在属性和生理功能上的区别。但两者都源于脾胃化生的水谷精微和肾中精气，故在生理上又是密切联系的。气与血相辅相成，相互依存，相互资生，共同维系并促进生命活动。所以元·滑寿《难经本义》说："气中有血，血中有气，气与血不可须臾相离，乃阴阳互根，自然之理也。"气与血的这种关系可以用"气为血之帅，血为气之母"概括。具体地说有气能生血、行血、摄血和血能化气、载气五个方面的关系。

1. 气能生血　是指气参与并促进血液的生成，体现在三个方面：一是营气直接参与血的生成，是血液的主要组成部分，所以清·周学海《读医随笔·气能生血血能藏气》说："生血之气，荣气也。荣盛即血盛，荣衰即血衰。"二是气的间接作用。因为气的气化功能是血液生成的动力，可促进脾胃从饮食物中吸收水谷精微，转化为血液。三是脏腑之气的直接参与。从水谷精微的化生，到心肺将精微物质转化为血液，都不能离开脾、胃、心、肺之气的参与，故《医论三十篇》说："血不独生，赖气以生。"气能生血，气旺则血充，气虚则血少，所以气虚日久常可导致血液生成不足而成血虚证。根据这一理论，临床治疗血虚证或气血两虚证时，在补血的同时加用益气之品，以达到益气生血的目的。

2. 气能行血　气行血指气的推动作用是血液循行的动力。气一方面可以直接推动血行，如宗气；另一方面通过脏腑之气推动血液运行，如心气的推动、肺气的宣发布散、肝气的疏泄条达等，均有促进血液循行的重要作用。如果气虚推动无力，或气滞血行不利，均可导致血行迟缓，甚至形成瘀血；气机逆乱，血行亦随气的升降出入异常而逆乱，从而出现血随气升的病症。故临床治疗血行失常的病症时常加用补气、行气、降气之药。

3. 气能摄血　血在脉中运行而不逸出脉外，主要依赖于气的固摄作用。统领固摄血液之气主要为脾气，故称"脾统血"。若脾气虚不能统摄血液，则血不行常道而外逸，从而导致多种慢性出血的病症，治疗时宜用补气摄血的药物。

4. 血能化气　血能化气体现于两方面：一是在机体对气的需求量增加时，血中蕴含的清气和水谷精气（主要是营气）便从血中释放，以供机体之所需；二是血营养着与气生成的相关内脏（即肺、脾胃、肾），使之化气的功能活跃，不断地化生机体所需之气。所以，血能化气，血盛则气旺。临证常见久病血虚之人有气虚之证。

5. 血能载气　血液具有运载水谷精气、自然清气的功能，故称"血能载气"。如清·唐宗海《血证论》说："载气者，血也。"由于气的活力很强，易于弥散，所以气必须依附于血和津液而存在于体内。"血能载气"即是指气附于血中，赖血之运载而布达全身，故大失血则气无所附，可见气随血脱之证，宜速以大剂独参汤峻补脱失之气。

（五）气与津液的关系

气属阳，津液属阴，这是气和津液在属性上的区别，但两者均源于脾胃所运化的水谷之精，在生成和输布过程中密切相关。津液的代谢离不开气的升降出入运动和气的温煦、气化、推动及固摄作用；气在体内的存在既依附于血，亦依附于津液，故津液亦是气的载体。

1. 气能生津　是指气是津液生成的主要物质动力。气推动和激发脾胃的功能活动，使中焦之气旺盛，运化正常，则津液化生充足，因此津液的生成离不开气的作用。临床上对于津亏而口干咽燥的病症常以西洋参含服，即是气能生津的具体应用。

2. 气能行（化）津　是指气的运动是津液输布排泄的动力。津液的输布及其化为汗、尿等排出体外，全赖于气的升降出入运动，这一过程主要是通过脾气的"散精"转输、肺气的宣发肃降、肾气的蒸腾气化，促使津液输布于全身而流行不止，并使经过代谢的多余津液转化为汗液和尿液排出体外，从而使津液的代谢维持生理平衡。若气的升降出入运动不利时，津液的输布和排泄亦随之受阻；或由于某种原因，津液的输布和排泄受阻而发生停聚时，则气的升降出入运动亦随之而不利。因此气虚、气滞可致津液停滞，即气不行（化）水；津液停聚可致气机不利，即水停气滞（阻），从而出现气滞与水湿、痰、饮并存的复杂病理变化，故临床上常有行气与利水、健脾益气与祛湿并用的治疗方法。

3. 气能摄津　是指气的固摄作用控制着津液的排泄。津液经过机体利用后剩余水分既不能潴留于体内，又不能排泄太过。这一过程除有赖于气的推动和气化作用外，还必须依赖气的固摄，才能维持津液代谢的正常平衡。气对汗、尿的固摄主要是肺、肾、膀胱之气的功能。如果气虚而固摄无力，可见多汗、遗尿等病症。故临床上常用益气固摄之法，以奏止汗、止遗之效。

4. 津液载气　是指津液是气在体内运行的载体，气必须依附于津液而流布全身。血能运载营气，津液能运载卫气。清·莫枚士《研经言·原荣卫》说："荣行脉中，附丽于血；卫行脉外，附丽于津。"若津液载气作用失常，既可因痰饮、水湿内停，阻碍气机而出现局部胀满的"津停气阻"之证，也可因大吐、大泻、大汗等津液大量流失而气随之外脱，形成"气随津脱"之证。前者以利水、祛湿、化痰之法为主治之则气行胀满自除，后者常以益气养阴之法调理。

5. 津液化气　是指津液能促进气的生成，为气的生成提供充分的营养。一方面津液能滋养与气生成的相关内脏（如肺、脾胃、肾），使其化气的功能活跃，不断地产生人体所需之气。另一方面脉外之津液能载气，当机体对气的需求量增加时，蕴含于津液之中的气（尤其是卫气）便从津液之中游离出来，补充机体所需之气。由于肺能行津液，又是气生成的重要部位，所以津液化气与肺的功能密切相关。正如清·高鼓峰《医家心法·咳嗽》所说："观《内经》饮入于胃，游溢上归之论，则知津液之通调于脏腑而化气者，皆肺之治节为之也。"在病理上，多汗、多尿以及吐泻太过等使津液不足的病症都能导致气虚。

（六）血与津液的关系

血与津液均是属阴的液态物质，都有营养和滋润作用，二者密切相关。

血与津液的生理关系主要表现为"同源"和"互化"。所谓"津血同源"，是指血和津液都是由中焦脾胃消化吸收的水谷精微生成。所谓"津血互化"（又称"津血互生"），是指血和津液在全身循行、输布的过程中，血中的津液渗出于脉外，成为经脉之外的津液，流布于全身各组织器官之中，起着滋润和营养的作用，此即血能化生津液；脉外的津液在濡养组织器官的同时，有一部分通过孙络渗入脉内，又成为血液的组成部分，此即津液能化血。正如《灵枢·痈疽》所说："津液和调，变化而赤为血，血和则孙脉先满溢，乃注于络脉，皆盈，乃注于经脉。"

津液和血液的生成、血液的贯注与回流、津液出入于脉管内外等生理过程，充分体现了血与津液之间相互依存、相互转化、同源互根的关系。在病理情况下，血与津液的病变可相互影响，如在失血过多时，脉外之津液大量渗注于脉内，以补偿血容量的不足，因之而导致脉外津液的亏损，出现口渴、尿少、皮肤干燥等病理现象。反之，在津液大量耗损时，不仅渗入脉内之津液减少，甚至脉内之津液亦可较多地渗出于脉外，这样就形成了血脉空虚、津枯血燥的病变。因此，对于失血的病人，临床上不宜采用汗法；对于多汗夺津或津液大亏的病人，亦不可妄用破血、逐血之峻剂，《灵枢·营卫生会》有"夺血者无汗，夺汗者无血"之说。汉·张仲景《伤寒论》又有"衄家不可发汗"和"亡血家不可发汗"之诫。此即"津血同源"理论在临床上的实际应用。

人体生命活动的基本物质主要包括精、气、血和津液（或称气血阴阳），都是构成人体和维持人体生命活动的物质基础。

精气血津液学说是中医基础理论的重要内容之一，是研究人体生命活动基本物质的生成、输布、生理功能及其相互关系的理论，与脏腑、经络、形体官窍等共同组成了中医正常人体学的内容，系统地阐述了人体的结构、功能及其相互关系。因此，在中医学理论体系中，其与脏腑、经络、体质等学说具有同等重要的地位。

第五章　经络腧穴基础知识

经络是人体结构的重要组成部分，其与脏腑、形体官窍等组织器官共同构成完整的人体。经络是经脉和络脉的总称。经脉是经络系统中的主干部分，多行于人体深部，有一定的循行路径；络脉是经脉的小分支，多行于较浅的部位，纵横交错，网络全身。如《灵枢·经脉》说："经脉十二者，伏行分肉之间，深而不见……诸脉之浮而常见者，皆络脉也。"经络遍布周身，彼此相贯，通过有规律的循行和复杂的网络交会，把人体脏腑、肢体、官窍等紧密地连结成统一有机整体，从而保障了人体生命活动的有序进行。所以，经络是运行全身气血、联络脏腑肢节、沟通上下内外、调节人体功能的特殊网络系统。

经络学说是阐述人体经络系统的内容、循行分布、生理功能的理论。经络学说的形成基础是古人在长期的医疗实践，尤其是针灸、推拿、气功等各个方面经验的积累，并结合当时的解剖知识，逐步上升为理论。经络学说在《灵枢》中有较详细的记载，并已形成了比较系统的理论。历代医家用以指导医疗实践，不断地总结和发展，使经络学说的内容得到充实和提高。中华人民共和国成立以后开展了中西医结合对经络实质的研究，尤其是针刺麻醉技术的发明，开创了世界麻醉史上的新纪元，由此引发的针麻原理和经络实质研究已经引起了世界医学界的普遍重视。

关于经络实质的研究，国内中西医工作者做了大量的工作，主要包括：①经络实质与神经、脉管的关系。②经络与中枢神经机能的关系。③经络与神经－体液调节功能的关系。④经络与机体生物电的关系。初步认为经络是一个大的概念，包括了西医学中的脉管系统、神经系统、神经－体液调节系统部分形态、生理功能及病理现象。目前对经络的实质还持有不同看法，必须进一步深入研究，以便更好地指导医疗实践。

经络学说对于阐明人体的病理变化、指导临床各科的诊断和治疗均具有重要的意义。所以，历代医家都十分重视经络学说，如《灵枢·经脉》说："经脉者，所以能决死生，处百病，调虚实，不可不通。"宋·窦材《扁鹊心书》说："学医不知经络，开口动手便错。"

在正常情况下，经络具有沟通表里上下、感应传导等生理功能，在人体发生病变时，经络就成为传递病邪和反映病变信息的通路。例如，经络是外邪内传脏腑的途径，对于侵袭人体的病邪有传递作用，而外邪多有由表入里的特点，所以当体表受到病邪侵袭时，就可以通过经络而传入内脏。《素问·皮部论》说："邪客于皮则腠理开，开则邪入客于络脉，络脉满则注于经脉，经脉满则入舍于腑脏也。"这就明确地指出了外邪可以沿着经络内传于脏腑。由于经络在内脏之间有多种联络关系，所以可成为内脏疾病相互传变的途径。各脏腑的经络在体表都有一定的分布部位，同时脏腑又通过经络直接或间接地与五官九窍发生联系，所以脏腑疾病通过经络的传导，可以在体表某些部位或有关孔窍反映出症状和体征，从而说明了经络是内脏病变反映到形体官窍的途径。

由于经络有一定的循行部位和属络脏腑的联系，可以反映内脏和形体组织器官的病症，因而在临床上就可根据病人出现的症状和体征，结合经络循行部位及所联系的脏腑，作为辨别病位和证候以及诊断某些疾病的依据之一。例如头痛，可以依据疼痛的部位来分析：痛在前额，病变多在阳明经；痛在两侧，病变多在少阳经；痛在枕项，病变多在太阳经；痛在巅顶，病变多在足厥阴肝经与督脉。又如《灵枢·经脉》中叙述了十二经脉与十五别络病症，每一经络的病症都与其循行部位和属络的脏腑有关。后来汉·张仲景从十二经病症分类法发展为六经辨证，为辨证论治奠定了基础。此外，在经络所通连的有关体表部位上，通过审视、按压等方法，可发现多种异常变化，这些反应点在近代称为压痛点或过敏带。如肺脏有病时可在肺俞穴出现结节或中府穴有压痛，肠痈可在阑尾穴有压痛，长期消化不良的病人可在脾俞穴见到异常变化，胆囊炎病人在阳陵泉穴下方往往有压痛等过敏感觉。

经络学说被广泛地应用于临床各科的治疗，特别是对针刺、艾灸、推拿、按摩和药物治疗更具有重要的指导意义。清·唐大烈《吴医汇讲》说："用针通其外，由外及内，以和气血；用药通其里，由内及外，以和气血。其理一而已矣。"例如按照经络学说进行辨证，判断疾病属于何经，然后根据经络循行路线和联系范围来选取穴位进行治疗，就称为"循经取穴"。临床上常用的上病下取、下病上取、中病旁取、左右交叉、表里互取等方法，皆体现了循经取穴的特点。

又如药物治疗也是以经络为通道，并借其传导作用使药达病所，发挥治疗作用。《医论三十篇》说："人之经络不通，则转输不捷，药不能尽其功……病在某经，必以某经之药引之，庶络通而病解。"药物归经是根据药物对经脉（脏腑）病变所起的特殊治疗作用，分别将其归纳于各经之中，使之系统化。金代张元素在《珍珠囊药性赋》一书中，几乎无一味药不载有归于某经字样。他认为深切了解药物性味而使之各归其经，则功专力宏，疗效更著；如果归经不明，无的放矢，即难获确效。药物归经理论的临床价值主要在于指导分经用药，即根据病属于何经就选用何经的药物进行治疗。金元医家张元素、李杲还根据药物归经理论，创立了"引经报使"学说。引经报使药就是指某些能引导其他药物的药力到达病所，起着"向导"作用的药物，所以简称为"引经药"。当前临床运用针刺麻醉以及耳针、电针、穴位埋线、穴位结扎、穴位注射等治疗方法，亦都是在经络学说的指导下所创立和发展起来的，并已取得了可喜成果，这些成果又促使经络理论进一步的发展和充实。

第一节　经络系统的组成

经络系统（图5-1）主要包括十二经脉、奇经八脉、十五别络，以及从十二经脉分出的十二经别。

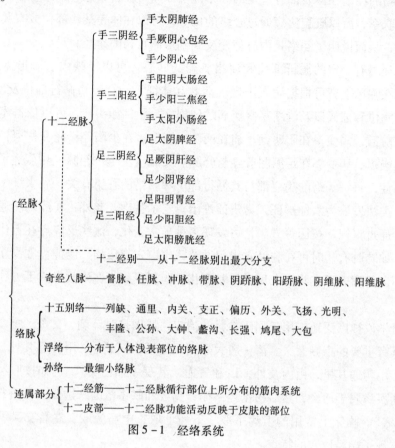

图 5 - 1　经络系统

一、十二经脉

十二经脉是经脉中的主干部分，分为手三阴经（手太阴肺经、手厥阴心包经、手少阴心经）、手三阳经（手阳明大肠经、手少阳三焦经、手太阳小肠经）、足三阴经（足太阴脾经、足厥阴肝经、足少阴肾经）、足三阳经（足阳明胃经、足少阳胆经、足太阳膀胱经），合称十二经脉。十二经脉又称为"正经"，这是与"奇经"相对而言。

十二经别是从十二经脉分出的最大分支，虽区别于十二经脉，但仍属于正经范围，所以其名称为手太阳之正、足阳明之正，等等。

二、奇经八脉

奇经有八，即督脉、任脉、冲脉、带脉、阴跷脉、阳跷脉、阴维脉、阳维脉，合称奇经八脉。

关于正经与奇经的区别，元·滑寿《十四经发挥》认为："脉有奇常，十二经者，常脉也；奇经八脉则不拘于常，故谓之奇经。盖以人之气血常行于十二经脉，其诸经满溢，则流入奇经焉。"

三、十五别络

十五别络是络脉中较大的部分。络脉中还有浮络和孙络。浮络是分布于人体浅表部位的络脉，即《灵枢·经脉》所谓："诸脉之浮而常见者。"孙络又称孙脉，是络脉中最细小的部分，所以《灵枢·脉度》谓："络之别者为孙。"

第二节　经络的循行分布

一、十二经脉的循行分布

十二经脉对称地分布于人体的两侧，分别循行于上肢或下肢的内侧或外侧，每一经脉分别隶属于一个脏或腑，因此十二经脉的名称各不相同。每一经脉的名称都是由手或足、阴或阳、脏或腑三个部分所组成，其命名规律如下：

手、足表示经脉循行于上肢或下肢及其起止点，手经循行于上肢，足经循行于下肢。其起止点是：手三阴经止于手，手三阳经起于手；足三阳经止于足，足三阴经起于足。

阴、阳表示经脉循行于四肢的内侧或外侧，阴经行于内侧，阳经行于外侧。手三阴经循行于上肢的内侧，手三阳经循行于上肢的外侧；足三阳经循行于下肢的外侧，足三阴经循行于下肢的内侧。

脏、腑表示经脉所隶属的脏或腑，阴经属脏，阳经属腑。

（一）十二经脉的循行分布规律

1. 走向和交接　十二经脉每组的走向（循行方向）是一致的，并且按次一组接一组，这就形成十二经脉的走向和交接规律。正如《灵枢·逆顺肥瘦》说："手之三阴，从脏走手；手之三阳，从手走头；足之三阳，从头走足；足之三阴，从足走腹。"这是对十二经脉走向规律的概括。其中阴经与阳经相交是在手足部位，阳经与阳经相交是在头面部位，阴经与阴经相交是在胸腹部位。

走向与交接规律之间又是密切联系的，把两者结合起来则是：手三阴经从胸走手，交手三阳经；手三阳经从手走头，交足三阳经；足三阳经从头走足，交足三阴经；足三阴经从足走腹上胸，交手三阴经。

2. 表里相合　十二经脉通过经别和别络互相沟通，组合成六对，又称"六合"，即"表里相合"关系（表5–1）。《素问·血气形志》说："足太阳与少阴为表里，少阳与厥阴为表里，阳明与太阴为表里，是为足阴阳也；手太阳与少阴为表里，少阳与心主为表里，阳明与太阴为表里，是为手之阴阳也。"

表 5 – 1　十二经脉表里相合关系表

	阴经 （属脏络腑）	阳经 （属腑络脏）	循行部位 （阴经行于内侧，阳经行于外侧）	
手	太阴肺经 厥阴心包经 少阴心经	阳明大肠经 少阳三焦经 太阳小肠经	上肢	前缘 中线 后缘
足	太阴脾经 厥阴肝经 少阴肾经	阳明胃经 少阳胆经 太阳膀胱经	下肢	前缘 中线 后缘

在小腿下半部和足背部，肝经走在前缘，脾经走在中线。至内踝上 8 寸处交叉之后，脾经走在前缘，肝经走在中线。

相表里两经都是在四肢末端交接，分别循行于四肢内、外两个侧面相对位置，又属络于相为表里的脏或腑。

十二经脉的表里相合关系加强了相互衔接的表里两经的联系，同时使相表里的脏和腑在结构上也加强了联系，因而两者在生理上相互配合，在病理上相互影响，在治疗上能相互发挥作用。

3. 流注次序　十二经脉分布于全身内外上下，气血阴阳在其中流动不息，循环贯注，这就是十二经脉的流注（图 5 – 2）。其流注有一定的次序，即从手太阴肺经开始，依次流至足厥阴肝经，再流至手太阴肺经。这样就构成了一个"阴阳相贯，如环无端"（《灵枢·营卫生会》）的十二经脉整体循行系统。

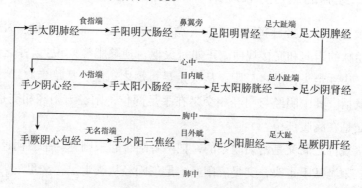

图 5 – 2　十二经脉流注次序图

4. 体表分布

（1）头面部：手三阳经止于头面，足三阳经起于头面，手三阳与足三阳经在头面部交接，所以说"头为诸阳之会"。

十二经脉在头面部分布的特点是：手、足阳明经分布于面额部；手太阳经分布于面颊部；手、足少阳经分布于耳颞部；足太阳经分布于头顶、枕项部。另外，足厥阴经从颅内止于头顶部。

十二经脉在头面部的分布可以概括为：阳明在前，少阳在侧，太阳在后。

（2）四肢部：十二经脉在四肢分布的一般规律是：阴经分布在四肢内侧面，阳经分布在四肢外侧面。

上肢：内侧面是手太阴经在前缘，手厥阴经在中线，手少阴经在后缘。外侧面是手阳明经在前缘，手少阳经在中线，手太阳经在后缘。

下肢：内侧面是内踝上8寸以下范围足厥阴经在前缘，足太阴经在中线，足少阴经在后缘；内踝上8寸以上范围足太阴经在前缘，足厥阴经在中线，足少阴经在后缘。外侧面是足阳明经在前缘，足少阳经在中线，足太阳经在后缘。

（3）躯干部：十二经脉在躯干分布的一般规律是：足三阴与足阳明经分布在胸、腹部（前），手三阳与足太阳经分布在肩胛、背、腰部（后），手三阴、足少阳与足厥阴经分布在腋、胁、侧腹部（侧）。

5. 体内分布　体内是指胸、腹腔，包括脏腑在内。十二经脉均循行到胸、腹腔中，十二经脉在体内的分布主要是指其与脏腑的联系，所以说十二经脉"内属于腑脏"（《灵枢·海论》）。

十二经脉与脏腑的联系主要有"属""络"关系。属，隶属的意思。十二经脉每经都隶属于一个脏或腑。络，联络的意思。十二经脉每经都与其相表里经脉所属脏或腑相联络。这样就形成了手足三阴经属脏络腑、手足三阳经属腑络脏的十二经脉与脏腑的联系规律（表5-2）。

十二经脉中某些经脉在其循行路径上还与其他有关脏腑相联系。如手太阴肺经联系到胃，足太阴脾经联系到心，手少阴心经联系到肺，手太阳小肠经联系到胃，足少阴肾经联系到心、肝、肺，足厥阴肝经联系到胃、肺。脏腑在胸腹腔中各有固定的部位，因此十二经脉与脏腑的联系就是十二经脉在体内分布的主要部位概况。

表5-2　十二经脉与脏腑联系表

十二经脉		手太阴肺经	手阳明大肠经	足阳明胃经	足太阴脾经	手少阴心经	手太阳小肠经	足太阳膀胱经	足少阴肾经	手厥阴心包经	手少阳三焦经	足少阳胆经	足厥阴肝经
联系脏腑	属	肺	大肠	胃	脾	心	小肠	膀胱	肾	心包	三焦	胆	肝
	络	大肠	肺	脾	胃	小肠	心	肾	膀胱	三焦	心包	肝	胆
	其他	胃			心	肺	胃		心肝肺				胃肺

（二）十二经脉的循行分布部位

1. 手太阴肺经　起于中焦，下络大肠，还循胃口（下口幽门，上口贲门），通过膈肌，属于肺，上至喉部，而后横行至胸部外上方（中府穴），出腋下，沿上肢内侧前缘下行，过肘窝，入寸口，上鱼际，直出拇指桡侧端（少商穴）。

分支：从手腕后方（列缺穴）分出，直行走向食指桡侧端（商阳穴），交于手阳明大肠经。

2. 手阳明大肠经　起于食指桡侧端（商阳穴），经过手背行于上肢伸侧前缘，上肩，至肩关节前缘，向后到第七颈椎棘突下（大椎穴），再向前下行入锁骨上窝（缺盆），进入胸腔络肺，向下通过膈肌下行，属大肠。

分支：从锁骨上窝上行，经颈部至面颊，入下齿中，回出夹口两旁，左右交叉于人中至对侧鼻翼旁（迎香穴），交于足阳明胃经。

3. 足阳明胃经　起于鼻翼旁（迎香穴），夹鼻上行，左右侧交会于鼻根部，旁行入目内眦，与足太阳经相交，向下沿鼻柱外侧，入上齿中，还出，夹口两旁，环绕口唇，在颏唇沟承浆穴处左右相交，退回沿下颌骨后下缘到大迎穴处，沿下颌角上行过耳前，经过上关穴，沿发际到额前。

分支：从大迎穴前方下行到人迎穴，沿喉咙向下后行至大椎，折向前行，入缺盆，深入体腔，下行穿过膈肌，属胃，络脾。

直行者：从缺盆出体表，沿乳中线下行，夹脐两旁（旁开2寸），下行至腹股沟处气街或气冲穴。

分支：从胃下口幽门处分出，沿腹腔内下行到气街或气冲穴，与直行之脉会合，而后下行于大腿前侧，至膝髌，沿下肢胫骨前缘下行至足背，入足第二趾外侧端（厉兑穴）。

分支：从膝下3寸处（足三里穴）分出，下行入中趾外侧端。

分支：从足背上冲阳穴分出，前行入足大趾内侧端（隐白穴），交于足太阴脾经。

4. 足太阴脾经　起于足大趾内侧端（隐白穴），沿内侧赤白肉际，上行过内踝前缘，沿小腿内侧正中线上行，在内踝上8寸处交出足厥阴肝经之前，上行沿大腿内侧前缘，进入腹部，属脾，络胃。向上穿过膈肌，沿食道两旁上行，夹咽两旁，连舌根，散舌下。

分支：从胃分出，上行通过膈肌，注入心中，交于手少阴心经。

5. 手少阴心经　起于心中，走出后属心系，向下穿过膈肌，络小肠。

分支：从心系分出，夹食道上行，连于目系。

直行者：从心系分出，退回上行经过肺，向下浅出腋下（极泉穴），沿上肢内侧后缘，过肘中，经掌后锐骨端，进入掌中，沿小指桡侧，出小指桡侧端（少冲穴），交于手太阳小肠经。

6. 手太阳小肠经　起于小指外侧端（少泽穴），沿手背、上肢外侧后缘，过肘部，到肩关节后面，绕肩胛部，交肩上，前行入缺盆，深入体腔，络心，沿食道，穿过膈肌，到达胃部，下行，属小肠。

分支：从缺盆出来，沿颈部上行到面颊，至目外眦后，退行进入耳中（听宫穴）。

分支：从面颊部分出，向上行于眼下，至目内眦（睛明穴），交于足太阳膀胱经。

7. 足太阳膀胱经　起于目内眦（睛明穴），向上到达额部，左右交会于头顶部（百会穴）。

分支：从头顶部分出，至耳上角部。

直行者：从头顶部分出，向后下行至枕骨处，进入颅腔，络脑，回出分别下行到项部（天柱穴），下行交会于大椎穴，再分左右沿肩胛内侧、脊柱两旁（脊柱正中旁开1.5寸）下行，到达腰部（肾俞穴），进入脊柱两旁肌肉（膂），深入体腔，络肾，属膀胱。

分支：从腰部分出，沿脊柱两旁下行，穿过臀部，从大腿后侧外缘下行至腘窝中（委中穴）。

分支：从项分出下行，经肩胛内侧，从附分穴夹脊（脊柱正中旁开3寸）下行至髀枢，经大腿后侧至腘窝中与前一支脉会合，然后下行穿过腓肠肌，出走于足外踝后，沿足背外侧缘至足小趾外侧端（至阴穴），交于足少阴肾经。

8. 足少阴肾经　起于足小趾下，斜行于足心（涌泉穴），出行于舟骨粗隆之下，沿内踝后，分出进入足跟，向上沿小腿内侧后缘，至腘内侧，上股内侧后缘入脊内（长强穴），穿过脊柱至腰，属肾，络膀胱。

直行者：从肾上行，穿过肝和膈肌，进入肺，沿喉咙，到舌根两旁。

分支：从肺中分出，络心，注于胸中，交于手厥阴心包经。

9. 手厥阴心包经　起于胸中，出属心包络，下行穿过膈肌，依次络于上、中、下三焦。

分支：从胸中分出，沿胸浅出胁部当腋下3寸处（天池穴），向上至腋窝下，沿上肢内侧中线入肘，经腕部，入掌中（劳宫穴），沿中指桡侧，出中指桡侧端（中冲穴）。

分支：从掌中分出，沿无名指出其尺侧端（关冲穴），交于手少阳三焦经。

10. 手少阳三焦经　起于无名指尺侧端（关冲穴），向上沿无名指尺侧至手腕背面，上行尺骨、桡骨之间，通过肘尖，沿上臂外侧上行至肩部，向前行入缺盆，布于膻中，散络心包，穿过膈肌，依次属上、中、下三焦。

分支：从膻中分出，上行出缺盆，至肩部，左右交会于大椎，上行至项，沿耳后（翳风穴），直上出耳上角，然后屈曲向下经面颊部至目眶下。

分支：从耳后分出，进入耳中，出走耳前，经上关穴前，在面颊部与前一分支相交，至目外眦（瞳子髎穴），交于足少阳胆经。

11. 足少阳胆经　起于目外眦（瞳子髎穴），向上至头角（颔厌穴），再向下到耳后（完骨穴），再折向上行，经额部至眉上（阳白穴），又向后折至风池穴，沿颈下行至肩上，左右交会于大椎穴，前行入缺盆。

分支：从耳后进入耳中，出走于耳前，至目外眦后方。

分支：从目外眦分出，下行至大迎穴处，同手少阳经分布于面颊部支脉相合，行至目眶下，再向下经过下颌角部（颊车穴），下行至颈部，与前脉会合于缺盆后，进入体腔，穿过膈肌，络肝，属胆，沿胁里浅出气街，绕毛际，横向至环跳穴处。

直行者：从缺盆下行至腋，沿胸侧，过季胁，下行至环跳穴处与前脉会合，再向下沿大腿外侧、膝关节外缘，行于腓骨前面，直下至腓骨下端，浅出外踝之前，沿足背行出于足第四趾外侧端（足窍阴穴）。

分支：从足背（足临泣穴）分出，前行出足大趾外侧端，折回穿过爪甲，分布于足大趾爪甲后丛毛处，交于足厥阴肝经。

12. 足厥阴肝经　起于足大趾爪甲后丛毛处，沿足背向上，至内踝前1寸处（中封穴），向上沿胫骨内缘，在内踝上8寸处交出足太阴脾经之后，上行过膝内侧，沿大腿内侧中线进入阴毛中，绕阴器，至小腹，夹胃两旁，属肝，络胆，向上穿过膈肌，分布于胁肋部，沿喉咙后边，向上进入鼻咽部，上行连于目系，出于额，上行与督脉会于头顶部。

分支：从目系分出，下行于颊里，环绕在口唇里边。

分支：从肝分出，穿过膈肌，向上注入肺，交于手太阴肺经。

二、奇经八脉的循行分布

奇经八脉是督脉、任脉、冲脉、带脉、阴跷脉、阳跷脉、阴维脉、阳维脉的总称，是经络系统的重要组成部分。奇者，异也。奇经八脉是不同于十二经脉（正经）的另一类经脉，它们分布不似十二经脉那样规律，与脏腑没有直接属络关系，彼此之间也无表里配合关系，都无经别、经筋和皮部，故称之为"奇经"。

奇经八脉的名称不像十二经脉那样有手足、阴阳、脏腑之共同规律而各具涵义，其名称多反映了各自特点。督，有统帅、总管之意；任，有总任、担任以及妊养之意；冲，有要冲、要道之意；带，有腰带、束带之意；跷，有轻健矫捷之意；维，有维系、连结之意。阴跷、阳跷脉与阴维、阳维脉之阴阳均表示经脉循行于下肢的内侧或外侧。

（一）奇经八脉的循行分布规律

奇经八脉在体表纵横交错分布于十二经脉之间，虽然不像十二经脉那样规则，但在体表分布情况还是有其自身规律。

督、任、冲三脉皆起于胞中，同出于会阴，然后别道而行，分布于腰、背、胸、腹等处，所以称此三脉为"一源而三歧"（明·张介宾《类经图翼》）。

督脉从会阴向后再向上，分布于腰、背正中线，再经项、头顶、额到口唇；任脉从会阴向前再向上，分布于腹、胸正中线，经咽喉、口唇至目眶下。督、任二脉不仅是同一起点，而且在口唇部位相连接，形成二脉之间紧密联系。

冲脉从会阴向前再向上，夹脐而行，直冲而上，主要分布于腹、胸。带脉横围于腰腹，绕身一周，状如束带。

跷脉与维脉均分阴阳，并且左右对称。阴跷脉起于内踝下，左右各一，向上主要分布于腿的内侧与腹、胸部；阳跷脉起于外踝下，左右各一，向上主要分布于腿的外侧以及腹、胸侧面与肩部。阴维脉起于小腿内侧，左右各一，向上主要分布于大腿内侧及腹、胸部；阳维脉起于外踝下，左右各一，向上主要分布于腿的外侧及腰背和头侧面。

（二）奇经八脉的循行分布部位

1. 督脉　起于胞中，下出会阴，沿脊柱里面上行，至项后风府穴处进入颅内，络脑，并由项沿头部正中线经头顶、额部、鼻部、上唇到上唇系带处。

分支：从脊柱里面分出，络肾。

分支：从小腹内分出，直上贯脐中央，上贯心，到喉部，向上到下颌部，环绕口唇，再向上至两眼下部中央。

2. 任脉　起于胞中，下出会阴，经阴阜，沿腹部和胸部正中线上行，至咽喉，上行至下颌部，环绕口唇，沿面颊，分行至目眶下。

分支：从胞中出，向后与冲脉偕行于脊柱前。

3. 冲脉　起于胞中，下出会阴后，从气街部起与足少阴经相并，夹脐上行，散布于胸中，再向上行，经喉，环绕口唇，到目眶下。

分支：从少腹输注于肾下，浅出气街，沿大腿内侧进入腘窝，再沿胫骨内缘下行到足底。

分支：从内踝后分出，向前斜入足背，进入足大趾。

分支：从胞中分出，向后与督脉相通，上行于脊柱内。

4. 带脉　起于季胁，斜向下行到带脉穴，绕身一周，环行于腰腹部。并于带脉穴处再向前下方沿髋骨上缘斜行到少腹。

5. 阴跷脉　起于内踝下足少阴肾经照海穴，沿内踝后直上下肢内侧，经前阴，沿腹、胸进入缺盆，出行于人迎穴之前，经鼻旁到目内眦，与手足太阳经、阳跷脉会合。

6. 阳跷脉　起于外踝下足太阳膀胱经申脉穴，沿外踝后上行，经小腿、大腿外侧，再向上经腹、胸侧面与肩部，由颈外侧上夹口角，到达目内眦，与手足太阳经、阴跷脉会合，再上行进入发际，向下到达耳后，与足少阳胆经会于项后。

7. 阴维脉　起于小腿内侧足三阴经交会之处，沿下肢内侧上行至腹部，与足太阴脾经同行，到胁部，与足厥阴肝经相合，然后上行至咽喉，与任脉相会。

8. 阳维脉　起于外踝下，与足少阳胆经并行，沿下肢外侧向上，经躯干部后外侧，从腋后上肩，经颈部、耳后，前行到额部，分布于头侧及项后，与督脉会合。

三、别络、经别、经筋、皮部的循行分布

1. 别络　是从经脉别出的小分支，与经脉大分支不同。经脉大分支是与经脉主干相对而言，仍属于经脉，别络则属于络脉范围。别络有十五条，故称十五别络。

关于十五别络的内容，《灵枢》与《难经》稍有区别。《灵枢》中所述的十五别络是指十二经脉和督、任二脉各有一别络，再加上脾之大络，合为十五别络。《难经·二十六难》认为："经有十二，络有十五，余三络者，是何等络也？然：有阳络，有阴络，有脾

之大络。阳络者，阳跷之络也；阴络者，阴跷之络也，故络有十五焉。"目前一般以《灵枢》所载为依据。

十五别络名称以其别出处穴位而命名。具体如下：

手太阴经别络——列缺，手少阴经别络——通里，手厥阴经别络——内关，手太阳经别络——支正，手阳明经别络——偏历，手少阳经别络——外关，足太阳经别络——飞扬，足少阳经别络——光明，足阳明经别络——丰隆，足太阴经别络——公孙，足少阴经别络——大钟，足厥阴经别络——蠡沟，督脉别络——长强，任脉别络——鸠尾，脾之大络——大包。

十五别络的循行分布也有一定规律。其中十二经脉的别络主要分布在四肢部，从肘、膝以下分出，表里两经的别络相互联络——阴经的别络走向与其相为表里的阳经，阳经的别络走向与其相为表里的阴经。少数别络亦进入胸腹腔，联系内脏。任脉之别络分布于腹部，督脉之别络分布于背部，脾之大络分布在胸胁部。

十五别络的起止和循行部位有一定的特点，正如《洄溪脉学》所说："十五络者，经脉之联属也。其端各从经脉而发，头绪散漫不一，非若经脉之如环无端也。以其斜行左右，遂名曰络。"

2. 经别　十二经别即别行的正经，就是从十二经脉别行分出，循行于胸、腹及头部的重要支脉。

十二经别的循行都是从十二经脉循行于四肢的部分（多为肘、膝以上）别出（称为"离"），走入体腔脏腑深部（称为"入"），然后浅出体表（称为"出"）而上头面，阴经的经别合入阳经的经别而分别注入六阳经脉（称为"合"）。所以，十二经别的循行特点可用"离、合、出、入"来概括。

3. 经筋　经筋是十二经脉连属于筋肉的体系，其功能活动有赖于经络气血的濡养，并受十二经脉调节，所以也划分为十二个系统，称为"十二经筋"。

4. 皮部　皮部是指体表的皮肤按经络的分布部位分区。十二经脉及其所属络脉在体表有一定的分布范围与之相应，全身的皮肤也就划分为十二个部分，称十二皮部。正如《素问·皮部论》所说："欲知皮部，以经脉为纪。""凡十二经络脉者，皮之部也。"因此，皮部就是十二经脉及其所属络脉在皮表的分区，也是十二经脉之气的散布所在。

第三节　经络的生理功能

经络是人体结构的重要组成部分，具有十分重要的生理功能。构成经络的物质基础主要是气、血、阴、阳，其中与气关系最为密切，所以将构成经络系统和维持经络功能活动的最基本物质称为经络之气，或分别称之为经气、络气。经络之气来源于元气、宗气、营气和卫气，是人体真气的一部分。当然，经络的结构和功能活动也离不开气血阴阳。由于气血阴阳的共同作用，经络才具有多种生理功能。

一、经络的基本功能

以十二经脉为主体的经络系统具有以下四个方面的基本功能。

1. 联络组织器官，沟通表里上下 人体由内脏、五体、五官九窍等组织器官构成，它们虽各有不同的生理功能，但又共同进行着有机整体活动。这种相互联系与有机配合，主要依靠经络的联络、沟通作用而实现。具体体现在以下三个方面：

（1）经络在内脏之间的联系：十二经脉中每一经都分别属络一脏一腑，这是脏腑相合的主要结构基础。有些经脉除属络脏腑外，还能联系其他一些脏腑。如足阳明胃经的经别"上通于心"，足太阴脾经"注心中"，足少阳胆经的经别"贯心"，足少阴肾经"络心"，足少阴肾经"贯肝"，手少阴心经"却上肺"，足少阴肾经"入肺"，足厥阴肝经"注肺中"，手太阳小肠经"抵胃"，足厥阴肝经"夹胃"，手太阴肺经"循胃口"，这样就形成了脏腑之间的多种联系。

（2）经络在内脏与五体之间的联系：十二经脉内联于脏腑，外络于皮肉筋骨等组织器官，所以《灵枢·海论》说："夫十二经脉者，内属于腑脏，外络于肢节。"这就使内脏与五体之间通过经脉的沟通而联系起来。

（3）经络在内脏与五官九窍之间的联系：十二经脉内联于脏腑，而有些经脉在体表的循行中可以分布到五官九窍，如手太阳小肠经"入耳中"，手少阳三焦经"从耳后入耳中，出走耳前"，足少阳胆经也"从耳后入耳中，出走耳前"，足太阳膀胱经"至耳上角"，手少阴心经"系目系"，手太阳小肠经至"目锐眦""目内眦"，足太阳膀胱经"起于目内眦"，手少阳三焦经"至目锐眦"，足少阳胆经"起于目锐眦"，足厥阴肝经"连目系"，手阳明大肠经"夹口"，足阳明胃经"夹口环唇"，足厥阴肝经"环唇内"，手阳明大肠经"夹鼻孔"，足阳明胃经"起于鼻"，手太阳小肠经"抵鼻"，足太阴脾经"连舌本，散舌下"，足少阴肾经"夹舌本"，足少阳胆经"绕毛际"，足厥阴肝经"入毛中，过阴器"，督、任、冲三脉均"下出会阴"。由此可见，五官九窍与内脏之间也是通过经脉沟通而联系起来的。

2. 通行气血阴阳 人体各个组织器官不仅以气血阴阳为基本物质所构成，而且还必须依赖气血阴阳的濡养、温煦等作用，才能维持正常生理活动，而气血阴阳之所以能通达全身，则有赖于经络沟通与传注。所以《灵枢·本脏》说："经脉者，所以行血气而营阴阳，濡筋骨、利关节者也。"清·徐大椿《洄溪脉学》认为奇经"各施前后上下之阴阳血气"。血液之循环于全身，气在人身之升降出入运动，肾阴、肾阳与各脏腑阴阳相通，以及津液之输布于全身等，都属于经络这一生理功能。

3. 感应与传递信息 感应与传导是指经络对于机体内外各种刺激所产生的感应，通过传导作用，将其内外上下传递的生理功能。经络循行分布于人体各组织器官，沟通表里上下，犹如机体的信息传导网，具有传递各种信息的作用。当肌表受到某种刺激时，这种刺激量就沿着经络传导于体内有关脏腑，使该脏腑功能发生变化，如针刺疗法中"得气"

现象，就是这一功能表现之一。而体内某种刺激使该脏腑功能活动发生变化，也可以通过经络传导而反映于体表。这是诊断上"有诸内必形诸外"的主要结构基础和生理基础。

4. 调节机能活动　人体内脏、五体、五官九窍等组织器官虽各有不同的生理功能，但又保持着协调统一，形成一个有机整体。经络在沟通、传导功能基础上，通过经气的作用，又能调节机能活动，使人体复杂的生理功能互相协调，保持相对平衡状态。当人体发生疾病时，机体的正常平衡状态被破坏，即可运用针灸等治法以激发经气的调节作用，促使人体机能活动恢复到正常平衡状态。可见经络调节机能活动的作用是针灸疗法治病的主要生理机制。

二、奇经八脉的功能特点

奇经八脉错综贯穿在十二经脉之间，并与某些内脏器官相联系，故具有如下功能特点。

1. 加强十二经脉的联络与沟通　十二经脉本身有流注次序连接，有阴阳表里联系等，而奇经八脉纵横交错地循行分布于十二经脉之间，具有加强正经之间联络与沟通的作用，从而形成了经脉之间的多种联系，更加密切了经络与周身各组织器官之间的关系。例如督脉能联系手、足三阳经，手、足三阳经都交会于督脉大椎穴；任脉能联系手、足三阴经，足三阴经都交会于任脉关元穴、中极穴。督、任二脉同起于胞中，并在口唇部位相连接，加之督脉在头顶部位与足厥阴肝经相会合，这样就构成了十四经脉整体循行系统。又如冲脉"从气街部起与足少阴经并行，夹脐上行，散布于胸中"，与足少阴、足阳明经密切联系；带脉横绕腰腹，联系着纵行于躯干的足六经；阴跷、阴维脉与手、足三阴经有联系，阳跷、阳维脉与手、足三阳经有联系。

2. 调节十二经脉中的气血与阴阳　经络具有通行气血阴阳的功能，其中以十二经脉为主要通道，而奇经八脉错综贯穿在十二经脉之间，起着调节其气血阴阳的作用。当正经中气血阴阳充盛时，则流入奇经而贮蓄之，当人体生理活动需要或正经气血阴阳不足时，奇经就将所贮蓄之气血阴阳渗灌于正经而供应人体生理活动之需要。所以古人把正经比作江河，奇经比作湖泊，就是指这种作用而言。例如督脉能总督一身之阳气，称为阳脉之海；任脉能总任一身之阴气，称为阴脉之海；冲脉能容纳十二经脉之血，是调节血液运行要道，故称为"血海""十二经脉之海"；阴跷脉、阳跷脉与阴维脉、阳维脉均与一身之阴阳有关。

3. 参与女性的特殊生理活动　女性的特殊生理包括经、带、胎、产等，与肝、肾等内脏密切相关，而奇经八脉中的督、任、冲、带四脉也参与了这些特殊生理活动。督脉起于胞中，上行入脑，在下连属于肾，故其功能除与脑髓有关外，主要参与肾脏生殖功能（包括男性）。任脉起于胞中，与女子经、胎、产关系密切，故任脉通而月事以时下，并有"任主胞胎"之说。冲脉起于胞中，为血海，与月经和生殖功能有关。带脉能约束纵行诸脉，故可固护胎儿和主司带下。

三、十五别络的功能特点

十五别络是从经脉分出的小的分支，大多分布于体表。从别络分出的细小络脉称为孙络。别络对全身无数细小络脉起着主导作用。经脉分出别络，别络分出孙络，这样从粗到细，愈分愈小，遍布周身，起着渗灌气血阴阳以濡养、温煦全身各组织器官的作用。别络具有如下功能特点。

1. 加强十二经脉表里两经间在肢体的联系　十五别络中的十二经别络从十二经脉分出，阳经的别络各走向与其相表里的阴经，阴经的别络各走向与其相表里的阳经，从而加强了表里两经之间在肢体的联系。清·冯兆张《冯氏锦囊秘录》说："络脉者，本经之旁支而别出，以联络于十二经者也。"虽然有些别络可进入胸腹腔和内脏，但无固定的属络关系。

2. 加强十四经脉与躯体组织之间的联系　十五别络中的十二经别络除沟通表里两经外，又都有一定的循行分布部位，直接与肢体的某些组织相联系。其余三别络都分布在躯干部，督脉的别络散布在背部，任脉的别络散布在腹部，脾之大络散布在胸胁部。由此可见，十五别络广泛散布于四肢和躯干部，加强了十四经脉与躯体组织之间的联系。

四、经别、经筋、皮部的功能特点

1. 经别的功能特点　经别的循行加强了十二经脉中相为表里的两条经脉在体内的联系；加强了十二经脉对头面的联系；加强了体表与体内、四肢与躯干的向心性联系；加强了足三阴、足三阳经脉与心脏的联系。

2. 经筋的功能特点　经筋的主要功能是约束骨骼，有利于关节屈伸运动，正如《素问·痿论》所说："宗筋主束骨而利机关也。"

3. 皮部的功能特点　皮部的功能主要为抗御外邪，感应和传递相关信息。当外邪侵犯时，位于人体浅表的皮部和布散流行于皮部的卫气即发挥其抗御作用；皮部又分属于"内属于腑脏"的十二经脉，所以脏腑、经络病变也能反映到相应的皮部。

第四节　常用穴位简介

一、手太阴肺经

1. 尺泽（LU5）合穴
【定位】在肘横纹中，肱二头肌腱桡侧凹陷处。
【主治】咳嗽、气喘、咳血、咽喉肿痛等肺系实热性病症；肘臂挛痛；急性吐泻；中暑、小儿惊风等急症。

2. 列缺（LU7）络穴；八脉交会穴（通于任脉）

【定位】桡骨茎突上方，腕横纹上 1.5 寸，当肱桡肌与拇长展肌腱之间。简便取穴法：两手虎口自然平直交叉，一手食指按在另一手桡骨茎突上，食指尖下凹陷中是穴。

【主治】咳嗽、气喘、咽喉肿痛等肺系病症；头痛、牙痛、项部强痛、口眼歪斜等头项部疾患。

3. 少商（LU11）井穴

【定位】拇指桡侧指甲根角旁 0.1 寸。

【主治】咽喉肿痛、鼻衄、热病、昏迷等肺系实热证；癫狂。

二、手阳明大肠经

1. 合谷（LI4）原穴

【定位】在手背，第一、二掌骨间，当第二掌骨桡侧的中点处。简便取穴法：以一手的拇指指间关节横纹放在另一手拇、食指之间的指蹼缘上，当拇指尖下是穴。

【主治】头痛、目赤肿痛、牙痛、鼻衄、口眼歪斜、耳聋等头面五官诸疾；发热恶寒等外感病症，热病无汗或多汗；经闭、滞产等妇产科病症。

2. 手三里（LI10）

【定位】在阳溪与曲池连线上，肘横纹下 2 寸处。

【主治】手臂无力、上肢不遂等上肢病症；腹痛、腹泻；齿痛、颊肿。

3. 曲池（LI11）合穴

【定位】屈肘成直角，在肘横纹外侧端与肱骨外上髁连线中点。

【主治】手臂痹痛、上肢不遂等上肢病症；热病；高血压；癫狂；腹痛、吐泻等胃肠病症；咽喉肿痛、齿痛、目赤肿痛等五官热性病症；瘾疹、湿疹、瘰疬等皮外科疾患。

4. 迎香（LI20）

【定位】在鼻翼外缘中点旁开约 0.5 寸，当鼻唇沟中。

【主治】鼻塞、鼻衄、口眼歪斜等局部病症；胆道蛔虫症。

三、足阳明胃经

1. 四白（ST2）

【定位】目正视，瞳孔直下，当眶下孔凹陷处。

【主治】目赤痛痒、面痛、目翳等目疾；口眼歪斜、三叉神经痛、面肌痉挛等面部病症；头痛、眩晕。

2. 天枢（ST25）大肠之募穴

【定位】脐中旁开 2 寸。

【主治】腹痛、腹胀、便秘、泄泻、痢疾等肠胃病症；月经不调、痛经等妇科疾患。

3. 足三里（ST36）合穴；胃下合穴

【定位】犊鼻穴下3寸，胫骨前嵴外一横指处。

【主治】胃痛、呕吐、噎膈、腹胀、泄泻、便秘、痢疾等胃肠病症；下肢痿痹；癫狂等心神病；乳痈、肠痈等外科疾患；虚劳诸证，为强壮保健要穴。

4. 丰隆（ST40）络穴

【定位】外踝尖上8寸，条口穴外1寸，胫骨前嵴外两横指处。

【主治】头痛、眩晕；癫狂；咳嗽痰多等痰饮病症；腹胀、便秘；下肢痿痹。

5. 解溪（ST41）经穴

【定位】足背踝关节横纹中央凹陷处，当拇长伸肌腱与趾长伸肌腱之间。

【主治】下肢痿痹、踝关节病、足下垂等下肢、踝关节疾患；头痛、眩晕；癫狂；腹胀、便秘。

6. 内庭（ST44）荥穴

【定位】足背第二、三趾间缝纹端。

【主治】齿痛、咽喉肿痛、鼻衄等五官热性病症；热病；吐酸、泄泻、痢疾、便秘等胃肠病症；足背肿痛、跖趾关节痛。

四、足太阴脾经

1. 公孙（SP4）络穴；八脉交会穴（通于冲脉）

【定位】当第一跖骨基底部的前下方，赤白肉际处。

【主治】胃痛、呕吐、腹痛、泄泻、痢疾等脾胃肠腑病症；心烦失眠、发狂等神志病症；逆气里急、气上冲心（奔豚气）等冲脉病症。

2. 三阴交（SP6）

【定位】内踝尖上3寸，胫骨内侧面后缘。

【主治】肠鸣、腹胀、腹泻等脾胃虚弱诸证；月经不调、痛经、带下、难产、阴挺、不孕等妇产科病症；遗精、阳痿、遗尿、水肿等生殖泌尿系统疾患；失眠、多梦、高血压、中风；下肢痿痹；阴虚诸证。

3. 阴陵泉（SP9）合穴

【定位】胫骨内侧髁下方凹陷处。

【主治】腹胀、腹泻、水肿、黄疸、小便不利等脾不运化水湿病症；膝痛。

4. 血海（SP10）

【定位】屈膝，在髌骨内上缘上2寸，当股四头肌内侧头的隆起处。

【主治】月经不调、痛经、崩漏、闭经等月经病；瘾疹、湿疹、丹毒等血热性皮肤病。

五、手少阴心经

1. 神门（HT7）原穴；输穴

【定位】腕横纹尺侧端，尺侧腕屈肌腱的桡侧凹陷处。

【主治】心痛、心烦、惊悸、怔忡、不寐、健忘、痴呆、癫狂痫等心与神志病症；高血压；胸胁痛。

2. 少冲（HT9）井穴

【定位】小指桡侧指甲根角旁0.1寸。

【主治】心悸、心痛、癫狂、昏迷等心及神志病症；热病；胸胁痛。

六、手太阳小肠经

1. 少泽（SI1）井穴

【定位】小指尺侧指甲根角旁0.1寸。

【主治】乳痈、乳汁少等乳疾；昏迷、热病等急症、热证；头痛、目翳、咽喉肿痛等头面五官病症。

2. 后溪（SI3）输穴；八脉交会穴（通于督脉）

【定位】微握拳，第五掌指关节后尺侧的远侧掌横纹头赤白肉际处。

【主治】头项强痛、腰背痛、手指及肘臂等痛症；耳聋、目赤；癫狂痫；疟疾。

3. 听宫（SI19）

【定位】耳屏前，下颌骨髁状突的后方，张口时呈凹陷处。

【主治】耳鸣、耳聋、聤耳等耳疾；齿痛。

七、足太阳膀胱经

1. 睛明（BL1）

【定位】目内眦角稍内上方凹陷处。

【主治】目赤肿痛、流泪、视物不明、目眩、近视、夜盲、色盲等目疾；急性腰扭伤、坐骨神经痛；心动过速。

2. 攒竹（BL2）

【定位】眉头凹陷中，约在目内眦直上。

【主治】头痛、眉棱骨痛、眼睑下垂、口眼歪斜、目视不明、流泪、目赤肿痛等眼部病症；呃逆。

3. 肺俞（BL13）肺之背俞穴

【定位】第三胸椎棘突下，旁开1.5寸。

【主治】咳嗽、气喘、咳血等肺疾；盗汗、骨蒸潮热等阴虚病症。

4. 肾俞（BL23）肾之背俞穴

【定位】第二腰椎棘突下，旁开 1.5 寸。

【主治】头晕、耳鸣、耳聋、腰酸痛等肾虚病症；遗尿、遗精、阳痿、早泄、不育等生殖泌尿系疾患；月经不调、带下、不孕等妇科病症。

5. 大肠俞（BL25）大肠之背俞穴

【定位】第四腰椎棘突下，旁开 1.5 寸。

【主治】腰腿痛；腹痛、腹胀、肠鸣、泄泻、便秘等胃肠病症。

6. 承扶（BL36）

【定位】臀横纹的中点。

【主治】腰、骶、臀、股部疼痛；痔疾。

7. 委中（BL40）合穴；膀胱下合穴

【定位】腘横纹中点，当股二头肌肌腱与半腱肌肌腱的中间。

【主治】腰背痛、下肢痿痹等腰及下肢病症；腹痛、急性吐泻；小便不利、遗尿；丹毒。

8. 承山（BL57）

【定位】腓肠肌两肌腹之间凹陷的顶端处，约在委中与昆仑之间中点。

【主治】腿痛拘急、疼痛；痔疾。

9. 昆仑（BL60）

【定位】外踝尖与跟腱之间的凹陷处。

【主治】后头痛、项强、腰骶疼痛、足踝肿痛等痛症；癫痫；滞产。

10. 至阴（BL67）井穴

【定位】足小趾外侧趾甲根角旁 0.1 寸。

【主治】胎位不正、滞产；头痛、目痛；鼻塞、鼻衄。

八、足少阴肾经

1. 涌泉（KI1）井穴

【定位】足趾跖屈时，约当足底（去趾）前 1/3 凹陷处。

【主治】昏厥、中暑、小儿惊风、癫狂痫等急症及神志疾患；头痛、头晕、目眩、失眠；咳血、咽喉肿痛、喉痹等肺系病症；大便难、小便不利；奔豚气；足心热。

2. 太溪（KI3）输穴；原穴

【定位】内踝高点与跟腱后缘连线的中点凹陷处。

【主治】头痛、目眩、失眠、健忘、遗精、阳痿等肾虚病症；咽喉肿痛、齿痛、耳鸣、耳聋等阴虚性五官病症；咳嗽、气喘、咳血、胸痛等肺部疾患；消渴、小便频数、便秘；月经不调；腰脊痛，下肢厥冷。

3. 复溜（KI7）经穴

【定位】太溪直上 2 寸，当跟腱的前缘。

【主治】水肿、汗证等津液输布失调疾患；腹胀、腹泻等胃肠疾患；腰脊强痛、下肢痿痹。

九、手厥阴心包经

1. 曲泽（PC3）合穴

【定位】肘微屈，肘横纹中，肱二头肌腱的尺侧缘。

【主治】心悸、善惊等心系病症；胃痛、呕血、呕吐等热性胃病；暑热病；肘臂挛痛。

2. 间使（PC5）经穴

【定位】腕横纹上 3 寸，掌长肌腱与桡侧腕屈肌腱之间。

【主治】心痛、心悸等心疾；胃痛、呕吐等热性胃病；热病、疟疾；癫狂痫。

3. 内关（PC6）络穴；八脉交会穴（通于阴维脉）

【定位】腕横纹上 2 寸，掌长肌腱与桡侧腕屈肌腱之间。

【主治】心痛、胸闷、心动过速或过缓等心疾；胃痛、呕吐、呃逆等胃腑病症；中风；失眠、郁证、癫狂痫等神志病症；眩晕症；肘臂挛痛。

4. 劳宫（PC8）荥穴

【定位】掌心横纹中，第 2、3 掌骨之间。简便取穴法：握拳，中指尖下是穴。

【主治】中风昏迷、中暑等急症；心痛、烦闷、癫狂痫等神志疾患；口疮、口臭；鹅掌风。

5. 中冲（PC9）井穴

【定位】中指尖端的中央。

【主治】中风昏迷、舌强不语、中暑、昏厥、小儿惊风等急症。

十、手少阳三焦经

1. 外关（TE5）络穴；八脉交会穴（通于阳维脉）

【定位】腕背横纹上 2 寸，尺骨与桡骨正中间。

【主治】热病；头痛、目赤肿痛、耳鸣、耳聋等头面五官病症；瘰疬；胁肋痛；上肢痿痹不遂。

2. 支沟（TE6）经穴

【定位】腕背横纹上 3 寸，尺骨与桡骨正中间。

【主治】便秘；耳鸣、耳聋；暴喑；瘰疬；胁肋痛；热病。

3. 翳风（TE17）

【定位】乳突前下方与下颌角之间的凹陷处。

【主治】耳鸣、耳聋等耳疾；口眼歪斜、面风、牙关紧闭、颊肿等面、口病症；瘰疬。

十一、足少阳胆经

1. 风池（GB20）

【定位】胸锁乳突肌与斜方肌上端之间的凹陷中，平风府穴。

【主治】中风、癫痫、头痛、眩晕、耳鸣、耳聋等内风所致的病症；感冒、鼻塞、衄血、目赤肿痛、口眼歪斜等外风所致的病症；颈项强痛。

2. 肩井（GB21）

【定位】肩上，大椎穴与肩峰连线的中点上。

【主治】颈项强痛、肩背疼痛、上肢不遂；难产、乳痈、乳汁不下等妇产科及乳房疾患；瘰疬。

3. 环跳（GB30）

【定位】侧卧屈股，当股骨大转子高点与骶管裂孔连线的外 1/3 与内 2/3 交点处。

【主治】腰胯疼痛、下肢痿痹、半身不遂等腰腿疾患；风疹。

4. 阳陵泉（GB34）合穴；胆下合穴；八会穴之筋会

【定位】腓骨小头前下方凹陷中。

【主治】黄疸、胁痛、口苦、呕吐、吞酸等肝胆犯胃病症；膝肿痛、下肢痿痹及麻木等下肢、膝关节疾患；小儿惊风。

十二、足厥阴肝经

1. 行间（LR2）荥穴

【定位】足背，当第一、二趾间趾蹼缘上方纹头处。

【主治】中风、癫痫、头痛、目眩、目赤痛、青盲、口歪等肝经风热病症；月经不调、痛经、闭经、崩漏、带下等妇科经带病症；阴中痛、疝气；遗尿、癃闭、五淋等泌尿系病症；胸胁满痛。

2. 太冲（LR3）输穴；原穴

【定位】足背，第一、二跖骨结合部之前凹陷中。

【主治】中风、癫狂痫、小儿惊风；头痛、眩晕、耳鸣、目赤肿痛、口眼歪斜、咽痛等肝经风热病症；月经不调、痛经、闭经、崩漏、带下等妇科经带病症；黄疸、胁痛、腹胀、呕逆等肝胃病症；遗尿、癃闭；下肢痿痹、足跗肿痛。

十三、督脉

1. 命门（GV4）

【定位】后正中线上，第二腰椎棘突下凹陷中。

【主治】腰脊强痛、下肢痿痹；月经不调、赤白带下、痛经、经闭、不孕等妇科病症；遗精、阳痿、精冷不育、小便频数等男性肾阳不足性病症；小腹冷痛、腹泻。

2. 大椎（GV14）

【定位】后正中线上，第七颈椎棘突下凹陷中。

【主治】热病、疟疾、发热恶寒、咳嗽、气喘等外感病症；骨蒸潮热；癫狂痫、小儿惊风等神志病症；项强、脊痛；风疹、痤疮。

3. 百会（GV20）

【定位】后发际正中直上7寸，或当头部正中线与两耳尖连线的交点处。

【主治】痴呆、中风、失语、失眠、健忘、癫狂痫、癔病等神志病症；头风、头痛、眩晕、耳鸣等头面病症；脱肛、阴挺、胃下垂等气不固摄而致的下陷性病症。

4. 素髎（GV25）

【定位】鼻尖正中。

【主治】昏厥、惊厥、新生儿窒息、休克、呼吸衰竭等急危重症；鼻塞、鼻衄、鼻渊等鼻病。

十四、任脉

1. 中极（CV3）膀胱之募穴

【定位】前正中线上，脐下4寸。

【主治】遗尿、小便不利、癃闭等泌尿系病症；遗精、阳痿、不育等男科病症；月经不调、崩漏、阴挺、阴痒、不孕、产后恶露不尽、带下等妇科病症。

2. 关元（CV4）小肠之募穴

【定位】前正中线上，脐下3寸。

【主治】中风脱证、虚劳冷惫、羸瘦无力等元气虚损证；少腹疼痛、疝气；腹泻、痢疾、脱肛、便血等肠腑病症；五淋、尿血、尿闭、尿频等泌尿系病症；遗精、阳痿、早泄、白浊等男科病；月经不调、痛经、闭经、崩漏、带下、阴挺、恶露不尽、胞衣不下等妇科病症。

3. 神阙（CV8）

【定位】脐窝中央。

【主治】虚脱、中风脱证等元阳暴脱证；腹痛、腹胀、腹泻、痢疾、便秘、脱肛等肠腑病症；水肿、小便不利。

4. 中脘（CV12）胃之募穴；八会穴之腑会

【定位】前正中线上，脐上4寸，或脐与胸剑联合连线的中点处。

【主治】胃痛、腹胀、纳呆、呕吐、吞酸、呃逆、小儿疳积等脾胃病症；黄疸；癫狂、脏躁。

5. 膻中（CV17）心包之募穴；八会穴之气会

【定位】前正中线上，平第4肋间隙，或两乳头连线与前正中线的交点处。

【主治】咳嗽、气喘、胸闷、心痛、噎膈、呃逆等胸中气机不畅的病症；乳少、乳痈、乳癖等乳部疾患。

十五、常用奇穴

1. 四神聪（EX－HN1）

【定位】在头顶部，当百会前后左右各1寸，共4穴。

【主治】中风、头痛、眩晕、失眠、癫痫、狂乱；目疾。

2. 印堂（EX－HN3）

【定位】在额部，当两眉头的中间。

【主治】痴呆、痫证、失眠、健忘；头痛、眩晕；鼻渊、鼻衄；小儿急慢惊风、产后血晕、子痫。

3. 太阳（EX－HN5）

【定位】在颞部，当眉梢与目外眦之间，向后约一横指的凹陷处。

【主治】头痛；目疾；面瘫。

4. 金津、玉液（EX－HN12、EX－HN13）

【定位】在口腔内，当舌下系带左右两侧的静脉上，左为金津，右为玉液。

【主治】口疮、舌强、舌肿；呕吐、消渴。

5. 十宣（EX－UE11）

【定位】在手十指尖端，距指甲游离缘0.1寸，左右共10穴。

【主治】昏迷，晕厥；高热，中暑；癫痫，癔病；小儿惊厥；咽喉肿痛。

6. 胆囊（EX－LE6）

【定位】在小腿外侧上部，当腓骨小头前下方凹陷处（阳陵泉）直下2寸。

【主治】急慢性胆囊炎、胆石症、胆道蛔虫症等胆腑病症；下肢麻痹。

7. 阑尾（EX－LE7）

【定位】在小腿前侧上部，当犊鼻穴下5寸，胫骨前缘旁开一横指。

【主治】急慢性阑尾炎；消化不良；下肢痿痹。

第六章　病　因

　　病因即致病因素，又称为病原（古作"病源"）、病邪等，泛指能破坏人体相对平衡状态而导致疾病的原因。

　　导致疾病的原因多种多样，包括六淫、疫气、七情内伤、饮食失宜、劳逸过度、痰饮、瘀血、结石、外伤、寄生虫、药邪以及先天因素、医源因素等。历代医家均重视研究致病因素的来源、性质和致病特点，提出了不同的病因分类方法。《黄帝内经》有阴阳分类法和三部分类法，其中阴阳分类法影响最大，即把风、雨、寒、暑等外来病因归属于阳，把饮食、居处、喜怒等归属于阴。汉代张仲景的《金匮要略》在《灵枢·百病始生》的"喜怒不节则伤脏，风雨则伤上，清湿则伤下"三部分类法的基础上，将疾病的发生概括为三个途径，即把经络受邪入脏腑归属于内所因，把病变局限于四肢九窍等相对浅表部位的致病原因归属于外皮肤所中，把房室、金刃、虫兽所伤归属于第三类。晋·陶弘景在《肘后百一方》中提出"三因论"，即"一为内疾，二为外发，三为他犯"。宋·陈无择在前人病因分类的基础上，明确地提出外因、内因、不内外因的"三因学说"，即六淫侵袭为外所因，七情所伤为内所因，饮食劳倦、跌仆金刃以及虫兽所伤不内外因。近年来中医学术界综合了历代医家对病因分类的认识，将病因分为外感病因、内伤病因、病理产物性病因和其他病因四类，即将六淫、疫气归属于外感病因，七情内伤、饮食失宜、劳逸过度归属于内伤病因，痰饮、瘀血、结石归属于病理产物性病因，外伤、寄生虫以及先天因素、医源因素、药邪因素归属于其他因素。

　　中医临床探求病因的方法主要有两种：一是直接询问发病原因，如详细询问病人是否感受外邪、有无情志因素及外伤、有无接触传染因素等。这种方法简便易行，但实际应用时常受到较多因素的限制或干扰。二是辨证求因，即以疾病的临床表现为依据，通过对疾病症状和体征的综合分析来推求致病因素，这种方法又称"审证求因"。

　　中医病因学说是研究致病因素的性质、致病特点及其临床表现的系统理论。中医认识病因不仅注重研究病因的性质和致病特点，同时立足于探讨各种病因所引起的临床表现，如此才能准确地寻求致病原因，进行正确的诊断和治疗。

第一节　外感病因

　　外感病因是指来自外界，从皮毛肌腠或从口鼻等体表部位侵入人体，引起外感病的致病因素，亦称之为"外邪"。外感病一般发病较急，初起多表现为恶寒发热、头痛身痛等表证症状。外感病因包括六淫、疫气。

一、六淫

风、寒、暑、湿、燥、热（火）六气，是自然界六种不同的正常气候变化，是万物生、长、化、收、藏的必要条件，也可以直接或间接地影响人体之气的消长变化。人们在生活实践中逐步认识到六气变化的规律，并通过自身的调节机制产生一定的适应能力，因此正常的六气变化一般不会使人致病。

六淫，即风、寒、暑、湿、燥、热（火）六种外感病邪的统称。六淫之名，首见于《三因极一病证方论·外所因论》，"夫六淫者，寒、暑、燥、湿、风、热是也"。当气候变化异常，六气发生太过或不及，或非其时而有其气，如春天当温而反寒，秋季当凉而反热；或气候变化过于急骤，如暴寒暴热，超过了一定的限度，使人体不能与之适应，就会导致疾病的发生。这种风、寒、暑、湿、燥、热（火）气候的异常变化，一旦作为外感病邪侵入人体而致病，便称为"六淫"。当然异常气候变化并非使所有的人都会发病。有的人正气充足，身体健壮，能抵抗这种异常的气候变化就不发病；而有的人正气不足，身体虚弱，不能抵抗这种异常变化就会发生疾病。另一方面，即使是基本正常的六气变化，有的人因正气不足，体质较弱，适应能力低下，也会导致疾病发生。

六淫致病的共同特点：①外感性：六淫之邪来源于自然界，多从肌表、口鼻侵犯人体而发病，故六淫所致之病为外感病。例如风湿伤于皮腠，温邪自口鼻而入等。六淫致病的初起阶段，每以恶寒发热、舌苔薄白、脉浮为主要临床特征，称为表证。表证不除，多由表及里，由浅入深传变。②季节性：六淫致病多与季节气候变化密切相关。例如春季多风病，夏季多暑病，长夏多湿病，秋季多燥病，冬季多寒病等。③环境性：六淫致病常与生活、工作的地区和环境有关。例如西北高原地区多寒病、燥病；东南沿海地区多热病、湿病。生活、工作环境过于潮湿，使人多患湿病；高温环境作业者，则易患火、热、燥病。④相兼性：六淫既可单独侵袭人体发病，又可两种以上邪气相兼同时侵犯人体而致病。例如风热感冒、风寒湿痹、寒湿困脾等。⑤转化性：六淫致病在一定的条件下，其证候的病理性质可发生转化。例如感受风寒之邪一般可表现为风寒表证，但也有的表现为风热表证。在疾病的发展过程中也可以从初起的风寒表证转变为里热证。引起六淫致病发生转化的条件，主要为六淫侵入机体过久，失于治疗以及治疗不当，或病人体质的原因。

风、寒、暑、湿、燥、热（火）又各自具有不同的性质和致病特点，因此邪气的阴阳属性亦有所区别。风、暑、热（火）为阳邪，寒、湿为阴邪。对燥邪阴阳属性的认识意见不一致，多数观点认为，燥邪虽多见于秋季（秋属阴），但"水流湿，火就燥……各从其类"（《易·乾》），因其与暑、热（火）同样具有损伤津液的特点，又以温燥较为常见，故属阳邪。

中医常用"取象比类"的方法认识六淫的性质和致病特点，如自然界的风轻扬开泄，善行数变，动摇不定，因此当人体出现汗出恶风、病位游移、发病迅速、变化无常、肢体动摇等症状时，则认为可能是感受了风邪；自然界的湿气，重浊黏滞，质重趋下，因此当人体出现头身沉重、排泄物和分泌物秽浊黏滞不爽、下肢水肿等症状时，则认为可能是感受了湿邪等。

六淫的性质和致病特点，常作为外感病辨证求因的理论依据。邪气性质反映其基本特征，由于邪气性质不同，致病特点因之而异，故分析病因时通常以性质变化来推论致病特点。

六淫致病从现代科学角度来看，除气候因素外，还包括病原微生物（如细菌、病毒等）、物理、化学等多种致病因素作用于机体所引起的病理反应。

六淫属外感病的致病因素，称之为外邪，属于病因范畴。在疾病变化过程中，由于脏腑经络、气血阴阳失调所致的类似于风、寒、湿、燥、热（火）致病特点的五种病理变化，虽与风、寒、湿、燥、火邪相似，但不是外来之邪，为病自内生，故称为"内生五邪"，即内风、内寒、内湿、内燥、内火，属于综合性的病机。其详细内容，将在病机"内生五邪"中予以介绍。

（一）风邪

春季为风木当令的季节，风为春季的主气，故风邪致病，多见于春季，但四时皆有。风邪多从皮毛肌腠侵入人体而产生外风病症。

1. 风邪的性质　风邪以轻扬开泄、善行数变、动摇不定、多兼他邪为基本特性。

风性轻扬开泄，善行数变，动摇不定，故为阳邪。风邪具有轻扬、上浮、外越和发散、疏通、透泄的特征，故有轻扬开泄之性。又来去迅速，易行而无定处，变幻无常，故表现为风性善行数变。风善动不居，其性动摇不定，故《素问·阴阳应象大论》说："风胜则动。"风邪在六淫之中，四季皆有，为患较多，故常兼夹他邪，多与其他邪气杂合伤人。

2. 风邪的致病特点

（1）易于侵袭阳位：阳位是指病位在上、在表，如头面、咽喉、皮肤、腰背等处。风为阳邪，阳邪易袭阳位，故风邪致病常易侵袭人体的头面、咽喉、皮肤、腰背等属于阳的部位。例如风邪循经上扰头面，则头项强痛、口眼歪斜；风邪犯肺，则鼻塞流涕、咽痒咳嗽；风邪外袭，肺失通调，水道不利，风水相搏，则面目浮肿；风邪袭表，则见恶风、发热等表证症状。风性开泄，故风邪客于肤表，使腠理失于固密，则出现汗出、恶风等症状。

（2）病位游移不定：风性善行，故致病有病位游移、行无定处的特点。如风疹、荨麻疹发无定处，此起彼伏；行痹（风痹）之四肢关节游走性疼痛等症状，均属风邪善行的表现。

（3）发病急骤，变化无常：风邪致病具有变化无常和发病急骤，症状时隐时现的特点。例如风疹、荨麻疹之发病较急，时隐时现；小儿风水病短时间会发生头面一身悉肿，均反映风性数变的特点。

（4）肢体异常运动：风性主动，风邪致病具有动摇不定的特点，如因受外伤再感风邪，出现的四肢抽搐、角弓反张、直视上吊等"破伤风"症状。

（5）常为外邪致病的先导：六淫之中，风邪居于首位。由于风邪为患较多，致病极为广泛，因此在外感病邪中是主要的致病因素。风邪常为外邪致病的先导，寒、湿、燥、热等邪气，多依附于风而侵袭人体，如风寒、风热、风湿、风燥、风火等，故又有"风为百病之长""风为百病之始"之称。

（二）寒邪

冬为寒气当令的季节，寒为冬季的主气，故寒邪为病多见于冬季，但也可见于其他季节。此外，贪凉露宿、饮食过于寒凉、吹空调冷风等，均为感受外寒的途径。

外寒致病根据寒邪侵犯部位的深浅有伤寒、中寒之别。寒邪伤于肌表，郁遏卫阳，称为"伤寒"；寒邪直中于里，伤及脏腑阳气，称为"中寒"。

1. 寒邪的性质 寒邪具有寒凉、凝滞、收引的基本特性。

寒邪属于阴邪，其性寒凉。凝滞，凝结停滞之谓。寒则凝结、停滞，犹如水过于寒凉则凝结成冰，流动停滞。收引，即收缩牵引。寒性有收缩牵引、收引拘急之特征，故《素问·举痛论》说："寒则气收。"

2. 寒邪的致病特点

（1）易伤阳气，表现寒象：寒属阴邪，故寒邪偏盛即为阴邪偏盛，"阴盛则阳病"，阴寒偏盛，最易损伤人体阳气。感受寒邪，阳气受损，失于温煦，故全身或局部可出现明显的寒象。寒邪侵袭肌表，郁遏卫阳，则恶寒；寒邪直中于里，损伤脾阳，则运化升降失常，以致脘腹冷痛、吐泻清稀；若心肾阳虚，寒邪直中少阴，则可见恶寒蜷卧、手足厥冷、下利清谷、精神萎靡、脉微细等。

（2）阻滞气血，多见疼痛：气血津液的运行，有赖阳气的温煦推动。寒性凝滞，寒邪侵入人体，阳气受损，经脉气血失于阳气温煦，则凝结阻滞，涩滞不通，不通则痛，故寒邪伤人多见疼痛症状。感受寒邪所致疼痛的特点，多为局部冷痛，得温则减，遇寒加重。例如寒袭肌表，凝滞经络，则头身疼痛；寒客肢体关节，气血凝滞不畅，发为痛痹（寒痹），肢体关节疼痛剧烈；寒邪直中于里，阻滞气机，则脘腹冷痛或绞痛。

（3）腠理、经脉、筋脉收缩拘急：寒性收引，故寒邪侵袭人体，可使气机收敛，腠理闭塞，经脉收缩而挛急。例如寒袭肌表，则毛窍收缩，故无汗；寒舍经脉，则血脉挛缩，可见脉紧；寒客筋脉，则筋脉收引拘急，可使肢体关节屈伸不利，或冷厥不仁。

（三）暑邪

夏为暑气当令的季节，暑为夏季的主气，独见于夏令，具有明显的季节性。在夏至以后、立秋之前感受自然界中的火热外邪则为暑邪，故《素问·热论》说："先夏至日者为病温，后夏至日者为病暑。"暑邪纯属外邪，只有外感，而无内生，故无内暑之说。

暑邪致病，有伤暑、中暑及暑厥之别。起病缓慢，病情较轻者为伤暑；发病急骤，病情较重者为中暑；伴有神昏、肢冷、抽搐者为暑厥，是暑病中的危证。暑证又有阴阳之分：暑月受热，即为阳暑；暑月感寒，即为阴暑。盛夏之日，气温过高，或烈日暴晒过久，或工作场所闷热，则导致阳暑；暑热时节，过食生冷，或贪凉露宿，或冷浴过久，则导致阴暑。

1. 暑邪的性质　暑邪具有炎热、升散、夹湿的基本特性。

暑为盛夏火热之气，具有炎热之性，故为阳邪。升散，即上升发散。暑热之气上蒸，热蒸气泄，而向外发散，故其性升散。因夏季气候炎热，且多雨潮湿，暑蒸湿动，故暑邪每易兼夹湿邪。

2. 暑邪的致病特点

（1）表现阳热之象：暑为火热之气，具有炎热之性，故暑邪伤人多表现出一派阳热之象，如出现壮热、心烦、面赤、烦躁、脉象洪大等症状。

（2）上犯头目，扰及心神：暑邪具有炎热、升散之性。升，即暑邪易于上犯头目，热扰心神。伤于暑邪，上犯头目，则头昏目眩；暑热之邪，扰动心神，则心烦闷乱而不宁。

（3）易于伤津耗气：暑性升散。散，即暑邪为害，易于发散，故常伤津耗气。暑邪侵犯人体多直入气分，使腠理开泄，津液发散于体表，而致大汗出。汗出过多，一方面耗伤津液，出现口渴喜饮、唇干舌燥、尿少色黄等；另一方面，在大量汗出的同时，往往气随津泄，而导致气虚。故伤于暑者，常可见到气短乏力、倦怠懒言，甚则出现突然昏倒、不省人事等气随津脱之象。

（4）多见暑湿夹杂：暑多夹湿，故暑邪为病，多合湿邪而弥漫机体，见暑湿夹杂证候。临床除发热、烦渴等暑热表现外，常兼见四肢困倦、胸闷呕恶、大便溏泻不爽等湿阻症状。暑湿并存，一般以暑热为主，湿邪次之。暑多夹湿，但并非暑中必定有湿。

（四）湿邪

湿为长夏主气。长夏处于夏秋之交，湿气最盛，空气湿度加大，潮湿充斥，故一年之中长夏多湿病。外湿多因气候潮湿，居处伤湿，以水为事，或涉水淋雨，而使人发病，故四季均可见湿邪为患。

1. 湿邪的性质　湿邪以重浊、黏滞、趋下为基本特性。

湿性类水，水属于阴，故湿为阴邪。湿邪多浑浊不清，故湿性重浊。重，即沉重、重着；浊，秽浊垢腻。湿乃水液弥散浸渍的状态，多黏腻不爽，易于停滞留积，故湿性黏滞。湿性类水，水性趋下，质重下沉，故湿邪伤人有下行趋低之势。

2. 湿邪的致病特点

（1）易于损伤阳气：湿为阴邪，湿胜即阴胜，"阴胜则阳病"，故湿邪为害，易伤阳气，而有"湿胜则阳微"之说。脾为阴土，主运化水湿，却又喜燥而恶湿，对湿邪有着特殊的易感性。湿邪侵袭人体，常先困脾，使脾阳不振，运化无权，水湿停聚，发为泄泻、水肿、小便短少等。由湿邪郁遏使阳气不伸者，当用化气利湿、通利小便的方法，使气机通畅，水道通调，则湿邪可从小便而去，湿去则阳气自通。

（2）易于阻遏气机：湿邪侵及人体，由于其黏腻停滞的特性，故湿邪留滞于脏腑经络，最易阻滞气机，导致气机升降失常的病理变化。湿阻胸膈，气机不畅则胸闷；湿困脾胃，脾胃纳运失职，升降失常，则食少纳呆、脘痞腹胀、便溏不爽、小便短涩。

（3）易于侵袭阴位：湿邪有趋下之性，致病具有易于伤及人体下部的特点。例如水湿所致浮肿以下肢水肿较为多见；小便浑浊、泄泻、下痢、妇女带下等，多由湿邪下注所致。

（4）病程缠绵难愈：湿性黏滞，胶着难解，故起病缓慢隐袭、病程较长、反复发作、缠绵难愈。例如湿温是一种由湿热病邪所引起的外感热病，由于湿邪的特异性，其出现的发热症状时起时伏，缠绵不愈，具有明显的病程长、难以速愈的特点。其他如湿疹、着痹等，亦因其为湿邪所侵而常常反复发作，不易痊愈。

（5）多见头身、肢体困重：湿性重浊，故湿邪致病，其临床症状有沉重的特征，如头身困重、四肢酸楚沉重等。湿邪外袭，遏困清阳，则头重如束布帛；湿邪留滞经络关节，阳气布达不畅，发为着痹（湿痹），可见肢体关节疼痛重着不移、肌肤不仁等。

（6）排泄物和分泌物秽浊不清、黏滞不爽：湿性重浊黏滞，故湿邪为患，易于出现排泄物和分泌物秽浊不清、黏腻不爽的症状。例如湿浊在上，则面垢、眵多；湿滞大肠，则大便溏泻黏腻不爽、下痢脓血黏液；湿浊下注，则小便浑浊涩滞不畅、妇女黄白带下过多；湿邪浸淫肌肤，则可见疮疡、湿疹脓水秽浊等。

（五）燥邪

燥为秋季主气。秋季天气收敛清肃，气候干燥，空气中水分减少，故燥邪虽四季均有，但多见于秋季。燥邪多从口鼻而入侵犯人体，从而产生外燥病症。

燥邪为病，有温燥、凉燥之分。初秋有夏热之余气，久晴无雨，秋阳以曝，则燥与热相结合而侵犯人体，故病温燥。深秋近冬之凉气，西风肃杀，则燥与寒相结合而侵犯人体，故病凉燥。

1. 燥邪的性质 燥邪具有干燥、涩滞的基本特性。

燥从火，火就燥，燥邪具有干燥、涩滞之性，故属阳邪。燥邪性质干燥，易使水分减少，失于润泽，因而涩滞，故《素问玄机原病式·燥类》说："物润则滑泽，干则滞涩，燥湿相反故也。"

2. 燥邪的致病特点

（1）易于耗伤津液：燥性干涩，侵犯人体，最易耗伤人体的津液，出现各种干燥、涩滞不利的症状。例如口干唇燥、鼻咽干燥、皮肤干燥甚则皲裂、毛发干枯不荣、小便短少、大便干结等，故有"燥胜则干"之说。

（2）易于伤肺：燥为秋令主气，与肺相应。肺为娇脏，喜清肃滋润而恶燥。肺主呼吸，开窍于鼻，直接与自然界的大气相通，外合皮毛。而燥邪伤人，多从口鼻而入，故燥邪最易伤肺。燥邪犯肺，使肺津受损，清肃失职，从而出现干咳少痰，或痰黏难咳，或痰中带血，甚则喘息胸痛等。

（六）热（火）邪

热邪，又称温邪、温热之邪。热之极则为火。温、热、火邪三者仅程度不同，没有本质的区别。热邪多属外感，如风热、暑热、湿热等；火则常自内生，多由脏腑阴阳气血失调所致，如心火上炎、肝火炽盛等。但温、热、火邪常相提并论或相互包涵，故不予严格区分，如温热之邪、火热之邪等。温病学中所说的温邪，泛指一切温热邪气。

1. 热（火）邪的性质　热（火）邪具有燔灼、炎上、急迫的基本特性。热（火）邪之性炎热燔灼，蒸腾向上，来势急骤，变化迅速猛烈，故称热（火）邪为阳邪。

2. 热（火）邪的致病特点

（1）表现阳热之象：热（火）为阳邪，其性燔灼，故火热之邪侵犯人体表现为一派阳热之象，可见壮热、面赤、烦躁、舌红、脉洪数等症状。

（2）易于伤津耗气：热（火）邪侵犯人体，因其燔灼蒸腾而消灼煎熬阴津，又逼迫汗液外泄，从而耗伤人体的津液，故热（火）邪致病临床表现除热象显著外，常伴有大汗出、口渴喜饮、咽干舌燥、尿少色黄、大便秘结等津液不足的症状。火热阳邪过盛，功能亢奋，还易于消蚀人体正气，故《素问·阴阳应象大论》有"壮火食气"之说；同时火热之邪迫津外泄，也会导致气随津泄而耗气，因此临床上还可见倦怠乏力、少气懒言等气虚的症状。

（3）主要侵犯人体上部：热（火）邪具有上炎的特点，其致病主要在人体上部。例如风热上扰可见头痛、耳鸣、咽喉红肿疼痛；阳明火盛可见牙痛、齿龈红肿等。

（4）易致生风动血：火热之邪侵犯人体，易于引起肝风内动和血液妄行的病症。火热之邪燔灼肝经，劫耗阴液，使筋脉失养，运动失常，可致肝风内动，称为"热极生风"。临床表现为高热、四肢抽搐、两目上视、角弓反张等。血得寒则凝，得温则行。火热之邪侵犯血脉，可扩张血脉，加速血行，甚则灼伤脉络，迫血妄行，引起各种出血的病症，如吐血、衄血、便血、尿血、皮肤发斑、妇女月经过多、崩漏等。

（5）易扰心神：心在五行中属火，火热之性躁动，与心相应，故火热之邪入于营血，尤易影响心神，轻者心神不宁而心烦失眠，重者可扰乱心神，出现狂躁不安、神昏谵语等。

（6）易致阳性疮痈：火热之邪入于血分，可聚于局部，腐蚀血肉，形成阳性疮疡痈肿，故《医宗金鉴·痈疽总论歌》曰："痈疽原是火毒生。"可见火热之邪是引起阳性疮疡的主要病因，其临床表现以疮疡局部红、肿、热、痛为主要特征。

六淫的性质和致病特点见表6-1：

表6-1　六淫的性质和致病特点简表

六淫	性质	致病特点
风邪	轻扬开泄	易于侵袭阳位：病位在上，如头痛、咽痒、面目浮肿；病位在表，腠理开张发泄：如发热、汗出、恶风
	善行数变	病位游移不定：如风疹发无定处、此起彼伏；行痹肢节游走性疼痛 发病急骤，变化无常：如风疹、荨麻疹之发病较急，时隐时现；小儿风水病短时间会出现头面一身悉肿
	动摇不定	肢体异常运动：如破伤风之四肢抽搐、角弓反张、直视上吊
	多兼他邪	常为外邪致病的先导：寒、湿、燥、热等邪气，多依附于风
寒邪	寒凉	易伤阳气，表现寒象：寒邪伤于肌表，郁遏卫阳为"伤寒"；寒邪直中于里，伤及脏腑阳气，为"中寒"
	凝滞	阻滞气血，多见疼痛：局部冷痛、得温则减、遇寒加重
	收引	腠理、经脉、筋脉收缩拘急：如无汗、脉紧、筋脉拘急
暑邪	炎热	表现阳热之象：如壮热、心烦、面赤、烦躁、脉象洪大
	升散	上犯头目，扰及心神：如头昏目眩、心烦闷乱而不宁 易于伤津耗气：伤津则口渴喜饮、唇干舌燥、尿少色黄；耗气则气短乏力、倦怠懒言，甚则突然昏倒、不省人事
	夹湿	多见暑湿夹杂：发热、烦渴，常兼见四肢困倦、胸闷呕恶、大便溏泻不爽
湿邪	重浊	易于损伤阳气：脾阳不振，运化无权，水湿停聚，发为泄泻、水肿 多见头身、肢体困重：如头重身重、着痹之肢节酸重疼痛 排泄物和分泌物秽浊不清，黏滞不爽：如大便溏泻黏腻不爽、下痢脓血黏液、小便浑浊涩滞不畅、妇女黄白带下过多、湿疹脓水秽浊
	黏滞	易于阻遏气机：如胸闷、脘痞、腹胀 病程缠绵难愈：起病缓慢隐袭、病程较长、反复发作、缠绵难愈
	趋下	易于侵袭阴位：病位在下，如下肢水肿、小便浑浊、泄泻下痢、带下
燥邪	干燥涩滞	易于耗伤津液：如口干唇燥、鼻咽干燥、皮肤干燥甚则皲裂、毛发干枯不荣、小便短少、大便干结 易于伤肺：干咳少痰，或痰黏难咳，或痰中带血，甚则喘息胸痛

续表

六淫	性质	致病特点
热 （火） 邪	燔灼急迫	表现阳热之象：如壮热、面赤、烦躁、舌红、脉洪数 易于伤津耗气：热盛伤津则汗出、口渴喜饮、咽干舌燥、尿少便干，"壮火食气"则倦怠乏力、少气懒言 易于生风动血：热极生风则高热、四肢抽搐、两目上视、角弓反张；扩张血脉，加速血行，灼伤脉络，迫血妄行则致出血 易致阳性疮痈：疮疡局部红、肿、热、痛
	炎上	主要侵犯人体上部：如头痛、耳鸣、咽喉红肿疼痛、牙痛、齿龈红肿

二、疫气

疫气一词，首见于明·吴有性《温疫论》，泛指一类具有强烈传染性和致病性的外感病邪。在中医文献中，疫气又称为"疠气""疫疠之气""戾气""异气""杂气""乖戾之气"等。疫气通过空气和接触传染，多从口鼻、皮肤侵入人体，也可随饮食、蚊叮虫咬、血液或性传播等途径侵入人体致病。

疫气引起的疾病称为"疫病""瘟病""瘟疫病"。疫气致病的种类很多，如大头瘟、疫痢、白喉、烂喉丹痧、霍乱、鼠疫等，实际上包括了许多烈性传染病。

（一）疫气的性质及致病特点

1. 传染性强，易于流行　疫气具有强烈的传染性和流行性，这是疫气有别于其他病邪的最显著特征。处在疫气流行地区的人群，无论男女老少，体质强弱，只要接触疫气，都可能发生疫病。当然疫气发病，既可大面积流行，也可散在发生。

2. 特异性强，症状相似　疫气具有很强的特异性，一种疫气只能导致一种疫病发生，所谓"一气一病"；疫气对机体作用部位具有一种特异的亲和力，即具有特异的定位特点，因此每一种疫气所致之疫病，均有较为相似的临床特征和传变规律。例如痄腮，无论男女老幼病人，都表现为耳下腮部肿胀，故《素问·刺法论》说："五疫之至，皆相染易，无问大小，病状相似。"

3. 发病急骤，病情危笃　疫气多属热毒之邪，其性疾速迅猛，故其致病具有发病急骤、来势凶猛、变化多端、病情险恶的特点，发病过程中常出现热盛、伤津、扰神、动血、生风等病变。某些疫病预后不良，死亡率高，甚至"缓者朝发夕死，重者顷刻而亡"。

（二）疫气发生和疫病流行的原因

1. 气候反常　自然气候的反常变化，如久旱、酷热、水灾、湿雾瘴气等，均可滋生疫气而导致疫病发生。

2. 环境污染和饮食不洁　环境污染是疫气形成的重要原因，如水源、空气污染可能滋生疫气。食物污染、饮食不洁也可引起疫病发生，如疫痢、疫黄多半是疫气直接通过饮食进入体内而发病。

3. 预防隔离工作不严格　由于疫气具有强烈的传染性，故预防隔离工作不严格也会使疫病发生或流行。

4. 社会因素　社会因素对疫气的发生与疫病的流行也有一定的影响。若战乱不停、社会动荡不安、百姓生活极度贫困、工作环境恶劣，则疫病就会不断发生和流行。若国家安定，且注意卫生防疫工作，采取一系列积极而有效的防疫和治疗措施，疫病即能得到有效的控制。

第二节　内伤病因

内伤病因是指人体的情志、饮食、劳逸等不循常度，导致气血津液失调、脏腑组织异常的致病因素。内伤病因与外感病因相对而言，主要在于邪气来源、侵入途径、致病特点等有所差异。内伤病因包括七情内伤、饮食失宜、劳逸过度等。

一、七情内伤

七情，即喜、怒、忧、思、悲、恐、惊七种正常的情志活动，是人体对内外环境刺激的不同反应。所谓"情志"，泛指情绪、情感活动。

七情属于中医学"神"的范畴。神总统于心、脑而分属五脏。心藏神，即心主宰生命活动和精神意识、思维活动。"脑为元神之府"，脑是管理精神活动的器官。因此，喜、怒、忧、思、悲、恐、惊七情变化正常与否，皆与心、脑的功能状态密切相关。七情分属于五脏，肝在志为怒，心在志为喜，脾在志为思，肺在志为忧和悲，肾在志为恐、为惊，故又有"五志"之称。

精神情志活动以脏腑所化生和贮藏的精气血为物质基础。脏腑的精气血充盈，生理功能正常，则人体对外界客观事物的刺激才能产生喜、怒、忧、思、悲、恐、惊各种不同的正常情志变化。正常的精神情志活动是脏腑生理功能正常、精气血充盈的外在表现。因此，正常的情志变化，在人体生理活动的适应范围内，一般不会导致疾病。

（一）七情内伤的概念及其形成因素

七情内伤是由于突然、强烈或长期持久的情志刺激，超过了人体的生理调节范围，引起喜、怒、忧、思、悲、恐、惊七情的异常变化，使气机紊乱、脏腑损伤、阴阳失调而导致疾病的发生。由于七情直接影响有关脏腑而发病，病由内生，因而又称为"内伤七情"。

七情作为致病因素，一方面取决于情志异常变化是否超出了人体的适应范围；另一方面与个体耐受、调节能力的强弱密切相关。一般的情志刺激对大多数人不会引起病变，但对个体耐受、调节能力较差的人则会发病。也就是说，同样的情志变化，有的人可以致病，在另一些人则不致病，故七情具有生理和病理的两重性。

七情内伤的形成主要有社会、疾病和个人的体质等原因。

1. 社会因素　社会因素常常直接或间接地影响人体的身心健康。社会政治、经济、文化等变动，如战争、社会角色的改变、地位变化、人际关系不和谐、工作不顺利、婚姻及家庭破裂、生活遭遇不测等，都是导致七情内伤的常见因素。

2. 疾病因素　急性发病或长期患病，导致脏腑功能失常，阴阳失调，精气血津液不足，则精神情志活动就会受到不同程度的影响，导致情志内伤。不良的情志刺激可影响脏腑、气血的正常生理活动；脏腑、气血等生理活动异常，则可表现为不同的情志异常反应。此外，不能正确地对待疾病，也可表现为情绪低沉、忧郁寡欢、悲观失望等情志症状。

3. 体质因素　人体的心理适应能力有很大的差异性，情志活动由于禀赋因素、后天修养、年龄差别及正气盛衰等而不同，因此对不同强度的情志刺激就会出现不同程度的反应。心胸豁达、思想开朗、风格高尚、精力充沛的人，情志活动较少有大起大落；青少年、老年阶段是人体结构、功能、代谢变化较大的时期，情志变化相对较大。

此外，环境因素，如噪音、空气、水源污染等，亦可影响情志活动而导致疾病发生。

（二）七情内伤的致病特点

七情内伤，常直接伤及脏腑，导致气机逆乱，气血失调而发生各种病变。

1. 直接伤及内脏　人体内脏分别具有不同的功能特征，因而对不同的事物刺激有不同的反应，所以不同的情志刺激，可对各脏产生不同的影响，如怒伤肝，喜伤心，思伤脾，悲、忧伤肺，惊、恐伤肾。五脏之中，尤以心、肝、脾三脏与情志活动关系密切。心主血藏神，肝藏血主疏泄气机，脾乃气血生化之源而为气机升降之枢纽，故情志所伤病症，以心、肝、脾三脏和气血失调为多见。例如思虑过度伤及心脾，暗耗心血，损伤脾气，导致心脾两虚，出现心悸怔忡、失眠多梦、食欲不振、腹胀便溏、倦怠乏力等症状。郁怒不解则伤肝，肝的疏泄气机功能失常，导致气机郁滞或上逆，可见胁肋胀痛、善太息，或头胀头痛、面红目赤等症；肝气横逆，犯及脾胃，又可出现肝脾不调、肝胃不和等证。但心为五脏六腑之大主，脑为元神之府，故情志病变尤其多损伤心（脑）神。

七情所伤，影响五脏，可单独发病，亦可相兼为病。例如忧思过度，伤及肺脾；大惊卒恐，损伤心肾等。

2. 影响脏腑气机　七情内伤致病，常表现为各种情志相关脏腑的气机失调，即所谓"怒则气上，喜则气缓，悲则气消，恐则气下……惊则气乱……思则气结"（《素问·举痛论》）。

怒则气上：气上，即气机上逆。过度愤怒伤肝，可使肝气上逆，症见头胀头痛、面红目赤、胸胁气满、呼吸急促等；气迫血升，血随气逆，则呕血，甚则昏厥猝倒。

喜则气缓：气缓，有缓和、怠缓、涣散之意。正常情况下，喜悦是一种良性刺激，能缓和紧张情绪，使气血调和，营卫通利。但暴喜过度，则使心气涣散，轻则心神不宁、心悸失眠、精神不集中；重则神不守舍、失神狂乱。

悲则气消：气消，指肺气消耗。悲哀过度，耗伤肺气，上焦不通，则见呼吸气短、声低息微、懒言乏力等症状。悲、忧皆为肺志，忧愁不解则伤肺，常导致肺气郁滞，气机闭塞，可见胸闷气短、呼吸不畅等症状。

恐则气下：气下，即气机下陷。过度恐惧则伤肾，致使气陷于下而不升，肾气不固，可见二便失禁、遗精滑泄等症。

思则气结：气结，即气机郁结。思虑过度，劳神伤脾，使脾气郁结，中焦不畅，脾失健运，可见食欲不振、脘腹痞满、大便溏泻、倦怠乏力等症状。

惊则气乱：气乱，指气机紊乱。突然受惊，则心气紊乱，气血失调，使心无所倚，神无所归，虑无所定，惊慌失措。

七情内伤，影响脏腑气机，虽然具有一定的规律，但不能一概而论。临床常可见到一种情志过激伤及多脏，或多种情志异常共伤一脏，导致气机失调的复杂性变化。因此，不可机械对待，墨守成规，应综合考虑病情，具体情况具体分析。

3. 情志波动，影响病情 良性的情志活动，有利于疾病的好转或恢复；不良的情志变化，则能加重病情。剧烈的情绪波动，可使病情急剧恶化，甚至致人猝死。例如，高血压病患者，由于过于愤怒，常致血压急剧升高，病情危重；心脏病患者，也常因情绪波动，使病情加重或迅速恶化等。

二、饮食失宜

饮食是人类不可缺少的物质。正常合理的饮食所化生的水谷精微，是化生气血、维持人体生命活动、完成各种生理功能，保证生存和健康的基本条件。饮食物从口而入，主要依靠脾胃的运化功能，通过小肠、大肠、三焦等器官的协同作用，完成消化、吸收、传导、排泄过程。

饮食失宜即不合理的膳食，包括饮食不节、饮食不洁、饮食偏嗜等。饮食失宜，主要损伤脾胃，影响脾胃的运化功能，导致脾胃纳运失调，升降失常，燥湿失和，并可郁而化热，聚湿生痰，导致多种疾病。

（一）饮食不节

饮食应定质、定量、定时。有规律、有节制的饮食习惯，对维持生命活动正常，保证身体健康非常重要。饮食不节是指饮食质量或时间没有节制，没有规律，如饥饱失常，或不能按时饮食等。

1. 饥饱失常 食量过少或者过多均可导致疾病。食量过少，即人体长期处于饥饿状态。由于长期摄入不足，水谷精微缺乏，可导致营养不良，气血衰少。人体正气虚弱，功能减退，抗病能力低下，形体消瘦，易于罹患多种病症。食量过多，饮食停滞，则损伤脾胃，导致消化吸收功能障碍，出现脘腹胀满、嗳腐吞酸、呕吐泄泻等症状，故有"饮食自倍，肠胃乃伤"之说。经常饮食过饱，饮食停滞胃肠，不仅可致消化不良，亦可影响气血运行，经脉郁滞，出现下痢、便血、痔疮等。若过食肥甘厚味，"肥则令人内热，甘则令人中满"，易于化热生痰，出现痈疽疮毒等，甚至引起消渴病。

小儿脾胃功能较弱，加之饮食不能自制，故多为饥饱失常所伤。饮食过少，营养缺乏，可影响正常的生长发育。饮食过量，乳食无度，食滞日久，可郁而化热；若过食肥甘生冷，又可聚湿生痰。婴幼儿乳食不节，影响脾胃功能，乳食停聚不化，经久不愈，日渐羸弱，则成"疳积"，出现手足心热、心烦易哭、脘腹胀满、面黄肌瘦等。

2. 饮食无时　人类定时而有规律地进食，胃肠能虚实更替地传化水谷，则消化吸收功能正常，水谷精微输布全身。饮食无时，或朝食暮废，或朝常不食，久之常可损伤脾胃，导致脾胃病变。

此外，在疾病过程中，饮食不节还可能使病情复发或迁延，称为"食复"。如在热性病中，疾病初愈，脾胃尚虚，饮食过量或吃不易消化的食物，常常导致食滞化热，与余热相合，使热邪久羁而引起疾病复发或迁延不愈。

（二）饮食不洁

饮食应注意清洁卫生。饮食不洁是指饮食不清洁卫生，或进食腐败变质有毒的食物，或误食毒物等。

饮食不洁净会导致多种胃肠道疾病，出现腹痛、吐泻、痢疾等；或引起寄生虫病，如蛔虫病、蛲虫病、绦虫病等，临床表现为时常腹痛、嗜食异物、面黄肌瘦等。若蛔虫窜入胆道，还可出现上腹部剧痛、时发时止、吐蛔、四肢厥冷的蛔厥症。若进食腐败变质有毒的食物，可致食物中毒，出现腹痛、吐泻等，甚至昏迷或死亡。

（三）饮食偏嗜

饮食物也有寒、热、温、凉的不同性能和酸、苦、甘、辛、咸的不同味道。饮食结构合理，五味调和，寒温适中，无所偏嗜，脾胃功能才能正常运化，人体才能获得各种必需的营养物质。

饮食偏嗜是饮食偏于个人嗜好，膳食结构失宜，如饮食过寒过热，或五味有所偏颇，或过度饮酒等，均可导致阴阳失调，或某些营养缺乏。

1. 饮食偏寒偏热　饮食不应按照个人嗜好而偏食过寒或过热之品。若偏食生冷寒凉，则可损伤脾胃阳气，致使寒湿内生，发生腹痛、泄泻等。偏食辛温燥热，可使胃肠积热，出现口渴、腹满胀痛、便秘痔疮，或口舌生疮、牙痛龈肿等病症。

2. 五味偏嗜　食物五味可以营养人之五脏，但五味用之不当则可损伤人之五脏。五味与五脏各有其所喜，即五味对五脏具有一定的选择性作用，如酸先入肝，苦先入心，甘先入脾，辛先入肺，咸先入肾。如果长期嗜食某种食物，就会使该脏腑功能偏盛，久之则破坏脏腑间的协调关系，发生脏腑之间的病理传变。例如味过于酸，导致肝盛而乘脾；味过于咸，导致肾盛而乘心；味过于甘，导致脾盛而乘肾；味过于苦，导致心盛而乘肺；味过于辛，导致肺盛而乘肝等。因此，饮食五味应当适宜，平时饮食不要偏嗜，病时注意饮食宜忌。对于疾病，"药治不如食治"，食与病相宜，能辅助治疗，促进疾病好转，反之疾病就会加重。

3. 偏嗜饮酒　饮酒适量，可宣通血脉，舒筋活络。但偏嗜饮酒，长期、过量饮酒，可损伤肝脾，导致疾病。酒性既热且湿，偏嗜饮酒，易于内生湿热，临床可见脘腹胀满、胃纳减退、口苦口腻、舌苔厚腻等，甚至引起酒精中毒，危及生命。

三、劳逸过度

正常劳作和体育锻炼，有助于气血流通，增强体质。适当的休息，有利于消除疲劳，恢复体力和脑力。劳逸得当，对身体健康有益。

劳逸过度，指劳逸失当的致病因素，包括劳倦过度和安逸过度两方面。劳倦过度，超过人体生理活动的适应能力；或安逸过度，导致人体生理功能减弱，就会损伤机体而导致疾病发生。

（一）过劳

过劳，指过度劳累，又称劳伤、劳倦，包括劳力过度、劳神过度和房劳过度三个方面。

1. 劳力过度　劳力过度指体力劳动负担过重。多因长时间的持续劳作，得不到适当的休息以恢复体力，使身体始终处于疲劳状态，以致积劳成疾；或承受力不能及的持重、受压及超强度的运动等，都可导致疾病发生而成为致病因素。

劳力过度主要伤气，如《素问·举痛论》说："劳则气耗。"劳力过度则喘息、汗出，导致气从内出，从外而越，因而损耗人体的精气。形体劳倦日久，亦可损伤脏腑，以脾病为多见，甚至导致虚劳，常见症状如形体消瘦、精神疲惫、四肢倦怠、声低息微等。

此外，站立、行走、端坐等时间过长，亦可损伤筋骨肌肉而成疾患，即所谓"久立伤骨，久行伤筋，久坐伤肉"。

2. 劳神过度　劳神过度指脑力劳动负担过重。多因长时间的思考、谋虑、记忆等，劳心伤神，用脑过度；或工作压力大，精神长期处于紧张状态，得不到缓解，以致积劳成疾。

劳神过度主要损伤心脾，暗耗心血。损伤脾气则出现心悸、健忘、失眠、多梦及倦怠、纳呆、腹胀、便溏等。亦可影响肝疏泄气机的功能，可见头昏目眩、急躁易怒等。

3. 房劳过度　房劳过度指性生活过于频繁，失于节制。正常的性生活，一般不会损伤身体。房室过度，耗伤肾中精气，可致腰膝酸软、眩晕耳鸣、精神萎靡、性功能减退等肾虚症状，男子可见遗精滑泄，甚则阳痿。

（二）过逸

过逸指因病或生活过于安闲，很少从事各种劳动和运动锻炼。长期形体少动，始则气血运行不畅，筋骨软弱，体弱神倦，发胖臃肿；继则脏腑功能减退，脾胃呆滞，心肺气虚，动则心悸、气喘、汗出乏力等，并可导致其他疾病，如眩晕、胸痹、中风等。

第三节　病理产物性致病因素

病理产物性致病因素是继发于其他病理过程而产生的致病因素，故又称为继发性病因。在疾病过程中，由于外感病因、内伤病因的作用，引起气血津液代谢失调、脏腑经络等组织器官功能异常等病理变化，可产生痰饮、瘀血、结石等病理产物。这些病理产物一经产生，又可引发机体更为复杂的病理变化，成为新的致病因素。可见病理产物性致病因素具有既是病理产物，又是致病因素的双重特点。

一、痰饮

痰饮是机体水液代谢障碍所形成的病理产物，属于继发性病因。稠浊者为痰，清稀者为饮，痰又有"有形之痰""无形之痰"之别。所谓有形之痰，系指视之可见、闻之有声，触之可及有形质的痰液而言，如咳出可见之痰液，喉间可闻之痰鸣，体表可触之瘰疬、痰核等。所谓无形之痰，系指由水液代谢障碍所形成的病理产物及其病理变化和临床表现而言，如梅核气等，虽然无形质可见，但却有征可察，临床上主要通过其所表现的症状和体征来分析，从而确定其因痰所致，采用祛痰的方法治疗能够取得较好效果。饮的性质较清稀，流动性较大，多停留在人体脏腑组织的间隙或疏松部位，如肠胃、胸胁、胸膈、肌肤等。因停留的部位不同，症状各异，故有痰饮、悬饮、溢饮、支饮等不同病名。

痰饮与水湿皆为水液代谢失常所致，异名而同类，皆为阴邪，但有区别：稠浊者为痰，清稀者为饮，更清者为水，湿则呈弥散状态。湿聚为水，积水成饮，饮凝成痰，四者有着密切的关系。因此有时水、湿、痰、饮不予严格区分，水湿、水饮、痰湿、痰饮等可相提并论。

（一）痰饮的形成因素

痰饮形成的原因较为复杂，无论是外感病因，或者内伤病因，甚至病理产物中的瘀血、结石均可导致津液停聚而成痰饮。

外感六淫或疫疠之气、内伤七情、饮食劳逸、瘀血、结石等致病因素是形成痰饮的初始病因。肺、脾、肾及三焦主司水液代谢的生理功能失常，是形成痰饮的中心环节。肺主通调水道，为水之上源；脾主运化，防止水湿停聚；肾主水，为水液代谢之本；三焦为水液运行的通道。由于外感、内伤以及其他病理产物性病因的作用，影响脏腑的气化功能，导致肺、脾、肾及三焦主司水液代谢的生理功能失常，水湿停聚，从而形成痰饮。例如，肺失宣降，水液输布、运行、排泄障碍；脾失健运，水液停聚；肾之蒸腾气化失职，水液内停；三焦气化失常，水道不利等，皆可导致水液代谢失常，为痰、为饮。此外，其他如心、肝等脏腑病变，亦可形成痰饮。例如肝气郁结，气机阻滞，气不行水，水液停蓄而成痰饮；心阳不振，胸阳痹阻，行血无力，湿浊聚积而成痰饮等。

在各种致病因素引起肺、脾、肾及三焦等脏腑生理功能失常，导致水液代谢障碍的病理变化基础上，水湿停聚，形成病理产物，凝而成痰，积而为饮。所以说，水液代谢障碍是形成痰饮的病理基础。

（二）痰饮的致病特点

痰饮形成之后，作为致病因素可导致更为复杂的病理变化。痰随气升降流行，内而脏腑，外至筋骨皮肉，无处不到，无处不有，可形成多种病症，因此有"百病多由痰作祟"之说；饮则多留积于肠胃、胸胁、胸膈、肌肤等处，引发各种病症。由于痰饮停滞部位不同，临床表现因之而异。但痰饮同为水液代谢障碍的病理产物，作为继发性病因，又有着共同的致病特点。

1. 易阻气机，壅塞经络气血 痰饮多为有形的病理产物，而无形之痰亦为脏腑功能失调所致。故痰饮停滞，易于阻滞气机，使脏腑气机升降出入异常；经络为气血运行之通道，痰饮作祟，易于导致经络壅塞，气血运行受阻。例如，痰饮在肺，肺失宣降，出现咳嗽喘息、胸部满闷，甚则不能平卧；痰结咽喉，气机不利，则见咽中梗阻，如有异物，吐之不出，吞之不入；痰流注肢体，则使经络阻滞，气血运行不畅，则见肢体麻木、屈伸不利，甚则半身不遂；痰结于经络筋骨，则可致痰核、瘰疬、阴疽、流注等；饮停肠胃，气机升降失常，则见恶心呕吐、腹胀肠鸣等；饮停胸胁，气机阻滞，则见胸胁胀满、咳唾引痛等。

2. 易扰心神 痰浊内扰，影响及心，扰乱神明，可有一系列神志异常的表现。例如，痰浊上蒙清窍，可见头昏目眩、精神不振等；痰迷心窍，扰乱神明，可见神昏、痴呆、癫证等；痰郁化火，痰火扰心，可见神昏谵语，甚则发狂等病症。

3. 症状复杂，变化多端 痰之为病，无所不至，其病理变化多种多样，临床表现异常复杂，故有"怪病多痰"之说。痰病可表现为胸部胀闷、咳嗽痰多、恶心呕吐、肠鸣腹泻、心悸眩晕、癫狂痫病、皮肤麻木、皮下肿块，或溃破流脓、久而不愈。饮之为病，可表现为咳喘、水肿、泄泻等。总之，痰饮在不同的部位临床表现各异，大体可归纳为咳、喘、悸、眩、呕、满、肿、痛八大症状。

4. 病势缠绵，病程较长 痰饮为水液代谢障碍所形成的病理产物，与湿邪类似，具有黏滞的特性，病情缠绵，病程较长，难以速愈。例如，咳喘、眩晕、胸痹、癫痫、中风、痰核、瘰疬、瘿瘤、阴疽、流注等，多反复发作，缠绵难愈。

二、瘀血

瘀血是血液运行障碍、停滞所形成的病理产物，属于继发性病因，包括离经之血停积体内，以及阻滞于脏腑经络内的运行不畅的血液。瘀血又称"蓄血""恶血""败血""衃血"等。

瘀血具有病理产物与致病因素的双重性，因病致瘀，因瘀导致新病。瘀血和血瘀的含义不同。瘀血是能导致新的病变的病理产物，为病因学概念；血瘀是指血液运行不畅或瘀滞不通的病理状态，为病机学概念。所以，侧重于讨论病理产物和病因时称为"瘀血"，侧重于讨论病机时称为"血瘀"。

（一）瘀血的形成因素

血液正常运行的基本条件是心的主宰、脾的统摄生化、肝的贮藏调节、肺的助心行血功能正常；气的推动、温煦、固摄功能正常发挥；血液充盈，寒温适宜；脉道完整、通利等。任何原因引起五脏功能失常、气血功能失调、经络涩滞不畅等，皆可导致血液运行障碍而形成瘀血。

外伤、六淫之邪、疫疠之气、内伤七情、饮食、劳逸、痰饮、结石等致病因素是形成瘀血的初始病因。各种外伤可直接形成瘀血，如跌打损伤、闪挫扭伤、意外事故等，轻则伤及肌肤，重则伤及内脏，使血离经脉，不能及时消散或排出体外，停积体内，或运行不畅，形成瘀血。其他各种病因作用于人体后，引起气血运行失调、五脏功能失常，才能形成瘀血。

气血运行失调是形成瘀血的病理基础：

一是气虚致瘀。气为血之帅，气能行血、摄血。气虚无力推动血液运行，则致血行迟缓涩滞；气虚无力统摄血液，血逸脉外，不能及时消散或排出体外，则停积体内，而致瘀血。

二是气滞致瘀。气行则血行，气滞则血滞。气滞常可导致瘀血。外邪阻气、情志郁结、痰饮壅塞、结石梗阻等，皆可致气机阻滞，影响血液正常运行，使血液迟滞不畅，而致瘀血。

三是血寒致瘀。血得温则行，得寒则凝。外感寒邪，或阳虚内寒伤阳，阳气受损，失去温煦推动之功能，可致血行不畅；寒为阴邪，其性凝滞收引，感寒之后，寒邪使血行涩滞，经脉拘急，皆可导致瘀血。

四是血热致瘀。热入营血，血热互结；或外感温热之邪，脏腑郁热内发，火热邪气煎熬津血，血液黏滞不畅；热邪灼伤脉络，血逸脉外，积存体内，均可形成瘀血。

此外，还有津亏致瘀，是由于高热、烧伤，或大汗、剧烈吐泻等因素导致津液亏损，血容量不足，血液浓缩黏稠，以致血液运行不畅，亦可形成瘀血。

脏腑主司血液运行功能失常是形成瘀血的中心环节。推动血液运行，在于心主血脉，肺朝百脉，肝主疏泄；固摄血液，在于脾统血，肝藏血。心气不足，心阳不振，无力推动血行，可见瘀阻心脉；肺气虚损，不能助心行血，则血行涩滞；肝失疏泄，气机郁滞，气滞则血瘀；脾失统摄，肝不藏血，血逸脉外，停积体内，可见皮下瘀血及内脏瘀血。

此外，疾病失治、治疗不当，或久病入络，亦可形成瘀血。例如，治疗出血，专事止血，或过用误用寒凉，致使离经之血凝而不得温化，未离经之血郁而不畅，均可导致瘀血。叶桂"初病在气，久病在血"之论，说明各种病症久治不愈，由浅入深，势必影响血液运行而致瘀血。

（二）瘀血的致病特点

瘀血形成之后，不仅失去正常血液的濡养作用，而且作为致病因素又会阻滞气机，影响血行。新血不生，损伤内脏，导致机体出现诸多部位、症状复杂多变的疾病。

1. 瘀血致病的病机特征

（1）阻滞气机：气能行血，血能载气。瘀血停滞脏腑经络，或血行不畅，易于阻滞气机，导致气的升降出入失常。因此，瘀血常与气滞并见，而气滞又可加重瘀血，两者相互影响，互为因果，久之形成恶性循环，引发更为错综复杂的病理变化。

（2）瘀塞经脉：瘀血阻于经脉之中，可致血运不畅，或血行停蓄，血液不能正常运行，受阻部位得不到血液的濡养，局部可出现疼痛、癥积肿块，甚则坏死；经脉瘀塞不通，血液不得归经，血逸脉外，则可见出血等病变。

（3）伤及脏腑：瘀血停滞脏腑，可导致脏腑功能失常，出现各种症状。例如脑部瘀血，则可致灵机混乱，神志失养，发为癫狂；心血瘀阻，可见心悸气短、心胸憋闷、心前区隐痛或绞痛阵作，或牵引左臂内侧而痛，甚则唇舌青紫、汗出肢冷；肺部瘀血，可见呼吸困难、胸痛胸闷、气喘咳嗽、咳血，或咳出粉红色泡沫样痰；瘀血留着肝脏，结于胁下，渐成癥块，可见胁肋刺痛、腹胀纳呆；若脉络滞塞，则见腹部脉络怒张、面色青黑、面颈胸臂有血痣朱纹；胃肠瘀血，可见胃脘刺痛、拒按、痛处固定，或见呕血、便血，或大便色黑如漆；瘀阻胞宫，可见小腹疼痛拒按，或有痛经、闭经、月经不调、经色紫暗有块，或崩漏下血；瘀阻脑络，则见头痛、头晕，或肢体活动障碍等。

瘀血不去会影响血液的运行，导致脏腑功能异常，而使新血不生，出现脏腑组织失于濡养的临床症状。

2. 瘀血致病的症状特征

（1）疼痛：瘀血所致疼痛的特点多为刺痛、痛处固定、拒按、夜间加重。多因经脉阻滞不通和组织失养而致。

（2）肿块：局部可见青紫肿胀，瘀积脏腑则形成癥块，按之有形、质地较硬、固定不移。多因瘀血阻滞经脉、组织、脏腑，或外伤而致。

（3）出血：血色多呈紫暗，或夹有瘀块。多因瘀血阻滞，经脉瘀塞不通，血液不得归经，血逸脉外而致。

（4）发绀：面部、爪甲、肌肤、口唇青紫。多因瘀血停滞，失去正常血液的濡养作用而致。

（5）舌象：舌质紫暗，或有瘀点、瘀斑，或舌下静脉曲张等，为瘀血最常见、最敏感的指征。

（6）脉象：常见脉细涩、沉弦，或结代。

此外也可兼见面色黧黑、肌肤甲错、善忘等症状。

临床上判断是否有瘀血存在，可从以下几点进行分析：①有瘀血特征者。②发病有外伤、出血、月经史、胎产史者。③瘀血征象虽不太明显，但屡治无效，或病程较长，久治不愈者，根据"初病在气，久病入血"等理论，虽无明显的瘀血征象也可考虑有瘀血的存在。

三、结石

结石是指体内湿热浊邪蕴结不散，或久经煎熬形成的砂石样病理产物，属于继发性病因。结石可发生于机体的许多部位，以胆、肾、膀胱和胃多见。

结石是有形质的病理产物，其形状各异、大小不等，可见有泥砂样结石、圆形或不规则形状结石等。

（一）结石的形成因素

结石形成的原因比较复杂，常与饮食、情志、服药及体内寄生虫等因素有关。

1. 饮食失宜　嗜食辛辣，过食肥甘炙煿，或嗜酒太过，酿成湿热，影响肝胆使之疏泄失常，胆汁排泄不利，郁积日久，则蕴结成石，发为胆结石。若湿热下注，蕴结下焦，日久煎熬积结则可形成肾或膀胱结石。若空腹进食大量的柿子或黑枣等，特别是未成熟或未去皮的新鲜柿子，其中的某些成分与胃酸作用后，凝结形成团块，则为胃石。此外，某些地域的水质也可能促使结石形成。

2. 情志内伤　情志所伤，气机郁滞，肝失疏泄，胆汁疏泄不利，郁滞化热，煎熬日久，可形成肝胆结石。

3. 寄生虫感染　虫体或虫卵往往成为结石的核心，在我国蛔虫已被公认为引起胆结石的主因。由于蛔虫侵入胆道，不可避免地引起感染及不同程度的梗阻，胆汁疏泄不利，也能促使结石的形成。

4. 服药不当　长期过量服用某些药物，如碱性药物，磺胺类药物，钙、镁、铋类药物等，致使脏腑功能失调，或药物及其代谢产物残存体内，可诱发结石形成，如肾结石、胃结石等。

另外，结石的发生还与年龄、性别、体质、生活习惯有关，也可因其他疾病的影响而形成。

（二）结石的致病特点

结石致病主要与其所在的部位、形状大小、是否梗阻等因素密切相关。结石较小，表面光滑，所在部位腔隙较大，无梗阻嵌顿，有时不出现任何症状；若结石较大，形状不规则，所在部位腔隙较小，出现梗阻嵌顿，则症状典型。

1. 多发于肝胆、胃、肾和膀胱等脏腑 肝胆主胆汁的生成与疏泄，胃主食糜通畅下降，肾和膀胱主尿液生成与排泄。胆汁、食物、尿液等宜疏通排泄而不宜涩滞壅塞，因此，肝胆、胃、肾、膀胱等为结石易成之部位，这些脏腑的生理功能失调，可形成肝胆结石，肾、膀胱结石，胃结石等。

2. 易阻气机，损伤脉络 结石为有形实邪，停留体内某些部位，易于阻滞气机，影响气血津液及水谷的运行，可见局部胀闷酸痛等症状，程度不一，时轻时重。结石移动的过程中，易于损伤脉络，导致出血等症状。例如，胃内结石，阻滞气机，影响水谷的腐熟通降，甚则结石下移，阻滞肠道，可引起上下不通的关格；肝胆内结石，影响肝胆气机疏泄，可致胆汁排泄障碍，甚则出现黄疸；肾、膀胱结石，脏腑气化不利，可影响尿液的排泄，甚则损伤脉络，出现血尿。

3. 梗阻通道，导致疼痛 结石停留体内，气血运行受阻，不通则痛。结石引起的疼痛，一般为局部胀痛、钝痛、酸痛、隐痛，甚则导致通道梗阻、结石嵌顿，则出现剧烈的绞痛，绞痛时疼痛难忍，部位常固定不移，或放射至邻近部位，亦可随结石的移动而有所变化，常伴有冷汗淋漓、恶心呕吐，以阵发性、间歇性为多，发作时剧痛难忍，而缓解时一如常人。例如，胆结石平素可见胁肋胀痛、口苦、厌油腻等症状，发生胆道梗阻时，可见右上腹绞痛难忍，牵及右肩部；肾、输尿管结石，可见腰部钝痛、酸痛，发生通道梗阻、结石嵌顿时，可见腰及少腹部剧烈绞痛，并放射至两股内侧。

4. 病程较长，轻重不一 结石多为湿热内蕴，日久煎熬而成，故大多数结石的形成过程缓慢。结石的大小不等、停留部位不一，其临床表现各异。结石小，则病情较轻，有的甚至无任何症状；结石过大，则病情较重，症状明显，发作频繁。

痰饮、瘀血、结石三种病理产物性致病因素，既相互区别，又相互影响。痰饮停聚，阻滞气血，可形成瘀血、结石；瘀血、结石内阻，亦可影响水液代谢，形成痰饮。临床常有痰瘀并见、痰饮结石相兼等病变。

第四节 其他病因

外伤、寄生虫、药邪、医源因素、先天因素等致病因素非外感病因、内伤病因和病理产物性致病因素，故笼统归属为"其他病因"。

一、外伤

外伤主要指因机械暴力导致的损伤，如跌打损伤、持重努伤、枪弹伤、利器损伤、意外事故，以及化学伤、电击伤、烧烫伤、冻伤、虫兽咬伤等。主要伤及皮肤、肌肉、筋骨等部位。

（一）跌打损伤、持重努伤、枪弹伤、利器损伤

跌打损伤、持重努伤、枪弹伤、利器损伤，轻者可引起受损部位皮肤、肌肉、筋骨的损伤，如瘀血肿胀、出血、筋伤、骨折、关节脱位等。重者除损伤皮肤、肌肉、筋骨外，往往伤及内脏，或因出血过多，导致气随血脱、亡阳虚脱等后果，甚至死亡；亦可因创伤后感染，毒邪内攻，造成邪盛正衰、阴阳失调的严重病变。

（二）烧烫伤

烧烫伤，即水火烫伤，又称"火烧伤""火疮""火伤"等。主要是高温所引起的灼伤，其中包括高温液体、蒸气、物品等，如沸水（油）、烈火、电热等作用于人体所造成的损害。

烧烫伤总以火毒为患。机体一旦遭受烧烫伤害，轻者损伤肌肤，受伤创面红、肿、热、痛，伴见烙痕或起水疱；重者则损伤肌肉筋骨，痛觉消失，创面呈皮革样，或苍白干燥，或蜡黄、焦黄，甚或炭化。严重烧烫伤，除创面较大外，常可因热毒炽盛，伤津脱液，火毒内攻，侵及脏腑，伤及心神，出现躁动不安、发热口渴、尿少尿闭，以及狂乱、谵语等精神症状，甚至亡阴、亡阳而致死亡。

（三）冻伤

冻伤是指人体因遭受低温侵袭而引起的局部或全身性损害，以冬季较为常见。寒冷过度是造成冻伤的重要条件。温度越低，受冻时间越长，冻伤程度越重。全身性冻伤，称为"冻僵"，因阴寒过盛，阳气受损，失于温煦，血行凝滞，则出现寒战、体温逐渐下降、面色苍白、唇舌爪甲青紫、感觉麻木、神疲乏力，或昏睡、呼吸减弱、脉迟细等症，如不救治，可致死亡。局部性冻伤多发生于暴露部位，如手、足、耳郭、鼻尖、面颊等。寒性收引，经脉挛急，气血运行不畅，初起局部皮肤苍白、冷麻，继则出现紫斑肿胀、水疱，甚或皮肉紫黑、溃破等病变，形成"冻疮"。

（四）虫兽伤

虫兽伤包括毒蛇、猛兽、狂犬及其他家畜、动物咬伤，以及某些昆虫咬（蜇）伤等。虫兽所伤，轻者可引起局部疼痛、肿胀、出血；重者可损伤内脏，导致出血过多，或邪毒内陷，波及全身，出现全身中毒症状，如高热神昏、神志恍惚、肢体抽搐等，更有甚者可

致死亡。

（五）化学伤

化学伤是指某些化学物质对人体造成的直接损害。化学物质包括化学药品（如强酸、强碱）、农药、有毒气体（如工业气体）、军用化学毒剂（如神经性毒剂、糜烂性毒剂、失能性毒剂、刺激性毒剂、窒息性毒剂等）、生活煤气以及其他化学物品等。侵入途径可通过口鼻进入人体，或通过皮肤而吸收。人体一旦受到化学毒物的伤害，即可在相关部位，乃至全身出现相应病状，如局部皮肤黏膜的烧灼伤，或红肿、水疱，甚或糜烂。全身性症状如头痛头晕、恶心呕吐、嗜睡、神昏谵语、抽搐痉挛等，甚至死亡。

（六）电击伤

电击伤是指意外的触电事故或遭受雷击所造成的损害。在触电部位往往有程度不等的烧伤、血肿，面色青紫或苍白，脉搏细微，暂时或长时间不省人事，或惊厥、痉挛、僵直，甚或心跳、呼吸停止而致死亡。

二、寄生虫

寄生虫是动物性寄生物的统称，其寄居于人体的肠道、肝脏、血液等处发育繁殖，损害人体，导致疾病。引起原虫病的寄生虫有阿米巴、疟原虫、弓形虫等；引起蠕虫病的寄生虫有血吸虫、绦虫、囊虫、蛔虫、钩虫、蛲虫、丝虫等。

中医学早已认识到寄生虫病的发生与饮食不洁等因素有关。寄生虫感染的途径，主要是进食被虫卵污染的水、食物，或皮肤接触寄生虫。中医文献中又有"湿热生虫"之说。所谓"湿热生虫"，是指脾胃湿热为引起肠寄生虫病的内在因素之一，而某些肠寄生虫病亦往往以"脾胃湿热"的症状为主要临床表现。

三、药邪

药邪是指因用药不当而导致疾病发生的一类致病因素。药物有四气五味，可以治病，但有大毒、常毒、小毒、无毒之分，如果医生不熟悉药物的性味、功效、常用剂量、毒副作用、配伍禁忌而不合理地使用药物，或病人不遵照医生指导而盲目用药，非但不能疗疾，反而会导致疾病，甚至发生药物中毒。

（一）药邪的形成

1. 用药过量　用药剂量过大，或用药时间过长，均可造成用药过量。使用有毒中药过量，可造成急性药物中毒或蓄积性中毒；即使无毒中药，其所含的生物活性成分除治疗作用外，过量亦有不同的副反应。

2. 炮制不当　含有毒性的药物，经过适当炮制后可中和或减轻毒性。例如乌头火炮或蜜制，半夏姜制，附子浸漂、水煮，可以减轻毒性。若炮制不当或未经炮制即入药，则可致中毒。

3. 配伍不当　中药使用有配伍原则，不同中药的合理配伍可加强疗效，减低副作用；但某些药物配伍不当、相互合用则会使毒性增加，如中药的"十八反"和"十九畏"，就是对药物配伍禁忌的概括。临床上用药配伍不当可致中毒，或导致其他疾病。

4. 用法不当　用药讲究煎煮方法、服用方法、禁忌事项等，用法不当也会致病。

5. 滥用补药　人们为身体健康或延年益寿的需要，喜进补药。虚证当补，未虚不可滥补。滥用补药不仅可以助邪益疾，也可由于补药性味之偏而致病。

（二）药邪的致病特点

1. 药物中毒　药邪可以引起药物中毒症状。中毒症状的轻重与毒性药物的成分、剂量有关。中毒后轻者出现头晕、心悸、恶心呕吐、腹痛泄泻、舌麻等；重者出现嗜睡，或烦躁、黄疸、发绀、出血、昏迷乃至死亡。

2. 药物过敏　药邪可以导致药物过敏。药物过敏虽有明显的个体差异和遗传倾向，但发病仍然取决于药邪，轻则出现荨麻疹、湿疹、哮喘、恶心呕吐、腹痛泄泻等症状，重则可见厥脱。

3. 发病或急或缓，轻重不一　药邪致病发病或急或缓，与用药有明显的因果关系。一般轻症停药后即可缓解，重症则病势危笃，多损伤人体重要脏器，如心、肝、肾、胃、脾等。急性发病需及时抢救，否则有死亡之虞。

4. 加重病情，导致新病　药邪不仅对治疗疾病无益，有时还可使病情加重，引起其他疾病的发生。例如，药物中毒、药物过敏等，可导致脏器损害；孕妇用药不当，还可致流产、畸胎等。

四、医源性因素

医源性因素是指由于医生的过失而导致贻误病情或致生他疾的一类致病因素，又称"医过"。医生应有良好的医德、医风、医术。医源性因素多由于医生缺乏职业道德，对病人不负责任，草率从事，或医术不高，临床经验较少，而致贻误病情，或生他疾。例如，医生语言不妥，讲话不注意场合、分寸，从而使病人思想负担过重，加重病情；医生所开处方用字不规范或过于潦草难以辨认，使配药人员难以理解，对于危重病人，则易贻误抢救时机；因错用药物，可导致中毒，或变生他疾；医生临床辨证不正确或不及时，则会导致误治、失治，发生治疗用药或延误病情的错误；医生在诊治病人过程中粗心大意、动作粗鲁，往往会造成医疗差错或事故，对病人造成不应有的损伤。

五、先天因素

先天因素是指人未出生前因父母体质或胎儿发育过程中已经潜伏的可以致病的因素，包括遗传因素、胎传因素。遗传因素是指亲代与子代之间，通过遗传信息传递所形成的致病因素。胎传因素是指在胚胎发育过程中，各种因素通过母体作用于胎儿所形成的致病因素。遗传因素和胎传因素，都会导致机体结构和功能异常的疾病。

第七章 诊 断

第一节 诊 法

诊法是中医诊察疾病、收集病情资料的基本方法，包括望、闻、问、切四法，简称"四诊"。望诊是医生通过观察病人整体神、色、形、态的变化和局部表现以及排出物的形、色、质、量改变等情况，以了解病情，察知疾病；闻诊是听病人体内发出声音的变化，以及嗅闻病人身体散发出的异常气味等，以辨别病情；问诊是询问病人及其陪诊者，以了解病人既往的健康状况、发病经过及自觉痛苦与不适等相关情况；切诊是通过切按病人体表动脉搏动状况和触按病人身体有关部位，以了解病情。

四诊所搜集的病情资料是疾病表现出的各种异常现象。人体是一个以五脏为中心的有机整体，脏腑形体官窍通过经络相互联系，维持机体生理功能的协调平衡。"有诸内，必形诸外"，体内的生理、病理变化必然反映于外。所以，通过诊察疾病显现于外部的各种征象，以整体观念为指导，分析疾病的原因、病机和病位，了解脏腑的盛衰变化，为辨证论治提供依据。

诊察疾病时必须望、闻、问、切四诊并用，从不同角度全面地搜集临床资料，不应片面夸大某一诊法的作用，更不能相互取代。同时又须四诊合参，方能"见微知著"而不致贻误病情。

一、望诊

望诊是指医生对病人神、色、形态、五官、舌象等进行有目的的观察，借以了解健康状况，测知病情的方法。

人体是一个有机的整体，体内的气血阴阳、脏腑经络等生理和病理变化，必然在其体表相应的部位反映出来。因此，通过对体表的观察，可了解体内的病变，故《灵枢·本脏》说："视其外应，以知其内脏，则知所病矣。"

望诊在中医诊法中占有重要的地位，故有"望而知之谓之神"的说法。望诊时应注意：一是选择适宜的光线，以自然光线为佳；二要充分暴露受检查的部位，以便客观准确地掌握病情资料；三是实施检查时必须注意保护受检者的隐私。望诊的准确性，与中医基础理论掌握的程度、诊法知识运用的熟练程度、对疾病的熟悉程度，以及临床经验的积累有关。

望诊的内容主要包括望神、望色、望形态、望头面五官、望舌、望皮肤、望小儿食指络脉、望二阴和望排出物等。

(一) 望神

神是中医学对于生命现象的认识,一指人体一切生命活动的主宰及其外在表现;二指人的精神意识、思维情感等活动。有生命就有神,故曰:"得神者昌,失神者亡"(《素问·移精变气论》)。望神之"神",是机体生命活动及精神意识状态的综合表现。

望神是通过观察神的得失有无,以分析病情及判断预后等的诊察方法。神具体反映在人的目光、面色、表情、神识、言语、体态等方面,这是望神的主要内容。由于心主血藏神,其华在面,五脏六腑之精气皆上注于目,故人的面部色泽、精神意识及眼神为望神之重点,尤其是诊察眼神的变化。

神以精、气、血为主要物质基础。神产生于先天之精,又赖后天水谷精气的充养,血能养神。精、气、血产生于五脏,五脏功能正常,则精、气、血充足,生命功能旺盛,即"得神";若脏腑功能失调,精亏气虚血少,或其运行布散失常,则神失所养。因此,通过望神可以了解脏腑功能的盛衰,精、气、血之盈亏,判断疾病的轻重及预后等。

望神时应注意:一要以神会神,在短时间内对就诊者神色形态做出大体的判断;二是形神合参,将病人的精神意识状态与形体变化综合起来进行分析;三是重视典型(特异性)症状和体征,以便尽快做出正确的诊断。

望神主要观察以下五种情况:

1. 得神 得神即神气充足的表现。凡神识清楚、思维敏捷、言语清晰、目光明亮灵活、精彩内含、面色荣润含蓄、表情自然、体态自如、动作灵活、反应灵敏者,称为"得神",亦称"有神"。可见于常人,表示精气充足,体健无病;若见于病人,则说明精气未衰,脏腑未伤,病情轻浅,预后良好。

2. 少神 少神即神气不足的表现。凡病人表现为精神不振、思维迟钝、不欲言语、目光呆滞、肢体倦怠、动作迟缓者,称为"少神"。为轻度失神的表现,提示正气受损,见于一般虚证,或脏腑失和,气血不畅之证。

3. 失神 失神是神气衰败之象。在疾病过程中,病人出现精神萎靡、神识蒙眬、昏昏欲睡、声低气怯、应答迟缓、目暗睛迷、瞳神呆滞、面色晦暗暴露、表情淡漠呆板、体态异常者,称为"失神",亦称"无神"。表示正气大伤,精气衰竭,病情深重,预后不良。失神有邪闭、正衰之分。若见神识昏迷、语无伦次、循衣摸床、撮空理线,为邪闭清窍;若见猝然昏倒、目闭口张、手撒尿遗,为失神重证,提示精气已脱。

4. 假神 假神是垂危病人出现精神暂时好转的假象。见于久病、重病精气大衰之人,如原已意识不清、不能言语、精神极度委顿,突然神清多语、声高不休、精神振作,但躁动不安;或本已目光无神呆滞、面色晦暗或苍白,突然目显光彩、两颧泛红如妆;或数日不能进食,突然欲食等,都属假神的表现。此为阴阳即将离决的危笃之象,是精气衰竭已极，阴不敛阳，以致虚阳外越而出现一时"好转"的假象，多见于临终之前，临床通常喻为"回光返照""残灯复明"。

假神应与病情好转加以区别：假神是突然在某些方面出现一过性异于原来的表现，与危重的病情不相符，且持续时间短暂；病情好转则是逐渐的，病人各种表现由重渐轻，与整个病情发展一致。

5. 神志错乱　神志错乱是精神意识失常的表现，常见于癫、狂、痫等。例如，表情淡漠、默默不语，继则神情发呆、哭笑无常者，多为痰气凝结，阻蔽心神的癫病；若躁扰不宁、呼号怒骂、不避亲疏、行为狂乱者，属痰火扰心之狂病；若猝然昏仆不知人事、两目上视、口吐涎沫、四肢抽动，或口中如作猪羊叫声，多属痰迷心窍、肝风内动的痫病。

（二）望色

望色是通过观察面部与肌肤的颜色和光泽，以了解病情的诊察方法。望色以望面部气色为主，兼顾肌肤、口唇、爪甲等。

皮肤色泽是脏腑精气血外荣之象，其中血液盈亏与运行情况反映于皮肤颜色，而脏腑精气盛衰则主要体现于皮肤光泽。五脏六腑精气充盛，气血畅达，通过经脉滋养肌肤，上荣于面，其色泽明润含蓄；若脏腑功能失调，气血不足，皮肤色泽会出现相应变化。故望色可推测脏腑气血盛衰，辨别疾病的性质及判断预后。

望色时应注意：一是注意观察分辨常色中的主色与客色，以避免与病色混淆；二要注意部位与色泽合参，以整体观为指导，对错综复杂的病情进行分析；三是注意色泽的动态变化，以推测疾病的发展和预后；四是注意光线、饮食、睡眠、情绪等对肤色的影响。

由于面部血脉丰富，又为脏腑气血所荣，故重点叙述望面色。望面色包括常色与病色两个方面。

1. 常色　常色即人无病时的面色。常色的特征是光明润泽、含蓄不露。光明润泽为色有神气，含蓄不露为色有胃气。常色是人体脏腑功能正常、精气血津液充盈的表现。

常色因人而异，由于先天禀赋以及四时、气候、环境、职业等不同，常色又有主色、客色之分。

（1）主色：是个体一生基本不变的面色，也称正色或本色。主色具有种族特征，我国正常人的面色为黄红隐隐、明润含蓄，但因禀赋等原因可形成偏白、或偏黑、或偏黄、或偏红、或偏青等差异。

（2）客色：是指随生活环境以及劳作等因素而发生相应变化的面色，称为客色。人的面色随昼夜四时、气候等变化也会有所改变。如四时之变，春稍青、夏稍赤、长夏稍黄、秋稍白、冬稍黑，但均不离黄红隐隐、明润含蓄之本色。此外，因职业、劳逸、情绪、运动等导致面色的短暂改变，亦属客色范畴。

2. 病色　病色即疾病状态下面部色泽的异常变化。病色的特征是色泽晦暗枯槁或显露，或独见一色而失红润。常反映机体脏腑功能失常，或气血阴阳失调，或精气外泄，或邪气内阻等病理变化。

观察病色关键在于辨别五色善恶及五色主病。

（1）五色善恶：凡五色光明润泽者为善色，说明虽病而脏腑精气血未衰，预后良好；凡五色枯槁晦暗者为恶色，提示病情深重，脏腑精气衰败，气血阴阳亏虚，胃气已竭，多预后不佳。察五色善恶时，不论何色，皆以病色明润含蓄还是晦暗暴露为区分要点。

（2）五色主病：五色即青、赤、黄、白、黑，五色变化见于面部，可反映不同脏腑的病变及病邪的性质。

①青色：主惊风、寒证、痛证、瘀血。为气血不通，经脉瘀阻所致。

主惊风：小儿于眉间、鼻梁、口唇四周出现青灰色，是惊风先兆或发作。

主寒、痛、瘀：面色多见青白、青紫或青黑晦暗。多由于外感寒邪，寒性凝滞，气血不畅；或阳气亏虚，气血瘀滞，经脉不利。"不通则痛"，临床多伴有疼痛。

②赤色：主热证。为血液充盈于脉络所致。

面色红赤或满面通红，多见于外感发热或脏腑阳盛之实热证，热盛则血行疾速，脉络扩张而充盈，故见赤色；两颧潮红为阴虚阳亢之虚热证；若面色苍白，忽见颧红如妆、游移不定，多见于久病重病之人，为虚阳浮越于上的"戴阳"证，属危重证候。

③黄色：主虚证、湿证。与脾虚气血化源不足，或脾虚湿蕴有关。

面色淡黄无泽，枯槁无华，称为萎黄，是由脾胃气虚，气血不足所致；面色黄而虚浮，称为"黄胖"，为脾失健运，水湿泛溢肌肤所致；若面目肌肤俱黄，称为"黄疸"，其黄色鲜明如橘皮者，属"阳黄"，是湿热熏蒸，胆汁外溢所致；黄色晦暗如烟熏者，属"阴黄"，为寒湿郁阻，气血不荣所致。

④白色：主虚证、寒证、失血证。为气血不荣，脉络空虚所致。

面色苍白无华，是失血证或血虚，为血脉空虚所致；面色㿠白为气虚；面色白而无华、略带黄色为脾虚，为气血俱亏；若暴病突现面色苍白，常为阳气欲脱。寒证伴有剧烈疼痛时，亦可见面色苍白，是阴寒凝滞，经脉拘急所致。

⑤黑色：主肾虚、寒证、瘀血和水饮。是阳虚寒盛、气血凝滞或水饮停留所致。

面黑多属肾病。肾阳虚衰，则阴寒内盛，气血凝滞，血脉瘀阻，水饮不化，而面见黑色。面黑而浅淡，为肾阳衰微；面黑而干焦，多为久病肾精亏耗；面色黧黑、肌肤甲错，属瘀血；目眶色黑，常为肾虚水泛之痰病，或寒湿下注的带下病。

五色主病，虽有上述规律，但临床不可过分拘泥。

（三）望形态

形指形体，态指姿态。望形态是通过观察病人之形体胖瘦强弱及动静姿态，以诊断疾病的方法。

人体是以五脏为中心内外相应的有机整体，形体强弱、动静变化，均与脏腑精气盛衰及气血运行密切相关。内盛则外强，内衰则外弱。脏腑阴阳气血失常可表现为形态的异常，从而成为诊断疾病的依据。不同的形态又能体现体质的差异，提示某些疾病发病的倾向性和证候类型的特异性。

望形态时应注意：整体与局部变化的联系，动作与姿态的动态变化，年龄、性别、职业对形态的影响等。

望形态包括望形体和姿态两方面。

1. 望形体　望形体是指观察人形体之胖瘦强弱及体质形态等，以诊断疾病的方法。《素问·三部九候论》说："必先度其形之肥瘦，以调其气之虚实。"强调了本法对诊断疾病的重要意义。

望形体时应注意观察形体的强弱胖瘦和体质的差别。

（1）强弱胖瘦

①体强：即形体强壮。表现为筋骨强健、胸廓宽厚、肌肉丰满、皮肤润泽、精力充沛等。这是内脏坚实，气血充盛，阴阳和调的征象。身体强壮则抗病力强而少病，即或患病也易治疗，预后较好。

②体弱：即形体虚弱。表现为筋骨不坚、胸廓狭窄、肌肉瘦削、皮肤不荣、疲惫乏力等。这是内脏虚弱，气血不足，阴阳失衡的征象。身体衰弱则抗病力弱而易病，或病多虚证难治，预后较差。

③体胖：即形体肥胖，有常态与病态之分。若体胖能食、肌肉坚实有力、动作灵活者，为形气俱盛，身体健康的表现。若体胖超常、肌肉松弛、神疲乏力、动作笨拙者，为形盛气衰。这是阳气不足，或多痰多湿的表现，易成痰饮或发生中风、胸痹等。

④体瘦：即体形瘦削，亦有常态与病态之分。虽体瘦，但筋骨、肌肉坚实，精力充沛，食欲旺盛者，仍属健康。若体瘦无力、神疲倦怠者，是形气俱虚，多为脾胃虚弱，后天不充所致。形瘦而多食易饥，是中焦有热；形瘦而颧红皮肤干枯，多属阴血不足，虚火内生；久病极度消瘦、骨瘦如柴，即"大肉已脱"，是气虚至极，津液干枯，脏腑衰败，神气欲脱之危候。

（2）体质差别：体质是指个体由先天遗传和后天获得因素所决定的，表现在形态结构、生理功能和心理活动方面综合的相对稳定的特性。体质在一定程度上反映了机体脏腑经络、气血阴阳盛衰的禀赋特点。观察病人的体质形态，有助于了解不同个体对疾病的易感性及预后转归。体质形态可分为三种基本类型。

①偏阳质：形体及功能特点呈阳偏旺而阴较亏的特征，如体型偏于瘦长、头长颈细、肩窄胸平、背微驼；平素性情开朗急躁、喜动好强、喜凉恶热、大便多干；易感阳邪，患病易出现从阳化热，或阳亢、阴虚等病理变化。

②偏阴质：形体及功能特点呈阴偏盛而阳较弱的特征，如体型偏于短胖、头圆颈粗、胸厚肩阔、身体多呈后仰；性格多内向抑郁、喜静少动、喜暖怕冷；易感阴邪，患病易出现从阴化寒，或阴盛、阳虚、痰饮、瘀血等病理变化。

③阴阳平和质：形体及功能特点无阴阳偏颇，气血调匀，阴阳和谐，是大多数人的体

质特征。其发病随邪气性质而变。

2. 望姿态 望姿态是通过观察病人的动静状态及肢体动作和体位，以诊断疾病的方法。不同疾病可表现出特有的动静姿态或动作体位，因此观察病人姿态可以判断疾病的性质和邪正的虚实。

望姿态时主要观察病人的行、坐、卧、立时的动作与体态，并应结合其他诊法进行辨证。动静姿态与所患疾病密切相关，不同性质的疾病会表现出不同的姿态。

（1）行：行走时以手护腹、身体前倾，多为腹痛；以手护腰、曲背弯腰、步履艰难，多为腰腿病；行走身体震动，或步态蹒跚，多为肝风内动，或筋骨受损。

（2）坐：坐而仰首、胸满气急，多为痰壅气逆的肺实证；坐而俯首、气短懒言，多为肾虚或肾不纳气；坐而不得卧，卧则气逆，多为心阳不足，水气凌心；坐则昏眩、不耐久坐，多为肝风内动，或气血俱虚；坐时以手抱头为头痛；低头伏案、不欲言语，多为气郁痰结，情怀抑郁。

（3）卧：卧时身重不能转侧、面常向里，多为阴证、寒证、虚证；卧时身轻自能转侧、面常向外，多为阳证、实证、热证。卧时蜷缩，多为阳虚恶寒；若伴呻吟不止，则多为剧痛之征；喜加衣被，多为寒证；仰面伸肢，常欲揭衣被，多为阳盛之实热证。咳逆倚息不得卧，好发于冬季，多为内有痰饮；坐卧不安则为烦躁之征，或腹满胀痛，或心神不宁。

（4）立：站立不稳，其态似醉，并见眩晕者，多属肝风内动，气血并走于上导致的上盛下虚证，或为饮邪上泛证；不耐久站，站立时常需他物支撑，多属气血阴阳虚衰，不能滋养筋骨、肌肉所致。若以手护腹，为脘腹疼痛之征。

（四）望舌

望舌是通过观察舌象变化，以测知体内病变的方法，简称舌诊。舌诊是中医特色诊法之一，在中医诊断学中占有十分重要的地位。

舌诊的原理主要有二：一是舌与脏腑密切相关。人体脏腑通过经络与舌连通，其中心、脾胃、肾与舌的关系最为密切。心开窍于舌，手少阴心经之别系于舌，心主血脉，舌体分布有丰富的脉络，故心的功能正常与否，必然反映于舌；足太阴脾经连舌本、散舌下，舌又为脾胃之外候，舌苔乃胃气上蒸而成，故舌象又可反映脾胃的运化功能状况；肾为先天之本而藏精，足少阴肾经夹舌本，精气盈亏亦会导致舌象变化。二是舌与精气血津液关系密切。气血的生成、运行与脾胃、心等脏腑密切相关，故气血盛衰变化与运行情况多能反映于舌；舌下"金津""玉液"乃是肾液、胃津上潮的孔穴，故舌体润燥又可反映体内津液多少。综上，观察舌象可以推测脏腑盛衰、气血盈亏、邪正消长及病情顺逆，对判断正气盛衰、区别病邪性质、分辨病位深浅及推断病情及预后具有重要意义。

舌象包括舌质和舌苔。舌质又称舌体，指全舌的肌肉脉络组织。舌体的上面称舌背（或舌面），下面称舌底。舌体前 1/5 为舌尖部，候心肺；中 2/5 为舌中部，候脾胃；后

2/5 为舌根部，候肾。舌之两边则候肝胆（图 7 - 1）。舌苔是指舌面的苔状物，禀胃气而生。

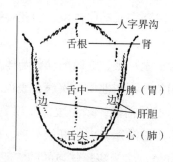

图 7 - 1　舌面脏腑部位分属图

舌诊要求：一是光线充足，在自然光线或白炽灯下，病人取坐位或卧位，面向光亮；二要伸舌自然，使舌面平坦舒展，便于观察，避免用力致舌肌紧张，影响舌色和舌形；三是察舌苔时应注意除外"染苔"，如某些饮食或饮料可使苔色失真；四是察舌顺序一般先舌质后舌苔，由舌尖至舌根。

正常舌象为淡红舌、薄白苔，表现为舌质柔软，活动自如，舌色淡红，荣润有神；舌苔薄白均匀，干湿适中。望舌主要包括望舌质和望舌苔两个方面。

（五）望面

面部脏腑部位分属见图 7 - 2。

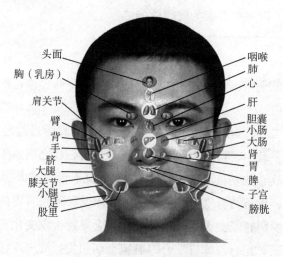

图 7 - 2　面部脏腑部位分属图

1. 面部异常

（1）脸上长痣、痦子：提示该部位脏器先天功能不足。

（2）脸上长斑：提示该部位长期慢性耗损形成的慢性疾病（3 ~ 5 年形成）。

（3）脸上长毛囊炎：提示该部位脏器现阶段正存在炎症病变（短期形成）。

（4）全脸青春痘、斑：提示内分泌失调或肝脏免疫功能下降。

2. 面部反射区

（1）头面：反射区域在额上 1/3 至发际处（即发际一圈）。此处出现青春痘或和面部颜色不一样，提示此人心理压力比较大；若出现斑，提示有心脏疾病（如心肌无力）；有痣、瘊子，提示心功能先天不足。

（2）心脏：反射区域在两内眼角之间的鼻梁处。出现横纹或横纹比较明显，可能有心律不齐或心脏功能较差；若出现的横纹深且舌面也有很深的竖纹（沟），可能存在比较严重的心脏病。心脏病者一般小肠功能较差，还能引发血管、脑、甲状腺、甲状旁腺等疾病。下唇有皱纹可能为冠心病，嘴唇发紫提示有心脏病。

（3）脑：反射区域在两眉头之间。此处出现竖纹，很深且发红，可能此人有心脑血管供血不足、头痛、神经衰弱、多梦、睡眠不良、心悸、烦躁等。

（4）肺（呼吸系统、咽喉、气管、扁桃体等）：反射区域在两眉 1/2 之间、额头 1/3 以下的部位，重点为两眉头之间。若额头中间比较凹，且颜色晦暗或发青或有斑，提示肺部有疾病，呼吸不畅；如有粉刺，表示此人近期患过感冒或喉咙痛。若两眉头部位有痣、瘊子或发白，则有表示此人有咽喉炎或扁桃体炎，或胸闷气短，或肺有疾病。眉头向上部凸起，也表示有肺疾。肺功能较差者，一般大肠排泄功能亦较差。

（5）胸（乳房）：反射区域在两内眼角与鼻梁之间。若男性此部位晦暗或发青，说明有胸闷气短。若女性此部位晦暗或发青，说明经期时乳房胀痛。上眼睑内侧部位有痣、瘊子或闭眼此部位有粉痘状突起，说明女性乳房有小叶增生、男性有胸膜炎。若女性内眼角部位有小突起，说明女性乳腺增生或乳腺肿瘤。

（6）肝：反射区域在两眉 1/2 处至太阳穴以上、额头 1/3 以下的部位，以及鼻梁中段（即鼻梁最高处）的部位。若这两个部位青暗或有斑，此人可能有脂肪肝；若这两个部位或其中一个部位有青春痘（疙瘩），说明此人肝火旺；若太阳穴处有斑，说明肝功能衰弱；若鼻梁高处有斑，可能是肝火盛，情绪不稳或更年期等。若两部位都有明显的斑，且面色晦暗无华，身体亦清瘦，即说明此人有肝病（或肝硬化）。眉中央有痣，眼球发黄、面黄，是乙肝。从鼻梁处一直至鼻头发青，可能是肿瘤或癌症。

（7）胆囊：反射区域在鼻梁高处的外侧部位。若此部位有红血丝状、青春痘，或早晨起床后嘴里发苦，说明胆囊有轻微炎症；若有斑，可能有胆囊炎。若此部位有竖纹或笑时有竖纹，说明此人胆囊有问题；若此部位有痣、瘊子，说明胆功能较差；若把右手放在右肋下（胆就在此部位），左手握拳击打右手背，此部位疼痛，即是胆囊炎；若刺痛较重，可能是胆结石；眼袋晦暗，亦证明胆功能差。

（8）肾：反射区域在眼外角平线与耳中部垂线相交向下至下颏的部位。若此部位有红血丝、青春痘或斑，证明此人肾虚；若此部位有很深且大的斑，极有可能是肾结石；肾虚可导致膀胱、生殖系统、性腺等疾病。外眼角有很深的鱼尾纹，耳旁有竖纹，也是肾虚的表现。肾区如有病变或瘊子且脑区竖纹很深，证明此人患有高血压或预示将来要患脑栓塞。

（9）膀胱：反射区域在鼻下人中两侧的鼻根部位。若此部位发红，有红血丝、青春痘或生疮等，证明有膀胱炎，会出现小便赤黄、尿频尿急等症状。膀胱炎也可引起腰部酸痛；女性患膀胱炎，有时是妇科疾病的表现。鼻根发红，但尿不频急，且整个鼻梁发红，证明是鼻炎。

（10）脾：反射区域在鼻头。若鼻头发红或酒齄鼻或鼻头肿大，证明脾热或脾大，一般感觉头重、脸颊痛、心烦等。若鼻头发黄或白，是脾虚，会出现汗多、畏风、四肢懒动、倦怠、不嗜食等。

（11）胃：反射区域在鼻翼。若鼻翼发红，是胃火，出现易饥、口臭。有红血丝且比较严重，一般是胃炎。饭前胃痛，一般是胃炎。饭后 1～2 小时胃痛是胃溃疡，压痛点在腹部正中或稍偏左处；饭后 2～4 小时腹痛是十二指肠溃疡，压痛点在两肋中间靠近心窝处，痛似针刺，严重者可痛及后背，压痛点在腹部稍偏右处。若鼻翼灰青，是胃寒，与其握手时能感到指尖发凉。而鼻翼部青瘪者，一般是胃痛宿疾，有引发萎缩性胃炎的可能，而萎缩性胃炎引发胃癌的可能性较大。鼻翼薄且沟深，表明是萎缩性胃炎。

（12）小肠：反射区域在颧骨上方偏内侧部位。若此部位有红血丝、青春痘、斑、痣或痦子，证明小肠吸收功能差，体格瘦弱。

（13）大肠：反射区域在颧骨下方偏外侧部位。若此部位有红血丝、青春痘、斑、痣、痦子，说明此人大肠排泄功能失调，一般会有大便干燥、便秘或便溏；若此部位有半月状的斑，证明此人有便秘或痔疮。鼻根下部线和外眼角下垂线交点处是直肠反射区，此处有斑表明有痔疮；若此处发红或有白点，有直肠癌变的可能。

（14）生殖系统：反射区域在人中及嘴唇四周部位。若女性嘴唇下面有痣、痦子，下颌发红而肾反射区域比较光洁，证明此人子宫后倾，易腰部酸痛；若女性人中有痦子，一般是子宫疾病；若男性嘴唇上周有痣、痦子，肾反射区域亦有变化，说明此人生殖系统有问题。若 40 岁以上的男性上唇比较厚，可能是前列腺增生。男性上嘴唇不平，有沟，是男性性功能障碍；男性上唇两侧发红，也可能是前列腺炎。

二、闻诊

闻诊是医生利用听觉和嗅觉来诊察了解病人病况的诊断方法，包括听声音和嗅气味方面。听声音是从病人所发出的语言、呼吸、咳嗽、呕吐、呃逆、嗳气、太息、喷嚏等声响中，了解病情变化；嗅气味是根据病体内所散发的各种气味，分泌物、排泄物的气味，以及病室气味，以辨别证候和诊断疾病。

（一）听声音

声音的发出是气流通过肺、气道、喉、会厌、舌、齿、唇、鼻等器官，产生振动的结果。肺主一身之气，气动则有声，是发声的动力；喉是声路，为发声之关键；舌为声机，唇齿扇动，对声音起调节作用。声音的异常变化主要与肺、肾、心等脏腑有关，肺主呼气，肾主纳气，故有"肺为声音之门""肾为声音之根"的说法。由于心藏神而司语言，又有"言为心声"之说。因此，听声音不仅可以诊察与发音有关脏腑的病变，还可根据声音变化，进一步诊察疾病表、里、虚、实等变化。

1. 语言 言为心声，言语与心主神明有关，心病则语言错乱、说话困难、言不随心。清·陈念祖《医学实在易》说："大抵语言声音不异于平时为吉，反者为凶。"所以，闻言语可推测病症的预后。一般认为，患者沉默寡言，多属虚证、寒证；烦躁多言，多属热证、实证；言语轻迟低微，欲言不能复言，为"夺气"，是中气大虚之证。

2. 呼吸 呼吸与肺肾诸脏以及宗气相关，所以诊察呼吸变化有助于推测五脏以及宗气的虚实。正常情况下，新生儿期呼吸40次/分左右；婴儿期（满月至周岁）呼吸30次/分左右；幼儿期（1~3岁）呼吸25次/分左右；成人呼吸16~20次/分。运动或情绪激动时，呼吸变粗而快，睡眠时呼吸减慢，皆属生理性变化，不是病态。病者呼吸如常，是形病而气未病；呼吸异常，是形气俱病。外感邪气有余，呼吸气粗而快，属热证、实证；内伤正气不足，呼吸气微而慢，属虚证、寒证。气粗为实，气微为虚。但久病肺肾之气欲绝，气粗而断续者为假实证；温热病热在心包，气微而昏沉者，为假虚证。呼吸微弱困难，气来短促，不足以息，为元气大伤，阴阳离绝之危证。病态呼吸的临床表现有喘、哮、上气、少气、短气等。

3. 咳嗽 咳嗽的发生与肺的关系最密切，但五脏六腑的病变凡可影响肺者均可引起咳嗽。这是由于肺主气又外合皮毛，上连喉咙，开窍于鼻，外邪或先袭于皮毛，或从口鼻而入，肺必首先受邪，气道壅塞，肺气上逆则发生咳嗽；脾不健运，水液聚积成痰湿，湿痰上渍于肺，即可使肺气不利而发生咳嗽；又肝气郁结，气郁化火，肝火上炎，肺受熏灼而失清肃，则发生咳嗽。故《素问·咳论》说："五脏六腑皆令人咳，非独肺也。"闻诊可根据咳嗽的声响和兼见症状，以鉴别病症的寒热虚实。

4. 呕吐 呕吐是指胃中饮食物、痰涎、水液上逆，经口冲出的一种表现。可分为呕、吐和干呕三种不同情况。以有声有物为呕，有物无声为吐，有声无物为干呕。临床上统称呕吐。三者均为胃失和降，胃气上逆的反映。根据呕吐的声音及所吐之物，可辨寒热虚实。

5. 呃逆 呃逆古称"哕"，因其呃呃连声，后世称之为呃逆。此属胃经之气上逆，致膈肌拘挛，声自咽部冲出，发出一种不由自主的冲击声。因胃的经脉贯膈络肺，达咽喉，故胃气上逆，可致膈肌拘挛而发呃逆。呃逆多频频发作，每分钟数次、十多次不等。若呃声不高不低，短暂且可自愈，多因咽食匆促，或食后偶感风寒所致，不属病态。临床可依据呃声之长短、高低和间歇时间不同，以诊察疾病的寒热虚实。

6. 嗳气 嗳气，古称"噫"，是气从胃中向上出于咽喉而发出的声音。因胃中有残留的气体，导致胃气上逆而成。日常饱食，或喝汽水后，偶见嗳气，是饮食入胃，排挤胃中气体上出所致，不属病态。嗳气亦当分虚实。虚者其声多低弱无力，嗳气后腹满可暂减，顷刻如故；实者其声多高亢有力，嗳气后腹满得减。

7. 太息　太息，又称叹息，是病人自觉胸闷不畅，一声长吁或短叹后，则胸中略舒的一种表现，是因气机不畅所致，以肝郁为多见。

8. 肠鸣　肠鸣，又称腹鸣，是指腹中辘辘作响而言，是腹中气机不和，胃肠中的气体随着胃肠的蠕动与水液相互激荡而产生。根据其发生的部位、声响可辨病位和病性。

（二）嗅气味（病气）

病气分为病体之气与病室之气两种，都是指与疾病有关的气味而言。病室之气是由于病体本身或排泄物所发出，气从病体散发到病室，可以说明疾病的严重情况。

1. 病体之气

（1）口气：正常人说话时口中无异常之气散出，如口有臭气，多属消化不良，或有龋齿，或口腔不洁。口出酸臭之气，是内有宿食；口出臭秽之气，是胃热；口出腐臭之气，多是内有溃腐疮疡。

（2）汗气：病人身有汗气，可知已曾出汗。汗有腥膻气，是风湿热久蕴于皮肤，津液受到蒸变的缘故。腋下汗出臭秽，令人不可接近者，称"狐臭"，因湿热郁蒸或遗传所致。

（3）鼻臭：鼻出臭气，经常流浊涕，是"鼻渊"，多因肺热或脾胃湿热内盛所致。

（4）身臭：身发腐臭气，应考虑有无溃腐疮疡。

（5）排泄物之气味：如痰涎、大小便、妇人经带等的异常之气，一般是通过问诊（问病人或其家属）可以了解。如咳吐浊痰脓血，有腥臭气为肺痈。大便臭秽为热，有腥气为寒。小便黄赤浊臭，多是湿热。矢气酸臭，多是宿食停滞。妇女经带有腥气为寒，有臭气为热，秽臭不堪为重证恶候。

2. 病室之气　瘟疫病开始即有臭气触人，轻则盈于床帐，重则充满一室。病室有腐臭或尸臭气，是脏腑败坏，病属危重；病室有血腥臭，病人多患失血症。还有病室气味特殊，如尿臊气味（氨气味），多见于水肿病晚期病人；烂苹果气味（酮体气味），多见于消渴病病人，两者均属危重证候。

三、问诊

问诊是指医生对病人或陪诊者进行询问，以了解病情的一种诊察方法。因为有关疾病的许多情况，如病人的一般情况、自觉症状、疾病的演变过程、治疗经过、既往病史等，均须通过问诊才能了解，而问诊所得的病情资料还可为进一步选择其他检查方法提供线索。所以，问诊是诊法中不可缺少的重要环节。明代医家张介宾曾指出问诊是"诊治之要领，临证之首务"（《景岳全书·传忠录上·十问篇》）。

医生在问诊时，首先要做到认真负责，耐心细致；全面了解，详而不繁；抓住重点，简而不漏。同时还要注意言谈和蔼可亲，通俗易懂，既不能以不良的语言和表情刺激病人，避免给病人带来不利的影响，也不可仅凭医生的主观臆断去套问或暗示病人，而使问诊所得资料片面或失真。

问诊既要全面、系统，又要根据不同的病情有所侧重。对于妇女和儿童，还应根据其生理及病理特点进行有针对性的询问。特别是对于危急病人，医生首先要为抢救生命而争取时间，不能因机械地苛求问诊内容完整而贻误时机。可以先做扼要的询问和重点的检查，病人经抢救转危为安之后，再对未详之处进行补问。

问诊的主要内容有一般情况、主诉、现病史、既往史、个人生活史、家族史等。询问时应根据就诊对象及具体病情的不同，灵活而有主次地进行询问。清代医家陈念祖曾在总结前人经验的基础上撰《十问歌》，言简意赅地概括了问诊的基本内容，即"一问寒热二问汗，三问头身四问便，五问饮食六问胸，七聋八渴俱当辨，九问旧病十问因，再兼服药参机变，妇人尤必问经期，迟速闭崩皆可见，再添片语告儿科，天花麻疹全占验"（《医学实在易·四诊易知》）。

四、切诊

切诊是医生用手在病人体表的一定部位进行触、摸、按、压，以获取病理信息，了解疾病内在变化和体表反应的一种诊察方法。切诊分脉诊和按诊两部分。

（一）脉诊

脉诊是医生用手指触按病人的动脉搏动，以探查脉象，了解病情变化的一种独特的诊病方法。脉象不同于脉搏。脉搏的形成，是由于心脏一舒一缩的跳动，血液从心脏流向脉管，脉管扩张和收缩所产生的搏动。脉象是由脉搏所显示的部位、速率、形态、强度和节律等组成的综合形象，通过医生手指触觉所感知。

脉诊的基本原理，主要在于脉为人体气血运行的通道。脉为血之府，与心相连，心气推动血液在脉中运行；血液除属心所主外，又由脾所统，归肝所藏，且赖肺气的辅心行血，通过经脉灌溉脏腑，肾精又能化血而不断充养血脉。所以，五脏均与血脉密切相关，且心又为五脏六腑之大主，人体气血阴阳和脏腑的状况可显现于脉。当发生病变时，各种病理因素均能影响脉气，反映不同的病脉，因此切脉可以诊断病症。

临床诊病辨证时，可以根据脉象的变化，推断人体的病理机制，探求病在何经何脏、属寒属热、在表在里、为虚为实，以及疾病的进退、预后等。

切脉部位 切脉的部位古有遍诊法、二部诊法、三部诊法和寸口诊法四种，目前临床常用寸口诊脉法。

（1）遍诊法：即《素问·三部九候论》所提出的"三部九候法"。诊脉部位分头、手、足三部，每部又分天、地、人三候。

（2）二部诊法：指人迎脉、寸口脉相参的脉诊法，见于《内经》。是用于诊察经络疾病的方法。

（3）三部诊法：指人迎、寸口、趺阳三脉，见于汉·张仲景《伤寒杂病论》。

（4）寸口诊法：寸口又名气口、脉口，是腕后桡动脉搏动处。寸口分寸、关、尺三部，以腕后高骨（桡骨茎突）内侧为关部，关前一指为寸部，关后一指为尺部，两手共六部脉。寸口诊法始见于《内经》，后经《难经》的补充和完善，自西晋·王叔和《脉经》始把寸口诊法作为常用诊脉部位（图7-3）。

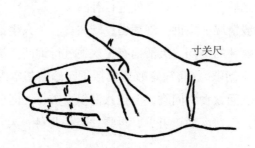

图7-3　寸关尺部位图

①寸口诊法的原理：第一，寸口属手太阴肺经，为脉之大会（肺朝百脉，全身的气血通过经脉均会合于肺而变见于寸口）。第二，肺经起于中焦，还循胃口，与脾经同属太阴，脾的精微上输于肺而灌注五脏六腑，此后从百脉又朝于气口。所以寸口诊法可以诊察脏腑气血阴阳的盛衰和整体的情况。

②寸口分部候脏腑：寸口脉寸、关、尺三部常用的配属脏腑法，是以右手寸部候肺，关部候脾胃，尺部候命门（肾）；左手寸部候心，关部候肝，尺部候肾。

（二）按诊

按诊是对病人的肌肤、手足、脘腹及腧穴等部位施行触、摸、按、压、叩，以测知病变的一种诊断方法。按诊是切诊的一部分，也是四诊中不可忽视的一种方法，是在望、闻、问的基础上，根据被测部位的冷热、软硬、疼痛、肿块或其他异常变化，以进一步探明疾病的部位和性质。

触，是以手指或手掌轻轻接触病人局部，以了解寒热、润燥等情况。摸，是以手抚摸局部，以探明局部的感觉情况及肿物的形态、大小等。按，是以手轻压局部，以了解肿块的界限、质地，肿胀的程度、性质等。压，是用手重压病变部位，测知深部有无压痛、是否有脓等。叩，是以右手中指的指端，叩击病变部位，同时听其声响，以了解相关情况的诊察方法。在临床上5种手法是综合运用的，常先触摸，后按压，由轻及重，由浅至深，以了解病变情况。

按诊时医生要体贴病人，手须温暖，动作要轻巧，检查必须由病变部位周围正常处开始，逐渐移向病变部位，并进行比较。还须注意观察病人在接受检查时的表情，了解其痛苦的部位和程度，必要时可用谈话或其他方式，转移病人的注意力，以解除其紧张情绪。

第二节　常用物理诊断

一、颈部检查

（一）望诊

望诊通常采取坐位，对病情严重不能支撑头部的特殊患者，可卧位检查。由于颈椎疾病多数涉及上肢的感觉和运动，必要时可脱去上衣仔细观察。

1. 颈部皮肤有无瘢痕、窦道、寒性脓肿　疑有颈椎结核，应检查有无咽后壁脓肿，颈部两侧软组织有无局限性肿胀或隆起。

2. 生理曲度　有无平直或局限性后凸、侧弯、扭转畸形，如颈椎结核、骨折的患者常出现角状后凸畸形。

3. 颈部有无畸形，颜面是否对称　小儿先天性肌性斜颈患者头向一侧倾斜，颜面多不对称；落枕、颈椎病因疼痛可出现头轻度前倾位，姿势牵强；颈椎骨折、脱位，可出现颈部强迫体位。

（二）动诊

检查时，颈中立位，面向前，眼平视，下颌内收，双肩固定，躯干不能参与颈椎运动。

颈部活动度：前屈 $35° \sim 45°$；后伸 $35° \sim 45°$；侧屈 $45°$；旋转 $60° \sim 80°$。

（三）触诊

注意检查棘突是否偏歪，压痛是在棘突的中央区还是两侧，感觉压痛点是在浅层还是深层。若一侧突发性斜方肌痉挛并有明显压痛者，多为落枕。在颈段棘上韧带压痛伴条束样变或在颈4~颈7棘旁有压痛者，多为颈椎病。在颈后三角区有压痛者，多为前斜角肌综合征。颈背部软组织劳损者，多有较广泛的压痛点。颈椎棘突连线上若触摸到硬结或条索状物，可能为项韧带钙化。

（四）特殊检查

1. 椎间孔挤压试验　患者正坐位，检查者双手交叠置于患者头顶，并控制颈椎在不同的角度下进行按压，若出现颈部疼痛或伴有上肢放射痛为阳性，多提示颈椎病。

2. 分离试验　患者正坐位，检查者两手分别托住患者下颌和枕部，向上牵拉。若患者感到颈部和上肢疼痛减轻为阳性，多提示神经根型颈椎病。本试验常作为颈部病症是否需要牵引的指征之一。

3. 叩顶试验 患者正坐，检查者用拳隔手掌叩击患者头部，如引起颈痛并有上肢窜痛和麻木感，或引起患侧腰痛伴有下肢放射痛，均属阳性，提示颈或腰神经根受压。

4. 臂丛神经牵拉试验 患者端坐，检查者用一手将患者头部推向健侧，另一手握住患者患侧腕部向外下方牵拉。若引起患肢麻木、疼痛即为阳性，多提为神经根型颈椎病。

5. 超外展试验 患者正坐，双上肢自然下垂，检查者握住患肢腕部（注意触摸桡动脉的搏动），在上肢伸直的情况下逐渐从侧方将患肢被动外展高举过肩至头。若出现桡动脉搏动减弱或消失则为阳性，多提示超外展综合征（喙突胸小肌综合征）。

6. 深呼吸试验 患者端坐，检查者先比较两侧桡动脉搏动力量，再让患者尽量后伸颈部做深吸气，并将头转向患侧，同时下压肩部，再比较两侧脉搏，往往患侧脉搏减弱或消失，疼痛加重；若抬高肩部，头转向前方，则脉搏恢复，疼痛缓解。主要检查有无颈肋和前斜角肌综合征。

7. 压肩试验 检查者用力压迫患者患侧肩部，若引起或加剧该侧上肢的疼痛或麻木感，则表示臂丛神经受压，主要用于检查肋锁综合征。

8. 挺胸试验 患者立正站立，挺胸，两臂后伸。此时若桡动脉脉搏减弱或消失，臂和手部有麻木或疼痛，即为阳性，提示肋锁综合征。

9. 冲击试验（间歇波动试验） 双臂平举外展90°，外旋位，令手连续做快速握拳松开动作，如患者于数秒钟内出现前臂疼痛，上肢因疲倦而逐渐下垂为阳性，提示有胸廓出口综合征。若能持续1分钟以上，上肢位置无改变者，为阴性。

10. 前斜角肌加压试验 检查者双手拇指在锁骨上窝偏内，相当于前斜角肌走行部位加压。若上肢出现放射痛及麻木感为阳性，提示前斜角肌综合征。

11. 坐位屈颈试验 患者坐位，主动或被动屈颈。若引起上肢放射痛，提示颈椎间盘突出；若引起下肢放射痛，提示腰椎间盘突出。

二、腰背部检查

（一）望诊

1. 骨性标志及生理弯曲 先让患者裸露上身，下部显露两侧髂嵴，一般取站位或坐位检查。坐位检查可排除下肢畸形对脊柱曲线的影响。检查者首先从后面观察腰背部骨性标志：正常时两肩平行对称，两肩胛骨内上角平第二胸椎棘突，两肩胛下角平第七胸椎棘突，所有的胸腰椎棘突都在背部正中线上；髂嵴最高点的连线平第四腰椎棘突；髂后上棘连线相当腰骶关节；骶髂关节在髂后上棘下方，相当于第二骶椎平面。然后从侧面观察脊柱的四个生理弯曲：即颈椎前凸、胸椎后凸、腰椎前凸、骶尾椎后凸。检查时必须认真观察，注意检查有无异常改变。

2. 异常弯曲

（1）后突畸形：胸椎后凸畸形分为弧形后凸（即圆背畸形）和角状后凸（即驼背畸

形）。弧形后凸畸形的发生，是由于多个椎体病变形成，常见于青年性椎体骨软骨病、强直性脊柱炎、老年骨质疏松症等。角状后凸畸形多由于单个椎体或 2~3 个椎体病变形成，如椎体压缩性骨折、椎体结核或肿瘤骨质破坏。

（2）侧弯畸形：从后面观察，脊柱在额状面上应为一条直线，若有左右侧弯称为侧弯畸形。检查时注意观察侧弯发生的部位是在胸部还是腰部，还应注意鉴别是功能性侧弯还是结构性侧弯。鉴别二者的意义在于：功能性侧弯脊柱本身结构无异常，是可逆的；结构性侧弯由于解剖结构产生病变，为不可逆性，不能用改变姿势体位的方法纠正。

3. 皮肤色泽 腰背部望诊还要注意皮肤颜色、毛孔和局部软组织肿胀情况。腰骶部如有色素沉着或有丛毛生长多见于隐性脊柱裂。腰部中线软组织肿胀，多为硬脊膜膨出；腰部若有皮肤损伤、脓肿、窦道等应加以描述。

（二）动诊

检查时，身体直立，面向前方，目直视，上肢自然下垂，下肢并拢，骨盆固定，身体其他部位不要出现代偿运动。

腰部活动度：前屈 90°；后伸 30°；侧屈 20°~30°；旋转 30°。

（三）触诊

1. 腰背部压痛点的检查 对疾病的诊断及定位有相当重要的作用，可以结合解剖位置仔细、认真、反复寻找。临床上常见压痛点有：

（1）棘突上压痛：见于棘上韧带损伤、棘突滑囊炎、棘突骨折。

（2）棘突间压痛：见于棘间韧带损伤。

（3）棘突旁压痛：无明显放射者提示椎间小关节紊乱；腰椎棘突两侧旁开 1~1.5cm 处压痛，伴患肢放射痛，多见于椎间盘突出症。

（4）腰 5~骶 1 棘突间压痛：见于腰骶关节劳损。

（5）腰肌压痛点：两侧骶棘肌有局限性压痛，往往伴有肌张力增高，见于腰肌劳损。

（6）第三腰椎横突压痛：在第三腰椎横突的外端压痛，伴条束感，见于第三腰椎横突综合征。

（7）脊肋角压痛：见于肾脏疾病、第一腰椎横突骨折。

（8）骶髂关节压痛：见于骶髂关节炎，若女性产后则多见致密性髂骨炎。

（9）梨状肌压痛：相当于臀部环跳穴处，呈横条状的压痛伴患肢放射痛，见于梨状肌综合征。

2. 叩击检查 在腰背部除压痛点外，有的深部组织病变没有压痛，但可以出现叩击痛，临床上常结合叩诊（叩诊锤或握拳叩击）来判定较为深部组织的病变，如椎体结核、肿瘤等。脊肋角叩击痛提示肾脏疾病。

3. 肌肉痉挛 肌肉痉挛易在腰背部出现，是腰背部痛性疾病的一种保护性痉挛，如急性腰扭伤、腰椎间盘突出症等，常出现一侧竖脊肌痉挛，同时伴有脊柱侧弯、生理曲度减小。

（四）特殊检查

1. 拾物试验　对不配合检查的患儿，为观察其腰部是否有僵硬情况，可将玩物放在地上，引逗患儿拾起。脊柱无病变患儿能迅速弯腰将玩物拾起；脊柱僵硬患儿拾物时，一手先压在膝上，仅能靠屈膝屈髋去取物，而腰部无法弯曲者为阳性，提示腰椎前屈受限。

2. 俯卧背伸试验　患儿俯卧，检查者将患儿双小腿提起，正常儿童腰部柔软，后伸自如，无疼痛反应。脊柱结核患儿腰部呈僵硬状，并随臀部抬高离开床面，且有疼痛。

3. 腰骶关节试验（骨盆回旋试验）　患者仰卧，双腿并拢屈膝屈髋，检查者双手扶膝用力按压使大腿贴近腹壁。若腰骶部出现疼痛反应为阳性，提示腰骶部疾患。

4. 股神经紧张试验　患者俯卧，检查者一手固定患者骨盆，另一手握患肢小腿下端，将大腿强力后伸。如出现大腿前方放射样疼痛为阳性，提示腰2、腰3或腰3、腰4椎间盘突出症。

5. 屈膝试验（跟臀试验）　患者俯卧，屈膝关节使足跟接近臀部。若出现腰部和大腿前侧放射性痛为阳性，提示腰2、腰3或腰3、腰4椎间盘突出。

6. 直腿抬高试验　患者仰卧，膝关节伸直，做直腿抬高，若在60°以下出现坐骨神经走行区域放射性疼痛为阳性，提示腰椎间盘突出症。

加强试验：直腿抬高出现疼痛时将患肢降低5°~10°至疼痛消失，突然将足背屈，引起患肢放射性疼痛加剧者，即为加强试验阳性，则进一步证明椎管内神经受压。

7. 健侧直腿抬高试验　直腿抬高试验后，用同样方法检查健侧。如引出患肢坐骨神经放射痛者为阳性，多见于腰椎间盘突出症。

8. 弓弦试验　患者端坐于椅上，上身挺直，小腿自然下垂，检查者将其患侧小腿逐渐抬高伸直，至患者感到下肢有放射痛时即停止；然后用另一手手指挤压其腘窝正中（胫神经部位），如下肢放射痛加剧者，则为阳性，见于腰椎间盘突出症。

9. 直腿抬高内收外展试验　直腿抬高30°~60°之间出现下肢放射痛，尤其内收、外展时疼痛阳性，超过60°疼痛反而减轻，提示梨状肌损伤综合征。

10. 内旋髋试验　患者仰卧，患肢伸直抬高，当出现坐骨神经痛时，检查者可用力对其做被动内旋髋关节的运动，此时坐骨神经痛加剧为阳性，见于梨状肌损伤综合征。

11. 梨状肌紧张试验　患者仰卧，患肢伸直，主动内收、内旋，若出现臀部疼痛并沿坐骨神经放射为阳性，提示梨状肌损伤综合征。

12. 足踇趾背伸、跖屈抗阻力试验　患者仰卧位，足踇趾用力向下踩，向上翘，检查者给予阻力，两侧对比。如果上翘无力，提示腰椎间盘突出在腰4~腰5节段；若向下踩无力，提示腰椎间盘突出在腰5~骶1节段。

13. 仰卧屈颈试验 患者仰卧，主动屈颈，吸气的同时咳嗽一声，出现神经放射症状，提示腰椎间盘突出症。

14. 挺腹试验 患者仰卧，将腹部挺起，腰部及骨盆离开床面，同时咳嗽一声，引起腰痛伴下肢放射痛为阳性，提示腰椎间盘突出症。

15. 坐位屈颈试验 患者取坐位，两腿伸直，做被动或主动屈颈，如出现患肢放射性疼痛即为阳性，提示腰椎间盘突出症。

16. 骨盆分离及挤压试验 患者仰卧，检查者用双手分别按压在其双侧髂嵴上，并用力向外下方挤压，称为骨盆分离试验。反之，用双手将两髂骨翼向中心相对挤压，称为骨盆挤压试验。若能诱发疼痛者为阳性，见于骨盆环形骨折或骶髂关节病变。

17. 斜扳试验 患者仰卧，健腿伸直，患腿屈髋、屈膝并内收，检查者一手扶住其膝部，一手按住同侧肩部，同时用力。如骶髂关节发生疼痛为阳性，提示骶髂关节病变。

18. 床边试验 患者仰卧，患侧臀部置于床边，患腿垂于床外，健腿屈膝屈髋，检查者双手扶其双膝用力做反向推按，如骶髂关节部位发生疼痛为阳性，提示骶髂关节病变。

19. 单髋后伸试验 患者俯卧，检查者一手按住其骶骨中央部，另一手肘部托住患侧大腿下部，用力向上抬起患肢，使之过度后伸。如有骶髂关节疼痛为阳性，提示骶髂关节病变。

20. "4"字试验 患者仰卧，健侧下肢伸直，患肢屈曲外旋，使足置于健侧膝上方。检查者一手压住患侧膝上方，另一手压住健侧髂前上棘，使患侧骶髂关节扭转。若产生疼痛为阳性，提示髋关节病变、骶髂关节病变、耻骨联合分离症。

三、上肢部检查

（一）肩部检查

1. 望诊 肩关节周围肌肉丰富，望诊时必须两侧对比检查。检查时两肩一定要裸露，对比两肩外形是否对称，高低是否一致，有无畸形、肿胀、窦道、肿块及静脉怒张、肌肉萎缩等情况。正常肩关节外形浑圆，若三角肌膨隆消失，呈"方肩"，多提示肩关节脱位或三角肌萎缩。若肩胛高耸，多为先天性肩胛骨高耸症。除静观外，还要视其动态情况，嘱患者做肩关节各方向的活动，观察有无活动障碍或活动异常，如前锯肌瘫痪，向前平举上肢可出现"翼状肩胛"。

2. 动诊 检查时，要注意其运动方式、幅度，有无疼痛、受限，尤其注意其肩胛骨的动态，避免肩胛骨一起参与活动而造成的假象活动度。肩关节的中立位为上臂下垂，屈肘90°，前臂指向前方。

正常肩部运动度：前屈90°，后伸45°；外展90°，内收45°；内旋80°，外旋30；上举180°，环转360°。

3. 触诊

（1）骨性标志：肩部触诊要重点触摸其骨性标志：肩峰、肱骨大结节、喙突。在肩外侧最高点骨性突出是肩峰；其下方的骨性高突处是肱骨大结节；肩峰前方为锁骨外侧端；锁骨中、外1/3交界处的下方一横指为喙突。

（2）压痛点：触诊寻找压痛点时，注意关节结构是否正常，活动时有无异常状态及摩擦音，应注意排除骨折。肩关节周围常见的压痛点为：肱二头肌长头肌腱鞘炎，压痛点在结节间沟；冈上肌肌腱损伤，压痛点局限于大结节的尖顶部；肩峰下滑囊炎，压痛点局限在肩峰部；三角肌区广泛压痛多见于三角肌下滑囊炎。

4. 特殊检查

（1）搭肩试验：正常人手搭到对侧肩部的同时，肘部能贴近胸壁。若不能完成上述动作，或仅能完成两动作之一者为阳性，提示有肩关节脱位或粘连。

（2）骨性三角检查：肩峰、喙突和大结节三点组成三角形。脱位时，因大结节位置变动，所组成三角形与对侧不同。

（3）落臂试验：患者站立，先将患肢被动外展90°，然后令其缓慢下放，如果不能慢慢放下，出现突然直落到体侧则为阳性，说明有肩袖破裂存在。

（4）肱二头肌抗阻力试验：又称叶加森试验。患者屈肘90°，检查者手握其腕部，对抗用力，使患者肘关节伸直，如结节间沟处产生疼痛为阳性，说明肱二头肌长头肌腱炎。

（5）肩关节内旋试验：让患者主动做肩部极度内旋活动，即在屈肘位，前臂置于背后，引起肩痛者为阳性，提示肱二头肌长头肌腱炎。

（6）直尺试验：正常人肩峰位于肱骨外上髁与肱骨大结节连线之内侧，用直尺的边缘贴在上臂外侧，一端靠近肱骨外上髁，另一端如能与肩峰接触，则为阳性，表示肩关节脱位。

（7）疼痛弧试验：患肢做主动或被动外展，在60°～120°范围时，肩部出现疼痛为阳性，提示冈上肌肌腱炎。

（8）肩关节外展试验：此试验对于肩部疾病能做大致的鉴别：①肩关节功能丧失，并伴有剧痛时，提示肩关节脱位或骨折。②肩关节炎时从外展到上举过程皆有疼痛。③外展开始时不痛，越接近水平位时肩越痛，提示肩关节囊粘连。④外展过程中疼痛，上举时反而不痛，提示三角肌下滑囊炎。⑤在外展上举60°～120°范围内时疼痛，超过此范围时反而不痛，提示冈上肌肌腱炎。⑥外展动作小心翼翼，并有突然疼痛者，提示锁骨骨折。

（二）肘部检查

1. 望诊

肘部望诊需两肘暴露，两侧对比检查，观察肘关节的轮廓有无肿胀和变形。

（1）肿胀：轻度肿胀时，仅见鹰嘴突两侧的正常凹陷消失，变得饱满，严重肿胀时，可以波及整个肘部，甚至肘横纹消失。一侧肿胀常因肱骨内上髁或肱骨外上髁所致。

（2）肘部畸形：①肘外翻：生理性外翻角（携带角）男性 5° ~ 10°，女性 10° ~ 15°，携带角大于 15° 为肘外翻畸形。②肘内翻：携带角小于 5° 者。③肘反张：肘关节过伸超过 10° 以上。④靴形肘：肘关节呈半屈曲位，肘后方隆起如靴形，见于伸直型肱骨髁上骨折或肘关节后脱位。

2. 动诊　检查时，肘关节中立位为前臂伸直。

正常肘关节活动度：屈肘 135° ~ 150°；伸肘 0° ~ 5°；旋前 80° ~ 90°；旋后 80° ~ 90°。

3. 触诊　肱骨内上髁、肱骨外上髁和尺骨鹰嘴是肘关节触诊的重要骨性标志。此三点的位置关系是否发生改变对鉴别肘关节脱位和骨折有重要的意义。肱骨外上髁压痛，多为肱骨外上髁炎；肱骨内上髁压痛，多为肱骨内上髁炎；尺骨鹰嘴压痛伴囊性肿物，多为鹰嘴滑囊炎；肘关节两侧压痛，多为侧副韧带损伤。

4. 特殊检查

（1）网球肘试验：患者前臂稍弯曲，手呈半握拳，腕关节尽量屈曲，然后将前臂完全旋前，再将肘伸直。如在肘伸直时，肱桡关节的外侧发生疼痛即为阳性，提示肱骨外上髁炎。

（2）腕伸肌紧张（抗阻力）试验：患者握拳屈腕，检查者以手按压其手背，患者抗阻力伸腕，如肘外侧疼痛则为阳性，提示肱骨外上髁炎。

（3）腕屈肌紧张（抗阻力）试验：令患者伸手指和背伸腕关节，检查者以手按压患者手掌，患者抗阻力屈腕。肘内侧痛为阳性，提示肱骨内上髁炎。

（4）肘三角：正常的肘关节于完全伸直时，肱骨外上髁、肱骨内上髁和尺骨鹰嘴三个骨性突起点在一条直线上；当肘关节于完全屈曲时，这三个骨性突起点构成一等腰三角形。若肘三角关系改变，表示有骨折、脱位。

（5）前臂（收展）试验：检查时，患者与检查者对面而坐，患者上肢向前伸直，检查者一手握住其肘部，另一手握其腕部并使前臂内收，握肘部的手推肘关节向外，如有外侧副韧带断裂，则前臂可出现内收运动。若握腕部的手使前臂外展，而拉肘关节向内，出现前臂有外展运动，则为内侧副韧带损伤。

（三）腕掌指部检查

1. 望诊　手的自然休息姿势：腕轻度背伸（约 15°），拇指靠近食指旁边，其余四指屈曲，从第二至第五指各指的屈曲度逐渐增大，而诸指尖端指向舟状骨。

手的功能位是准备握物的位置：腕背伸（约 30°）并向尺侧倾斜 10°，拇指在外展对掌屈曲位，其余各指屈曲，犹如握茶杯姿势。

对比检查两侧腕关节与两手，观察有无畸形、肿胀和异常动作等。

常见畸形：桡骨远端骨折引起的银叉样畸形；正中神经损伤所致大鱼际肌萎缩，呈猿手畸形；桡神经损伤所致腕下垂；尺神经损伤所致小鱼际肌和骨间肌萎缩，呈爪形手。

腕关节肿胀以背侧指伸总肌腱两侧明显。"鼻烟窝"消失常提示腕舟状骨骨折。两侧腕关节肿胀伴多发性、对称性近节指间关节棱形肿胀，多为类风湿关节炎。指骨棱形肿胀常见于指骨结核或内生软骨瘤。手指末节呈鼓槌样肿胀，则提示肺性骨关节病变，也称槌状指。腕背或掌指关节的掌侧面有局限性肿块，与皮肤无粘连，但附着于深部组织，有囊性感，多为腱鞘囊肿。

手指震颤，多见于甲状腺功能亢进症、震颤性麻痹、慢性酒精中毒等。双手呈搓泥丸样颤动，在运动时减轻，静止时加重，多为帕金森综合征。

2. 动诊　正常腕关节活动度：背伸 35°~60°；掌屈 50°~60°；尺偏 30°~40°；桡偏 25°~30°。

3. 触诊

（1）腕和手部肿块：腕背侧触到形状大小不一、边界清楚的孤立性囊性肿物，多为腱鞘囊肿。桡骨茎突狭窄性腱鞘炎急性炎症期，可触及局部明显高凸。

（2）腕和手部压痛：桡骨茎突部压痛多系拇长伸肌腱腱鞘炎、拇短伸肌腱腱鞘炎；腕部损伤，若"鼻烟窝"部压痛，多为腕舟骨骨折；腕掌侧正中压痛，常见于月骨脱位或骨折；腕背侧正中压痛多是伸指肌腱鞘炎；下尺桡关节和尺骨小头下方压痛，多是腕三角软骨损伤、下尺桡关节脱位；腕管综合征的压痛点，多在腕掌侧横纹正中部大小鱼际之间，且多伴有手指放射痛和麻木感；若掌指关节掌侧面有压痛，多是屈指肌腱鞘炎。

4. 特殊检查

（1）腕三角软骨挤压试验：腕关节于中立位，使之向尺侧被动倾斜并挤压，下桡尺关节疼痛为阳性，提示三角软骨损伤或尺骨茎突骨折。

（2）握拳试验：患手握拳（拇指在里，四指在外），腕关节向尺侧屈腕，桡骨茎突部出现剧烈疼痛即为阳性，提示桡骨茎突狭窄性腱鞘炎。

（3）屈腕试验：将患者腕关节极度屈曲，即引起手指麻木为阳性，为腕管综合征。

四、下肢部检查

（一）髋关节检查

1. 望诊

（1）前面观察：两侧髂前上棘是否在同一水平线上、两侧髂部是否对称。腹股沟区是否对称，有无高凸饱满或空虚，前者多系髋关节肿胀，后者多提示股骨头有严重破坏。

（2）侧面观察：腰生理前凸增大，臀部明显后凸，髋部呈现屈曲位，则是髋关节后脱位，或系小儿先天性髋脱位和髋关节屈曲性强直。

（3）后面观察：应注意有无臀大肌萎缩，对比观察两侧臀横纹是否对称。慢性髋关节疾病可出现失用性肌萎缩；小儿麻痹后遗症则有神经性肌萎缩。单侧臀横纹皱褶增多、加深并有升高，为单侧先天性髋关节脱位。

2. 动诊　检查时，取中立位，髋关节伸直，髌骨向前。

髋关节活动度：屈曲：伸膝时 90°，屈膝时 135°~145°；伸直 0°，过伸 15°~30°；外展 30°~45°，内收 20°~30°；内旋 30°~40°，外旋 40°~50°。

3. 触诊　髋关节肿胀，可触及周围皮肤张力增高。髋关节脱位，可在异常部位触到股骨头或扪及股动脉搏动减弱。臀肌挛缩可在臀部触及紧张的束带。弹响髋可在粗隆处触及肌腱的弹跳，并出现弹响声。大粗隆处浅压痛伴有囊性肿块，多为大粗隆滑囊炎。

4. 特殊检查

（1）单腿独立试验：嘱患者先用健侧下肢单腿独立，患侧下肢抬起，患侧骨盆向上提起，该侧臀皱襞上升为阴性。再用患肢独立，健肢抬起，则健侧骨盆及臀皱襞下降为阳性。提示髋关节不稳或臀中肌、臀小肌无力。

（2）望远镜试验：患者仰卧，下肢伸直，检查者一手握住其小腿，沿身体纵轴向上推；另一手摸着同侧大粗隆，触及有活塞样活动感，为阳性。见于先天性髋关节脱位，尤以幼儿体征更为明显。

（3）屈膝屈髋分腿试验：患者仰卧，双下肢屈曲外旋，两足底相对，检查者两手分别置于双膝做双膝分腿动作，出现股内侧疼痛为阳性，提示内收肌痉挛。

（4）足跟叩击试验：患者仰卧，两下肢伸直，检查者以一手将患肢抬高，另一手沿身体纵轴叩击其足跟，若髋关节处疼痛为阳性，提示髋关节病变。

（5）掌跟试验：患者仰卧，下肢伸直，检查者用手掌心托起患肢足跟，足呈外旋位为阳性，多见于股骨颈骨折、髋关节脱位。

（6）髋关节屈曲试验（托马征）：患者仰卧，健侧髋膝关节尽量屈曲，使大腿贴紧躯干，双手抱住膝关节，并使腰部贴于床面，如患髋不能完全伸直，或虽伸直但腰部出现前突则为阳性，说明髋关节有屈曲畸形。

（二）膝部检查

1. 望诊　两侧膝关节充分暴露，对比观察外形轮廓是否一致，异常情况有：

（1）膝关节肿胀：轻度肿胀表现为两侧膝眼饱满，严重时波及髌上囊及整个膝周。

（2）膝部周围局限性肿块：髌上滑囊区的肿块可能是滑囊炎、关节积液。腘窝肿块多为腘窝囊肿。胫骨结节肿大多为骨软骨炎。膝部棱形肿胀多因膝关节结核或类风湿关节炎所致。

（3）股四头肌萎缩：任何膝关节疾患，只要引起膝关节运动障碍，股四头肌即可出现萎缩，尤以内侧头萎缩明显。因此，股四头肌萎缩一般常可反映膝关节的病变。检查时要特别注意同健侧对比。

（4）膝关节畸形：正常膝关节有 5°~10°生理性外翻角，若此角度过大超过 15°，为外翻畸形，表现双侧即为"X"形腿；若此角度小于 5°，为内翻畸形，表现双侧则为"O"形腿。正常膝关节伸直为 0°，部分青少年或女性可有 5°~10°过伸，若过伸超过 15°，即膝反张畸形。

2. 动诊   检查时，中立位膝关节伸直。

膝关节活动度：屈曲 120°～150°，过伸 5°～10°；旋转屈膝时，内旋 10°，外旋 20°。

3. 触诊   确定压痛的部位，对诊断膝关节疾患十分重要，膝部常见压痛点有：

（1）髌上滑囊炎时，在髌骨上方能触到囊性肿块，有波动和轻度压痛。

（2）髌骨横行骨折时，在髌骨前面能触到裂隙和明显沟状凹陷。

（3）髌骨软化症向下按压髌骨，使髌骨轻轻移动，可出现明显的疼痛反应。

（4）胫骨结节骨骺炎，局部能触到高凸坚硬的包块，压痛明显。

（5）髌下脂肪垫肥厚，在髌韧带两侧可触到饱满柔韧的硬性包块。

（6）膝关节间隙压痛，可能为半月板损伤。

（7）膝关节两侧疼痛，提示侧副韧带损伤。

4. 特殊检查

（1）浮髌试验：患者仰卧，患肢伸直，检查者一手压在髌上囊部，另一手食指按压髌骨，一压一放，反复数次。有漂浮感提示关节腔内有积液。

（2）髌骨摩擦试验：患者仰卧，患肢伸直放松，检查者用一手按压住其髌骨，并使其在股骨髁关节面上做上、下及左、右的移动，如有摩擦音或患者感觉疼痛，则为阳性，提示髌骨软化症。

（3）麦氏试验：患者仰卧，检查者一手握住患肢足部，另一手拇指及其余四指分别摸住膝关节内、外侧关节间隙，先使膝关节极度屈曲，然后将小腿内收外旋，并逐渐伸直膝关节，此时内侧膝关节疼痛或有弹响，说明内侧半月板损伤。反之使小腿外展、内旋，逐渐伸直膝关节，如有外侧膝关节疼痛或弹响，说明外侧半月板损伤。

（4）研磨提拉试验：①研磨试验：患者俯卧，患膝屈曲 90°，检查者双手握住患足，按压并旋转小腿，引起疼痛者为阳性，提示半月板损伤。②提拉试验：检查者将患者大腿固定，将其小腿提起并旋转，如引起疼痛则为侧副韧带损伤。此试验为鉴别侧副韧带损伤与半月板损伤的方法。

（5）侧向挤压试验：患者仰卧，伸直下肢。检查者一手握住患者踝关节向外侧施加压力，另一手在膝关节向内侧加压，使膝关节内侧副韧带承受外翻张力。如有疼痛或有侧方活动，则为阳性，提示内侧副韧带损伤。如向相反方向施加压力，使膝关节外侧副韧带承受内翻张力，此时有疼痛或侧方活动，提示外侧副韧带损伤。

（6）过伸试验：患者仰卧，膝关节伸直。检查者一手抬起患者小腿，另一手按压住其膝部，使膝关节出现被动过伸运动。如有疼痛为阳性，可见于半月板前角损伤、股骨髁软骨损伤或脂肪垫肥厚、损伤等。

（7）抽屉试验：患者仰卧，屈膝 90°，足平放于床上。检查者可坐在患者的足部，以稳定双足，双手握住患者小腿上端做前拉后推的动作，如小腿上端能向前拉动，说明前交叉韧带损伤；如小腿上端能向后推动，说明后交叉韧带损伤。

（8）挺髌试验：患者患膝伸直，检查者用拇、食二指将患者髌骨向远端推压，嘱其用力收缩股四头肌，若引发髌骨部疼痛者为阳性，多提示髌骨劳损。

（三）踝关节与足检查

1. 望诊　正常踝关节两侧可见内、外踝的轮廓；在跟腱的两侧亦各有一凹陷区（肥胖的妇女不甚明显），当踝关节背伸时可见伸肌腱在皮下的走行。

（1）踝关节肿胀：踝下凹陷消失，跟骨增宽，跟腱止点处疼痛，可能为跟骨骨折；内、外踝下方及跟腱两侧的正常凹陷消失，兼有波动感，可能为关节内积液或者血肿；肿胀局限于一侧，多见于侧副韧带损伤；足后部肿胀，多属跟腱炎、滑囊炎、骨质增生。

（2）足部常见畸形：①马蹄足（尖足）：踝关节跖屈畸形，跟腱挛缩。立位负重时足尖着地负重，足跟悬起不能着地。②跟足（仰趾足）：踝关节背屈畸形，多因小腿三头肌麻痹引起，站立时足跟着地，足尖翘起，或足尖不能充分落地。③内翻足：足内翻常伴足弓高度增加。④外翻足：足外翻伴足弓变平。⑤扁平足（平足）：足弓消失，立位足弓顶点舟状骨可以接近地面，前足增宽，前足跖面形成胼胝，多合并轻度外翻。⑥高弓足：足弓过高。⑦踇外翻：第一跖骨内收，趾外翻，跖趾关节内侧隆起，滑囊肿胀。

2. 动诊　踝关节活动度：背屈 20°~30°，跖屈 40°~50°；内翻 30°，外翻 30°~35°。

3. 触诊　踝与足部软组织较薄，当检查时局限性压痛点往往就是病灶的位置。压痛在跟腱上，可能是跟腱本身或跟腱旁膜的病变；在跟腱止点处压痛，可能是跟腱滑囊炎；在跟骨跖面正中偏后压痛，可能是跟骨骨刺或脂肪垫病变，靠前部可能是跖腱膜的疼痛。跟腱断裂时，可在皮下触及一横沟。压痛点在跟骨的内外侧，可能是跟骨本身的病变。腓骨长、短肌腱滑脱，可在外踝后方触及肌腱弹跳。

4. 特殊检查

（1）跟腱偏斜征：正常站立位，跟腱长轴应与下肢长轴平行。扁平足时跟腱长轴向外偏斜。

（2）足内、外翻试验：检查者一手固定患者小腿，另一手握其足，将踝关节极度内翻或外翻。如同侧疼痛，提示有内踝或外踝骨折的可能；如对侧痛则多属副韧带损伤。

（3）捏小腿三头肌试验：患者俯卧，足垂床缘下，检查者用手捏患肢小腿三头肌肌腹，正常时可产生足跖屈。如无足跖屈为阳性，提示跟腱断裂。

（4）足前横向挤压试验：患者仰卧，检查者用双手对患足前部两侧横向用力挤压，如出现疼痛为阳性，提示跖骨骨折、跖间肌损伤。

（5）踝阵挛：患者仰卧，检查者一手托其腘窝，一手握其足，用力使踝关节突然背屈，可以产生踝关节连续交替的伸屈运动，则视为阳性，提示有锥体束损害。

（6）划跖试验（巴宾斯基征）：检查时，检查者用钝尖物轻划患足底外侧缘，由后向前，引起踇趾背屈、余趾呈扇形分开的反应为阳性，提示锥体束损害。

第三节　八纲辨证

辨证是在中医基础理论指导下，将四诊（望、闻、问、切）所收集的各种症状、体征等临床资料进行分析、综合，对疾病当前的病理本质作出判断，并概括为具体证名的诊断过程。

中医学的辨证方法有多种，都是在长期临床实践中总结而成的，包括八纲辨证、气血津液辨证、脏腑辨证、病性辨证等。八纲辨证是各种辨证的纲领。

八纲，即阴、阳、表、里、寒、热、虚、实八个纲领。八纲辨证是在掌握四诊收集的资料基础上，辨别病位的浅深、疾病性质的寒热、正邪斗争的盛衰、疾病类别的阴阳的方法。

八纲辨证的内容早在《内经》中就有诸多的论述，为八纲辨证的形成和发展奠定了牢固的基础。汉·张机在《伤寒杂病论》中将八纲与脏腑经络有机地结合起来，运用到伤寒病与杂病的诊治中。明·张介宾《景岳全书·传忠录》对八纲作了较全面的论述，他以阴阳为二纲，以表、里、寒、热、虚、实为六变，以二纲统六变，并将其作为辨证的纲领。明·王执中在《伤寒正脉》中亦说："治病八字，虚、实、阴、阳、表、里、寒、热。八字不分，杀人反掌。"首次运用"八纲"概念的是20世纪50年代出版的祝味菊的《伤寒质难》，书云："所谓八纲者，阴、阳、表、里、寒、热、虚、实是也，古昔医工观察各种疾病之证候，就其性能之不同，归纳于八种纲要，执简驭繁，以应无穷之变。"此后"八纲"被中医界广为接受，成为中医辨证论治的纲领。

八纲辨证是从各种辨证方法的个性中概括出来的共性，是各种辨证的纲领。在诊断疾病过程中，起着执简驭繁、提纲挈领的作用，适用于临床各科。尽管疾病的表现错综复杂，但可用八纲加以归纳和概括。如疾病的类别，可分为阴证与阳证；病位的浅深，可分为表证与里证；疾病的性质，可分为寒证与热证；邪正的盛衰，邪盛为实证，正虚为虚证。运用八纲辨证能将各种复杂的临床表现，归纳为阴阳、表里、寒热、虚实四对纲领性证候，从而找出疾病的关键，掌握其要领，确定其类型，预决其趋势，为治疗指出方向。其中阴阳二纲又可以概括其他六纲，即表、热、实证为阳证；里、寒、虚证为阴证，故阴阳又是八纲中的总纲。

八纲辨证是互相联系而又不可分割的，如辨表里应与寒、热、虚、实相联系，辨寒热应与表、里、虚、实相联系，辨虚实又应与寒、热、表、里相联系。疾病的变化往往不是单纯的，常常是表里、寒热、虚实夹杂，如表里同病、虚实夹杂、寒热错杂等。在一定的条件下，疾病的阴阳、表里、寒热、虚实证候之间还可以相互转化，如表邪入里、里邪透表、寒证转热、热证转寒、实证转虚、因虚致实等。当疾病发展到一定阶段，还可以出现一些与疾病性质相反的假象，如寒热真假、虚实真假等。阴证、阳证也是如此，阴中有阳，阳中有阴，疾病可以由阳入阴，由阴出阳，又可从阳转阴，从阴转阳。因此，不仅要掌握各类证候的特点，还要注意其相互间的相兼、夹杂、转化、真假等关系。

一、表里辨证

表里辨证是辨别疾病病位和病势趋向的两个纲领。人体的皮毛、肌腠、经络在外属表；脏腑、气血、骨髓在内属里。从病势趋向论，病势由表入里是病渐加重，由里出表是病渐减轻。

表里辨证主要用于外感病，可以判断病位浅深及病理变化趋势。表证病轻而浅，里证病深而重；表邪入里为病进，里邪出表为病退。掌握疾病的轻重进退，为解表与治里等治疗提供依据。

（一）表证

表证是指六淫等外邪经皮毛、口鼻侵入时所产生的证候。多见于外感病的初期，具有起病急、病程短的特点。

［临床表现］恶寒（或恶风）发热，头身疼痛，鼻塞流涕，咽喉痒痛，咳嗽，舌苔薄白，脉浮。

［辨证要点］①本证以外邪袭表，卫气被郁为主要病机。②为外感病的初期阶段，有起病急、病程短的特征。③以恶寒发热并见、苔薄白、脉浮为辨证依据。④可见鼻塞流涕、咽喉痒痛、咳嗽，甚至喘促等肺气失宣的兼证。

（二）里证

里证是指病位深入于里（脏腑、气血、骨髓）的一类证候。它与表证相对而言，多见于外感病的中、后期阶段或内伤疾病。里证的成因，大致有四种情况：一是表邪内传入里，侵犯脏腑而成；二是外邪直接侵犯脏腑所致；三是情志内伤、饮食劳倦等因素损伤脏腑，使脏腑功能失调，气血阴阳逆乱而致病；四是病理产物性病因所引起的疾病。

［临床表现］因病在里，或病起于里，故其基本特点是无新起之寒热并见，以脏腑气血阴阳等失调的症状为其主要表现，如高热，恶热，或微热，潮热，烦躁神昏，口渴引饮，或畏寒肢冷蜷卧，身倦乏力，口淡多涎，腹痛，便秘，或泄泻，呕吐，尿少色黄或清长，苔厚，脉沉等。

［辨证要点］①病位已不在表，病邪已深入于里。②本证以脏腑气血阴阳等失调的症状为其辨证依据。

（三）表证与里证的鉴别

主要审察其寒热、舌象和脉象变化。外感病中，发热恶寒同时并见的属表证，但寒不热或但热不寒或无寒热的属里证。表证的舌象少变化，里证的舌象多有变化。表证脉浮，里证脉不浮。

（四）表证与里证的关系

人体的肌表与脏腑是通过经络的联系而表里相通。疾病发生过程中，在一定的条件下，可出现表里错杂和表里病位的变化。

1. 表里同病　表证和里证在同一时期出现，称为表里同病。大体见于初病既有表证又有里证；表证未解，又及于里；旧病未愈，又加新病，如本有内伤，又加外感，或先有外感，又内伤饮食劳倦等。

表里同病往往与寒热、虚实并见，常见的有表热里寒、表寒里热、表虚里实、表实里虚以及表里俱寒、表里俱热、表里俱虚、表里俱实等。具体内容详见寒热辨证、虚实辨证。

2. 表里出入　表里出入有表邪入里和里邪出表两种情况。

（1）表邪入里：凡病表证，表邪不解，内传入里，称为表邪入里。多因机体抗邪能力下降，或邪气过盛，或治疗不当，或误治、失治等因素所致。例如原病表证，本有恶寒发热，若恶寒消失，不恶寒而反恶热，并见口渴便秘、尿少色黄、舌红苔黄等症，便是表邪入里的证候。

（2）里邪出表：某些里证，病邪从里透达于外，称为里邪出表。多是治疗与理疗得当，机体正气渐复，抗邪有力的结果，或因某些邪气的性质所致。例如内热烦躁、咳逆胸闷，继而热退、汗出、身凉；或麻疹、白㾦透发，都是病邪由里出表的证候。

表邪入里说明病势加重，里邪出表多反映邪气渐退，病势减轻。掌握表里出入的变化，对于推断疾病的发展及转归具有重要意义。

二、寒热辨证

寒热辨证是辨别疾病性质的两个纲领。寒证与热证反映机体阴阳的偏盛与偏衰。阴盛或阳虚者，表现为寒证；阳盛或阴虚者，表现为热证。寒热辨证可辨明疾病性质属寒或属热，为散寒或清热提供治疗依据。

（一）寒证

寒证是指感受寒邪，或机体阴盛、阳虚所表现的证候。多因外感寒邪，或因内伤久病，阳气耗伤，或过食寒凉生冷，阴寒内盛所致。寒证包括表寒、里寒、虚寒、实寒等。

［临床表现］各类寒证临床表现不尽一致，常见的有：恶寒喜暖，面色㿠白，肢冷蜷卧，口淡不渴，痰、涎、涕清稀，小便清长，大便稀溏，舌苔白而润滑，脉迟或紧等。

［辨证要点］①本证以阴寒内盛或阳气不足为主要病机。②以恶寒喜暖、肢冷蜷卧、面色㿠白、分泌物及排泄物清稀、舌苔白滑等症状为辨证依据。

（二）热证

热证是指感受热邪，或机体阴虚、阳亢所表现的证候。多因外感热邪，或寒邪入里化热；或七情过激，郁而化热；或饮食不节，积蓄为热；或房室劳伤，劫夺阴精，阴虚内热等所致。热证包括表热、里热、实热、虚热等。

［临床表现］各类热证表现不尽一致，常见的有：恶热喜冷，口渴喜冷饮，面红目赤，烦躁不宁，痰、涕黄稠，吐血，衄血，大便干，尿少色黄，舌红苔黄而干，脉数等。

［辨证要点］①本证以阳热亢盛或阴虚内热为主要病机。②以发热、恶热喜凉、面红、舌红苔黄、脉数等症状为辨证依据。③热伤津液，故渴喜冷饮、大便干、尿少色黄、舌干少津等症状亦可作为辨证的参考依据。④热伤血络，迫血妄行，故衄血、吐血等出血症状亦可见之。

（三）寒证与热证的鉴别

辨别寒证与热证，不能孤立地根据某一症状作出判断，应对疾病的全部表现进行综合观察。若病人恶寒喜暖、口不渴、面色㿠白、四肢逆冷、大便稀溏、小便清长、舌淡苔白滑、脉迟或紧，则属寒证。若病人恶热喜凉、渴喜冷饮、面色红赤、四肢灼热、大便干结、尿少色黄、舌红苔黄、脉数，则属热证。

（四）寒证与热证的关系

寒证与热证虽有本质的不同，但又互相联系，既可在同一病人身上出现，表现为寒热错杂的证候，又可在一定的条件下互相转化。在疾病发展过程中，特别是危重阶段，有时还会出现假寒或假热的现象。

1. 寒热错杂　在同一病人身上，既有寒证，又有热证，寒热交错同时出现者，称为寒热错杂。常见的有上热下寒、上寒下热、表寒里热、表热里寒等。

（1）上热下寒证：指病人在同一时间内，上部表现为热，下部表现为寒的证候。如既见胸中烦热、口臭、牙龈肿痛等上热证，同时又见腹痛喜暖喜按、大便溏泻之下寒证。此为上焦有热而中焦有寒的上热下寒证。

（2）上寒下热证：指病人在同一时间内，上部表现为寒，下部表现为热的证候。如既有胃脘冷痛、呕吐清涎之寒证，又同时出现尿少色黄、尿频尿痛之热证。此为胃中有寒、膀胱有热的上寒下热证。

（3）表寒里热证：指寒在表而热在里的证候。多见于素有内热，又外感风寒；或外寒入里化热而表寒未解的病症。由于里热所在部位不同，故各类表寒里热的临床表现不尽一致，常见的有：恶寒发热、头身痛、无汗、烦躁、口渴、尿黄、脉浮紧。

（4）表热里寒证：指热在表而寒在里的证候。多见于素有里寒，又外感风热；或因表热证误下而脾阳耗伤。临床上既出现发热恶寒、头痛、咳嗽、咽喉肿痛的表热证，同时又出现大便溏泻、四肢不温、小便清长的里寒证。

上述寒热错杂证，除分清表里、上下、经络、脏腑之外，还必须分清寒热孰多孰少和主次先后。

2. 寒热转化

（1）寒证转化为热证：原本是寒证，后出现热证，热证出现时寒证特点消失的转化过程，即是寒证转化为热证。多因机体阳气偏盛，寒邪从阳化热所致；也可因治疗不当，过服温燥药物而致。例如，外感寒邪，开始为表寒证，出现恶寒发热、头身痛、无汗、苔薄白、脉浮紧等临床表现，病情进一步发展，寒邪入里化热，恶寒症状消失，继而出现壮热、口渴心烦、舌红苔黄、脉洪大等症状，表明证候已由表寒证转化为里热证。

（2）热证转化为寒证：原本是热证，后出现寒证，寒证出现时热证特点消失的转化过程，即是热证转化为寒证。多因邪盛正虚，正不胜邪，功能衰败所致；也可因误治、失治，损伤阳气而致。这种转化有缓、有急，如热痢日久，阳气日耗，转化为虚寒痢，这是缓慢转化的过程。再如高热病人，大汗不止，气随汗泄，或吐下过度，阳随津脱，出现体温骤降、面色苍白、四肢厥冷、脉微欲绝的虚寒证（亡阳），此属急骤转化的过程。

寒证、热证的相互转化，说明疾病本质发生了变化。它能反映邪正盛衰情况，由寒证转化为热证，是机体正气尚盛，寒邪郁而化热；热证转化为寒证，多属邪盛正虚，正不胜邪。

3. 寒热真假　　当寒证或热证发展到极点时，有时会出现与疾病本质相反的一些假象，即所谓"寒极似热""热极似寒"的真寒假热、真热假寒。这些假象常见于病情危笃的严重关头。若不细察，易于误诊而危及生命。

（1）真寒假热证（寒极似热）：即内有真寒而外现假热的证候。病人的临床表现是身热、口渴、面赤、脉大等，似是热证，但仔细观察，身虽热而反欲近衣被取暖；口渴但不欲饮，或喜少量热饮；面虽赤但颧红如妆、嫩红带白、游移不定；脉虽大却按之无力；同时还有四肢厥冷、小便清长、大便稀溏、精神萎靡、舌淡苔白等一派寒象。此为阴寒内盛，格阳于外，又称"阴盛格阳"。

戴阳证是指体内阴寒过盛，阳气被拒于外，内真寒外假热的危重病症，主要因下元虚衰，真阳浮越所致。其临床表现是：浮热、两颧色淡红如妆、游移不定，或口鼻作衄，或口燥齿浮、口渴但喜少量热饮、手足躁动不安、足胫逆冷、脉浮大、按之空虚无力或微细欲绝。其辨证要点是：身虽热却喜盖衣被，口虽渴但饮水不多且喜热饮，或漱水不欲饮，手足躁动但神志清楚，脉虽大但按之无力。

（2）真热假寒证（热极似寒）：即内有真热而外现假寒的证候。病人的临床表现是四肢厥冷、脉沉等，似是寒证，但手足冷而身体灼热，不恶寒而反恶热；脉虽沉却数而有力；并见口渴喜冷饮、烦躁不安、大便干结、尿少色黄、舌红苔黄等一派热象。这种手足厥冷、脉沉为假寒象，是由于内热炽盛，阳气郁闭，不能外达所致。内热才是疾病的本质，即阳盛于内，格阴于外，又称"阳盛格阴""阳厥""热厥"。并且其内热愈盛，则肢冷愈严重，即所谓"热深厥亦深"。

寒热真假的鉴别：辨别寒热之真假，除了解疾病的全过程外，主要从以下两方面来体察。首先，假象多出现在四肢、皮肤和面色等方面，而脏腑、气血阴阳等方面的内在表现则能如实反映疾病的本质。故辨证时应以里证、舌象、脉象等作为诊断的依据。如舌质的淡白与红绛、润与燥、口渴与否、脉之有力与否、小便清长与色黄量少等。其次，假象与真象的面赤和肢冷是有区别的。例如，假热的面赤仅在颧颊上，颜色浅红而娇嫩，浮露于皮肤，时隐时现；真热的面赤是满面通红。再如肢冷，假寒之肢冷却反不欲近衣被，并伴有胸腹热炽、按之灼手；真寒的肢冷可并见身体蜷卧、欲加衣被。

总之，假象是疾病的表面现象，真象是疾病的本质，辨证时应透过现象看本质，不要被假象所迷惑。

（五）寒证、热证与表证、里证的关系

寒证、热证与表证、里证的关系有表寒证、表热证、里寒证、里热证等多种证候。

1. 表寒证 指寒邪袭表所表现的证候。

[临床表现] 恶寒重，发热轻，头身疼痛，无汗，舌淡苔薄白润，脉浮紧。

[辨证要点] ①本证以寒邪袭表，卫气被郁，腠理郁闭为主要病机。②以恶寒重，发热轻，无汗，脉浮紧等症状为辨证依据。

2. 表热证 指风热病邪侵犯肌表所表现的证候。

[临床表现] 发热，微恶风寒，头痛，或有汗，口干微渴，舌边尖红，脉浮数。

[辨证要点] ①本证以风热袭表，肺卫失宣为主要病机。②以发热重、恶寒轻，或有汗、舌边尖红、脉浮数为辨证依据。

3. 里寒证与里热证 里寒证包括里实寒证和里虚寒证，里热证包括里实热证和里虚热证。详见"虚证、实证与表证、里证、寒证、热证的关系"中的有关内容。

三、虚实辨证

虚实辨证是辨别邪正盛衰的两个纲领。虚指正气不足，实指邪气盛实。通过虚实辨证，可以掌握邪正盛衰情况，为扶正和祛邪提供治疗依据。

（一）虚证

虚证是指人体正气不足所表现的证候。多因先天不足和后天失调所致，但以后天失调为主，如情志内伤、饮食失调、劳逸过度、房室不节、产育过多、久病失治等原因，损伤人体正气，均可成为虚证。虚证包括精、气、血、阴、阳、津液不足，以及脏腑各种不同的虚损。

[临床表现] 各种虚证的表现不尽一致，常见的有：面色淡白或㿠白或萎黄，精神萎靡，身倦乏力，形寒肢冷，自汗，大便稀溏或滑脱，小便清长或失禁，舌淡胖嫩，脉虚、沉迟无力或弱，或形体消瘦，颧红，五心烦热，盗汗，潮热，舌红少苔或无苔，脉细数无力。

[辨证要点] ①本证以正气不足，机体功能衰退为其主要病机。②临床表现以五脏气

血阴阳亏虚为主。具有起病缓、病程长的特点，多见于慢性消耗性疾病。

（二）实证

实证是指邪气亢盛所表现的证候。实证形成的原因主要有：一是六淫或疫疠之邪侵入人体，正邪剧争所致；二是脏腑功能失调，代谢障碍，气机阻滞，水湿痰饮内停，瘀血内阻，或宿食、虫积等停滞体内所致。由于外邪性质与致病的病理产物不同，故临床表现各异。

［临床表现］实证的临床表现各不相同，常见的有：高热，胸闷烦躁，甚至神昏谵语，呼吸气粗，痰涎壅盛，腹胀痛拒按，大便秘结或下利、里急后重，小便不利或涩痛、色黄量少，舌质苍老，舌苔厚腻，脉实有力等。

［辨证要点］①本证具有邪实而正气未虚，正邪剧争的病机。②具有起病急、病程短的特点。因病邪性质各异，临床表现复杂。

（三）虚证与实证的鉴别

虚证与实证，由于虚损之部位和邪气的性质各异，故症状极为复杂。同样的症状，可能是虚证，也可能是实证，如腹痛、腹胀、便秘、恶寒等在虚证和实证中均可出现。因此，必须通过望形体、舌象，闻声息，问病史，按胸腹、脉象等诊察手段进行全面分析。若病人形体虚弱、精神萎靡不振、声低息微、痛处喜按、舌淡嫩无苔或少苔、脉象虚弱无力者，属虚证。若病人形体壮实、精神亢奋、声高息粗、痛处拒按、舌质苍老、舌苔厚腻、脉实有力者，属实证。

（四）虚证与实证的关系

虚证与实证有虚实错杂、虚实转化、虚实真假等方面的关系。

1. 虚实错杂　病人同时存在着正虚和邪实两种病机的证候，称为虚实错杂。包括实证夹虚、虚证夹实、虚实并重。若结合病位则有表里虚实错杂以及上下虚实错杂。

（1）实证夹虚：指以邪实为主，正虚为次的证候。此证常发生于实证过程中正气受损的病人，亦可见于体虚而新感外邪者，或实证误治、失治，邪气未除，正气已伤者。例如，本来是壮热、口渴、大汗出、心烦、舌红苔黄的里热证，由于里热炽盛，耗伤气阴，又出现微恶寒、脉浮大无力等气阴两伤的症状，这是实热兼气阴两虚，属实中夹虚之证。

（2）虚证夹实：指以正虚为主，邪实为次的证候。此证多见于实证日久，正气大伤而余邪未尽的病人，亦可见于素体大虚而复感外邪者。例如，温病的肝肾亏虚证出现于温病后期，症见低热不退、手足心热、口干、舌干绛无苔，这是邪热灼烁肝肾之阴，而呈现邪少虚多的证候。

（3）虚实并重：指正虚和邪实均十分明显，病情比较严重的证候。此证多见于较严重的实证，迁延日久，正气大伤而实邪不减，亦可见于原本正气甚虚，又感受较重邪气的病人。例如，鼓胀出现腹胀满如鼓、腹壁青筋暴露、二便不通等实邪盛于内，同时又出现形体羸瘦、不能食、精神萎靡等正气大伤症状，此属虚实并重证候。

2. 虚实转化　疾病的发展过程，就是邪正相争的过程。因而虚证和实证之间，可以出现相互转化，如实证转虚、因虚致实等。

（1）实证转虚：先患实证，后出现虚证，当虚证特点出现时实证特点消失的转化过程，称为实证转虚。多因邪气久留，或失治或误治，损伤人体正气而转为虚证。例如，高热、口渴、汗出、脉洪大之实热证，因治疗不当，日久不愈，津气耗伤，以致高热退却而见肌肉消瘦、面色枯白、不欲饮食、虚羸气少、舌苔光剥、脉细无力。

（2）因虚致实：病本虚证，由于正气亏虚，脏腑功能失调，而致痰、食、血、水等凝结阻滞，成为因虚致实，如心脉痹阻、肝阳化风等证。

3. 虚实真假　虚证与实证，有真假疑似之分。辨证时要从复杂的症状中辨别真假，以去伪存真。虚实真假与虚实错杂不同，应注意审察鉴别。

（1）真实假虚证：指疾病本质属实证，大实之中反见虚羸的现象，称为真实假虚证。如热结肠胃、痰食壅滞、大聚大积之实证，却见神情默默、畏寒肢冷、脉沉或迟涩等。若仔细辨认则可以发现，虽神情默默，但语出则声高气粗；脉虽沉或迟涩，但按之有力；虽然畏寒肢冷，但胸腹按之灼手。引起这种类似虚象的原因是实邪阻滞经脉，气血不能畅达之故，因此称这类症脉为假象。前人所说的"大实有羸状"，即指此而言。

（2）真虚假实证：指疾病本质属虚证，但又出现一些类似实证的现象，称为真虚假实证。如素体脾虚，运化乏力，因而出现腹部胀满、脉弦等类似实证现象。但腹满时有缓解，不似实证之腹满不减；腹痛而喜按，按之不痛或按之痛减，不似实证之拒按；脉虽弦，但按之无力。导致这种类似实的症状，其原因是机体正气虚弱，布化无力所致。前人说"至虚有盛候"，即指此而言。

对虚实真假的判断，首先要注意脉象的有力无力、有神无神、浮候沉候。疾病本质隐伏于内，假象常表现于外，故辨证时脉象应以沉候为据，重按有力、有神为真实证，无力、无神为真虚证。其次要注意舌象的苍老与嫩胖，舌质嫩胖淡白为真虚证，苍老坚敛为真实证。还要注意语声气息高亢与低怯。语声高亢气粗者多为实证，语声低怯息微者多为虚证。此外，还必须了解疾病的全过程，如发病原因、诱因、疾病演变情况、治疗经过以及体质的强弱、病之新久等。

（五）虚证、实证与表证、里证、寒证、热证的关系

虚证、实证常通过表、里、寒、热证表现出来，可以形成多种证候。临床上有表虚、表实、里虚、里实、虚热、实热、虚寒、实寒等证。

1. 表虚证　表虚证多指风邪袭表所表现的证候。也可因素体阳虚、气虚，复感外邪所致。

［临床表现］发热，恶风，头项强痛，汗出，脉浮无力。

［辨证要点］①本证以风邪袭表，营卫不和，腠理疏松，或素体虚亏为主要病机。②以发热、恶风、汗出、脉浮无力为辨证依据。

2. 表实证　临床上多指外感寒邪的表寒证。

［临床表现］恶寒，发热，无汗，头身疼痛，无汗，脉浮有力。

［辨证要点］①本证以外寒侵袭，正邪相争，腠理密闭为主要病机。②以恶寒、发热、无汗、脉浮有力为辨证依据。③表虚证与表实证鉴别：前者以汗出、脉浮无力为特点，后者以无汗、脉浮有力为特点。

3. 里虚证　里虚证所包括的内容广泛，各脏腑经络、气血阴阳亏损所表现的证候，都属里虚证的范畴。

4. 里实证　里实证是指邪气内盛所表现的证候。其包括的内容也较多，不但有各脏腑经络之分，而且还有各种不同病邪之别。

5. 虚热证　虚热证是指体内阴液不足所表现的证候。

［临床表现］形体消瘦，口燥咽干，颧红，午后潮热，五心烦热，或骨蒸，或劳热，盗汗，舌红绛少苔或无苔，脉细数。

［辨证要点］①本证以阴液亏耗失其润养，阴不制阳，虚热内生为主要病机。②以形体消瘦、口燥咽干、潮热盗汗、五心烦热、舌红少苔、脉细数等为辨证依据。

6. 实热证　实热证是指阳热炽盛所表现的证候。

［临床表现］恶热喜凉，面红目赤，口渴喜冷饮，烦躁不安，或神昏谵语，腹胀满疼痛、拒按，大便秘结，尿少色黄，舌红苔黄燥，脉洪、滑、数、实等。

［辨证要点］①本证以外邪入里化热，或热邪直接侵入脏腑以致里热炽盛为主要病机。②以热象、伤阴、热扰心神的临床表现为辨证依据。

7. 虚寒证　虚寒证是指体内阳气虚衰所表现的证候。

［临床表现］精神不振，少气懒言，面色㿠白，畏寒肢冷，腹痛喜按，大便溏薄，小便清长，舌淡白，脉沉迟无力。

［辨证要点］①本证以阳气虚衰，寒从内生，功能衰退为主要病机。②以畏寒肢冷、腹痛喜暖喜按、便溏尿清的虚寒之象和功能衰退的精神不振、少气懒言等症共见为辨证依据。

8. 实寒证　实寒证是指感受寒邪，阳气被遏所表现的证候。

［临床表现］恶寒喜暖，面色苍白，四肢欠温，腹冷痛拒按，大便溏泻或冷秘，或咳喘痰鸣，口淡多涎，小便清长，脉迟有力或沉紧。

［辨证要点］①本证以寒邪直中脏腑，阳气被遏为主要病机。②以突出的寒象，以及冷痛拒按、脉迟有力或沉紧等邪盛特征为辨证依据。

四、阴阳辨证

阴阳是辨别证候类别的纲领，是八纲辨证的总纲。根据疾病症状、体征表现特点，可以将疾病归为阴阳两大类，这样能起到提纲挈领和对比鉴别的作用。

（一）阳证

凡符合属阳性质的证候，称为阳证。表证、热证、实证均属阳证范围。

［临床表现］不同的疾病，表现出来的阳性证候不尽相同，常见的有：恶寒发热，或壮热，面红目赤，心烦，躁动不安，或神昏谵语，呼吸气粗而快，语声高亢，喘促痰鸣，痰、涕黄稠，口渴喜冷饮，大便秘结或热结旁流，尿少色黄而涩痛，舌红绛起芒刺，苔黄、灰黑而干，脉实、洪、数、浮、滑等。

［辨证要点］①本证以亢奋、躁动、功能亢进、红赤、分泌物黏稠等为主要特点。②恶寒发热、脉浮是表证的表现；面红目赤、烦躁不安、壮热、渴饮、痰涕黄稠为热证的特征；语声高亢、喘促痰鸣、大便秘结或热结旁流是实证、热证特点；舌红绛，苔黄、灰黑，脉实、洪、数、滑为实热之体征。

（二）阴证

凡符合属阴性质的证候，称为阴证。里证、虚证、寒证均属阴证范围。

［临床表现］不同的疾病，所表现的阴性证候不尽相同，常见的有：面色㿠白或晦暗，少气懒言，倦怠无力，精神萎靡，身重，蜷卧，畏寒肢冷，语言低怯，呼吸微而缓，口淡不渴，大便溏而腥臭，痰、涕、涎清稀，小便清长，舌淡嫩苔白滑，脉沉迟或微弱等。

［辨证要点］①本证以抑郁、静而不烦、功能衰退、清冷、面色晦暗等为主要特点。②精神萎靡、体倦乏力、声低息微是虚证表现；畏寒肢冷蜷卧，痰、涕、涎清稀，大便溏而微臭、小便清长是里寒的表现；脉虚、沉迟、微弱，舌淡嫩苔白滑均为属虚、属寒的体征。

（三）阳证与阴证鉴别

一般来说，凡急性的，兴奋、功能亢进、明亮的均属阳证；凡慢性的，抑郁、静而不躁、清冷、功能衰退、晦暗的均属阴证。

中 篇 康复理疗技能

第八章 概 述

　　中医康复理疗是指运用各种传统中医理疗技术，如按摩、刮痧、拔罐、敷疗、灸疗、火疗、水疗和现代理疗技术如光、电、磁、超声波、石蜡疗法及生物反馈疗法、自然疗法等，直接作用于人体体表某些部位或穴位，达到调理、整复伤病残或亚健康者身心的操作技术。中医康复理疗是中医学宝库中的一个重要组成部分，不仅方法繁多，各具特色，而且适应证广泛，具有"简、验、廉、效"的临床应用特点，很受群众欢迎。这种萌芽于原始社会、经历了数千年曲折发展历程的中医疗法，在现代科学技术的渗透及影响下，呈现出崭新的局面，展示了无限广阔的发展前景。

第一节 中医康复理疗技术的临床应用特点

　　中医内病外治、外病外治的一些理疗方法，具有简、验、廉、效等优点，易学易用，使用安全，毒副作用少，在临床各科病症中有显著疗效，尤其对老幼虚弱之体、攻补难施之时、不肯服药之人、不能服药之证，药物外治法与内治法有殊途同归、异曲同工之妙，更有内服法所不及的诸多优点。

一、疗法多样，简便易行

　　中医理疗来源于医疗实践，方式方法多种多样，如手法、器械、药物并用，施治部位较广泛，具有多种可供选择的治疗途径。由于理疗大多作用于人体患部、经穴和特定部位，这些部位均很容易找到且易于施术，故极易推广应用。此外，理疗所用材料大多较为普遍，方法容易掌握，特别是中药理疗一般所需的剂量较小，无需高、精、尖或特殊的仪器和设备，故可以节约大量药材，减少开支，也便于操作，易于推广。

二、疗效可靠，适应证广

　　实践证明，理疗能够迅速而有效地控制和消除临床症状，故对内、外、妇、儿、皮肤、五官诸科的多种疾病有很好的治疗和辅助治疗作用。对病情轻浅单纯的疾病以及在疾病的初期阶段，完全可以起到主治作用。尤其是不肯服药的儿童，不能服药或鼻饲的病种，久病体虚或脾胃运化功能失常、难受攻补之人，均无过多禁忌，可酌情使用，每能起到内治所不能及的效果，以补内治之不逮，丰富了临床治疗手段。

三、安全可靠，副作用少

中药外治所需的药量远远小于内服药量；且往往采用患病局部或病位相邻的部位施药，在局部形成较高的药物浓度，而血中药物浓度则甚微，避免了药物对肝脏及其他器官的毒害。而敷脐、耳压等疗法则几乎无毒副作用。由于外治法是施术于体表且在体外进行，通过皮肤、黏膜的渗透作用起到治疗作用，这样就可以随时观察患者的用药反应而取舍。因此，外治方法较内服法安全可靠，副作用小，并且可避免意外事故的发生。

四、精于辨证，定位用药

辨证论治是中医遣方用药的根本，古今历代医家均十分重视审证求因，通过望、闻、问、切四诊全面了解患者的症状和体征，然后进行分析、综合、归纳，弄清疾病发生的原因、部位、性质、轻重程度、范围大小及发展趋势，从而选择适宜的外治方法进行治疗。如果虚实不明、寒热不辨、表里相混、阴阳不分地使用外治法，就不会取得应有的效果，甚至会使病情恶化，这在使用外治法时要特别注意。

五、重视剂型，防治结合

外治法所用药物的剂型颇多，除传统的丸、散、膏、丹外，目前又开发出气雾剂、灌肠剂、乳剂等，各种剂型由于制剂工艺不同，作用特点各异，因而临床辨证施治时，要针对性地加以选择，以充分发挥其疗效。

六、强调三因制宜

中医学强调"天人相应"，认为大自然的千变万化、寒暑交替、斗转星移都直接或间接地影响着人体的生理与病理，而人体本身又有禀赋、年龄、体质、性别之不同，各地区的生活习惯和环境也有差异，因而运用外治法时就要注意到自然因素和人为因素的影响，即所谓因人、因地、因时制宜。

第二节　中医康复理疗技术的作用原理

中医康复理疗技术从人的整体观出发，以脏腑经络学说为理论基础。经络腧穴在接受了来自体表的药物或手法、器械、温热等刺激后，将感应循经传导，具有疏通气血，调整阴阳，发挥脏腑器官抗御病邪的作用，从而达到治疗疾病的目的。

从现代科学来看，中医康复理疗技术中的多种治疗方法，以物理因子，包括力、热、光、磁、声、电等刺激为辅助，配合以外治药物，通过皮肤、黏膜透入局部或血液，产生局部或全身药理效应而发挥作用，其中物理能的吸收常是诸种作用的基础。机体的细胞、体液及各种组织成分在物理能的作用之下，引起一系列的电力学、生物物理学、生物化学、生物磁学等理化反应，包括自由基的清除、温度梯度变化、pH 值变化、形态效应，影响生化过程的各种酶的活化、生物活性物质的产生、组织的化学结构和生物磁场的改变，以及其他的变化等，进一步在局部与全身产生生理效应，从而达到调节、促进、维持、恢复或代偿各种生理功能，消除病因，消除或减轻病理过程的目的。

第三节　中医康复理疗技术的分类

中医康复理疗技术的治法种类很多，细分有数百种，常用的有四五十种。随着科学技术的不断发展和长期的医疗临床实践，又产生许多应用现代仪器的新方法。总体来说，中医康复理疗技术主要分为以下几种：

1. 针法　针法依据针刺部位的不同，可分为体针、头针、耳针、鼻针、面针、眼针、舌针、脊背针、手针、足针、腕踝针、皮内针等疗法；依据针具的不同，可分为毫针、三棱针、巨针、七星针、芒针、火针、水针、温针、指针、小针刀、脉冲电针、声电针、微波针、激光针等疗法。

2. 灸法　根据使用的艾具和灸具的不同，灸法可分为艾炷灸、艾卷灸、隔物灸（姜、蒜、药饼）、药绒灸、温针灸、温筒灸、天灸、丹灸、雷火灸、火灸等。

3. 按摩疗法　根据治疗对象、施治部位、治疗目的的不同，可分为成人按摩、小儿按摩，或皮部经筋按摩、经穴按摩、脏腑经穴按摩、关节运动按摩、足部按摩，或保健按摩、医疗按摩等。

4. 药物外治法　根据药物的剂型、使用方法与附加物理治疗方法的不同，可分为敷法、熨法、熏蒸法、泡洗法、围药法、薄贴法、油膏法、掺药法、药捻法、吹法、滴法、点法、拭法、导法、吸法、注射法、洗涤法、烘法等。

5. 拔罐与刮痧疗法　刮痧疗法也称角法，根据使用罐具、治疗方法不同，可分为火罐法、水罐法、抽气罐法、药罐法、针罐法等。

6. 手术疗法　根据治疗目的、手术方式、使用器械的不同，可分为麻醉法、烙法、割治法、挑治法、结扎法、埋线法、挂线法、枯痔法、放腹水法、修脚法、夹板固定术、棉垫迫术等。

7. 物理疗法　主要分为光疗法、超声波疗法、磁疗法、石蜡疗法、冷疗法、水疗法、生物反馈疗法、自然疗法等。

8. 其他疗法　常用的有鳝鱼血疗法、蜂蛰疗法、蜞针疗法。

第九章　火　疗

第一节　火疗的概念及作用原理

一、概念

火疗是传统中医火灸疗法的简称，是我国传统针灸医学的一个组成部分。据文献记载，火疗可追溯到春秋战国时期。1973 年湖南长沙马王堆三号汉墓出土的帛书《足臂十一脉灸经》《阴阳十一脉灸经》，是已知最早的关于经脉的专著，又是首次记载火灸疗法的医学典籍。

现在我们所说的火疗是通过高于人体的温度或其他非机械刺激的作用，对机体进行扶正祛邪、平衡阴阳、防治疾病、保健康复的理疗方法。现代的火疗是采用最古老的医术"熏蒸技术"与现代"透皮吸收技术"相结合形成的一种不经消化道，而是经皮肤直接吸收药液后，再经毛细血管把药液直接送达病灶的新方法（图 9 - 1）。

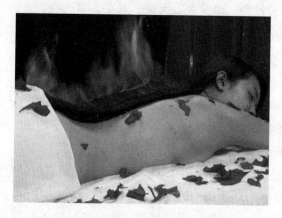

图 9 - 1　火疗

二、火疗的作用原理

火疗运用经络热效应作用，综合贴敷法，将药物经过经络当中的穴位渗透于全身。当燃烧时，药液里的有效成分会通过皮肤进入体内，从而改善局部血循环、疏通经络、调理阴阳平衡、扶正祛邪，激活人体各种组织细胞的免疫功能，达到防病治病、强身健体、延年益寿的目的。

1. 调和阴阳 人体阴阳的偏盛偏衰是疾病发生发展的根本原因。运用火疗技术的补泻作用，泻其有余，补其不足，以达到调和阴阳的目的。

2. 温通经脉，驱散寒邪 《素问·调经论》云："喜温而恶寒，寒则泣不能流，温则消而去之。"火疗法通过逐渐加温，可使热力达到肌层，敷药后达到病灶。因此，火疗具有良好的温通经脉、散寒除湿的作用。

3. 行气活血，消瘀散结 气见热则行，见寒则凝。火疗为温热刺激，可使气血协调，营卫和畅，具有行气活血、消瘀散结的作用。

4. 温阳补虚，补中益气 《灵枢·官能》云："上气不足，推而扬之。"火疗对气血运行能起到"推而扬之"的引导作用。

5. 回阳救逆 火疗法治疗疾病有回阳复脉之功。临床上对阴寒内盛，阳气衰微的证候，用火疗法治疗，能达回阳救逆的功效。

6. 防病强身，延年益寿 人以阳气为本，得其所则体强而寿彰，失其所则体弱而寿夭。火疗能温阳，如对足三里、关元、大椎等穴位火疗，能激发人体正气，提高抗病能力，起到保健养生、康复治病、延缓衰老之功效。

第二节 火疗的临床应用

一、火疗毛巾的选择

1. 三面干毛巾

（1）三面干毛巾的拧法：毛巾对折泡入水中，先将左右两边拧干，毛巾中间位置采用手掌兜水的方法将毛巾水分去掉一部分，再将上下两个边中的开口一边水分拧干，即成三面干毛巾，三面干毛巾一定要打开使用。

（2）三面干毛巾应用部位：腹、背、胳膊、腿。

2. 四面干毛巾

（1）四面干毛巾的拧法：毛巾对折泡入水中，先将左右两边拧干，毛巾中间位置采用手掌兜水的方法将毛巾水分去掉一部分，再将上下两个边对折拧干，即成四面干毛巾，四面干毛巾一定不要打开使用。

（2）四面干毛巾应用部位：头、眼、鼻、耳、手、脚、面。

二、火疗应用部位及操作方法

（一）头部火疗操作

1. 患者坐位，操作者将四面干毛巾盖于其头部，并固定好。

2. 准备扑火毛巾、打火机、酒精。

3. 以百会穴为圆心，以百会穴到前发际线距离为半径按照图9-2在头顶喷洒酒精。

4. 待患者感觉有热感时扑火即可。

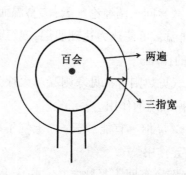

图9-2　头部火疗酒精喷洒图

头部火疗适应证：脑血栓、脑萎缩、脑供血不足、失眠、头痛、神经痛、神经衰弱、记忆力减退、脱发、秃头、白发，以及头部胀痛等症状。

（二）眼睛、鼻火疗操作

1. 患者仰卧位，操作者坐于床头，用四面干毛巾盖于其面部，并勾勒出眼睛及鼻的轮廓。

2. 准备扑火毛巾、打火机、酒精。

3. 按照图9-3喷洒酒精。

4. 待患者感觉有热感时，用湿毛巾自上而下扑火。

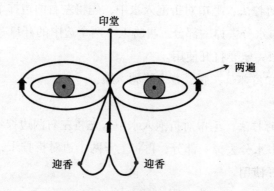

图9-3　眼睛、鼻火疗酒精喷洒图

眼睛、鼻子火疗适应证：①眼部：视物模糊、眼干、眼涩、迎风流泪、近视、远视、玻璃体浑浊等眼部疾病。②鼻部：鼻窦炎、过敏性鼻炎、鼻塞、流鼻涕。

（三）面部火疗操作

1. 患者仰卧位，头转到一侧，操作者坐于床头，用四面干毛巾盖于其面部。

2. 准备扑火毛巾、打火机、酒精。

3. 按照图9－4喷洒酒精。

4. 待患者感觉有热感时，用湿毛巾从后侧向前侧扑火。

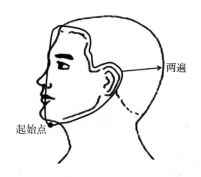

图9－4　面部火疗酒精喷洒图

面部火疗适应证：面瘫、面部神经麻痹、口眼歪斜、面部发紫、反应迟钝及各种面部疾病。

（四）耳部火疗操作

1. 患者仰卧位，头转到一侧，操作者坐于床头，先用湿纸巾将其耳朵包住，露出耳洞，再用四面干毛巾盖于耳部，并勾勒出耳部轮廓。

2. 准备扑火毛巾、打火机、酒精。

3. 按照图9－5喷洒酒精（耳后侧喷洒酒精时要喷洒到耳根处）。

4. 待患者感觉有热感时，用湿毛巾扑火。

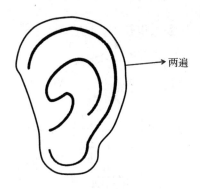

图9－5　耳部火疗酒精喷洒图

耳部火疗适应证：耳聋、耳鸣、中耳炎、耳冻伤。

（五）上肢部、手部火疗操作

1. 患者坐位，上肢放于桌面上，头部转向另一侧。操作者用三面干毛巾盖于其上肢部（单独火疗手部需要四面干毛巾）。

2. 准备扑火毛巾、打火机、酒精。

3. 按照图9-6喷洒酒精（上肢部自上而下"画龙"，要喷洒到两侧）。

4. 待患者感觉有热感时，用湿毛巾扑火。

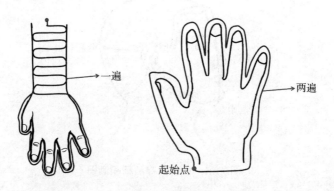

图9-6　上肢部及手部火疗酒精喷洒图

上肢部、手部火疗适应证：①上肢：受风着凉，手臂无力、上肢浮肿、屈伸困难无力。②手部：手凉、麻木肿胀、屈伸困难无力，以及风湿性关节炎、类风湿关节炎、手指甲不长、冻疮等。

（六）胸腹部火疗操作

1. 患者仰卧位，操作者用三面干毛巾盖于其胸腹部。

2. 准备扑火毛巾、打火机、酒精。

3. 按照图9-7喷洒酒精。

4. 待患者感觉有热感时，用湿毛巾扑火。

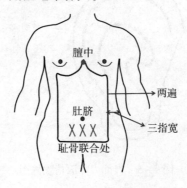

图9-7 胸腹部火疗酒精喷洒图

胸腹部火疗适应证：肠炎、胃寒、腹胀、消化不良、呕吐、便秘、月经不调、痛经、子宫糜烂、附件炎、宫颈炎、阳痿、早泄、体热、性冷淡、腹部减肥。

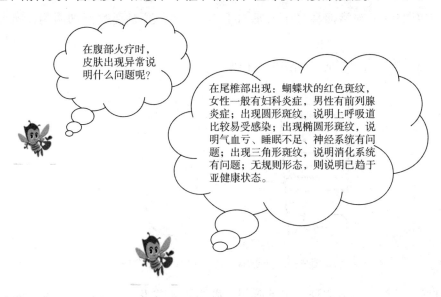

（七）背部火疗操作

1. 患者俯卧位，操作者用三面干毛巾盖于其背部。

2. 准备扑火毛巾、打火机、酒精。

3. 按照图9-8喷洒酒精（背部两个喷洒图应各做一次，先操作左图，后操作右图）。

4. 待患者感觉有热感时，用湿毛巾扑火。

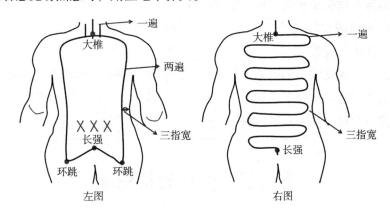

图9-8 背部火疗酒精喷洒图

背部火疗适应证：强直僵硬、筋膜炎、腰椎间盘突出症、腰椎管狭窄、肩周炎、肩酸痛、感冒、肾虚、腰肌劳损，以及肾虚、肩酸痛等。

（八）下肢部、足部火疗操作

1. 根据需要，患者俯卧位或仰卧位，操作者用三面干毛巾盖于其下肢部（单独火疗足部需要用四面干毛巾）。

2. 准备扑火毛巾、打火机、酒精。

3. 按照图9-9喷洒酒精（下肢部自上而下"画龙"，要喷洒到两侧，起火时点下边）。

4. 待患者感觉有热感时，用湿毛巾扑火。

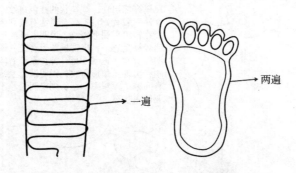

图9-9　下肢部、足部火疗酒精喷洒图

下肢部、足部火疗适应证：①下肢部：风湿性关节炎、类风湿关节炎、脉管炎（变色），以及下肢肿胀、萎缩、麻痹、抽筋、静脉曲张等。②足部：脚裂、脚干、脚凉、脚汗、脚臭、脚气。

 怎样通过观察火苗，来判断身体的状况

1. 呈现红黄色的矮小火苗多属于寒气过重。

2. 呈现红黄色的比较高的火苗并伴有"呼呼"的声音，多属于受风；如果火苗打转，说明有"风痛"现象。

3. 呈现红黄色的比较高的火苗，并在火苗尖上有"噼啪"的响声，多属于风湿。

4. 呈现火势对走，多属于上热下寒，有气滞不通症状，如手足冰凉。

5. 呈现淡蓝色比较高的火苗，属正常现象。

第三节　火疗的禁忌证

1. 阴天下雨。

2. 孕妇。

3. 女性月经期。

4. 癌症。

5. 精神恍惚。

6. 严重心脏病。

7. 严重糖尿病。

8. 高血压（舒张压达 170mmHg 以上）。

9. 肾功能不全。

10. 皮肤病（传染病、创伤等）。

第四节　火疗的注意事项

1. 不能空腹火疗。

2. 饭后 1 小时才能火疗。

3. 火疗前后应大量喝温水（绝不允许吃冷饮或冷食）。

4. 火疗后 12 小时内不能洗澡。

5. 火疗结束后必须让患者平躺 45 分钟。

6. 有内、外出血症状者不能做火疗。

7. 较大手术 1 年后方可做火疗。

8. 火疗前应取下患者身上所有的首饰和金属物。

9. 进行火疗时，身体各部位每次火疗需要 3~5 遍。

第十章　刮痧与拔罐

第一节　刮　痧

刮痧是在中医经络腧穴理论指导下，使用不同材质和形状的刮痧器械和介质，在体表进行相应的手法刮拭，以防治疾病的中医外治技术。刮痧技术具有疏通经络、改善血液循环、调整关节结构和功能等作用。常用于外感性疾病和骨关节疼痛性疾病等。

一、常用器具与介质

1. 器具　刮痧板有玉石、水牛角、砭石等材质（图10－1）。
2. 介质　刮痧油、润肤乳、精油等。

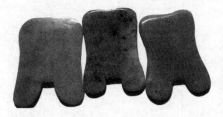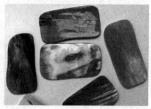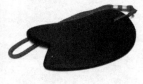

图10－1　刮痧板

二、握持及运板方法

单手握板，将刮痧板放置掌心，由拇指和食指、中指夹住刮痧板，无名指和小指紧贴刮痧板边角，从三个角度固定刮痧板（图10－2）。刮痧时利用指力和腕力调整刮痧板角度，使刮痧板与行走方向之间夹角约呈45°，以肘关节为轴心，前臂做有规律的单方向移动。

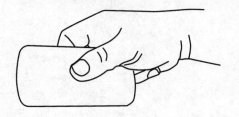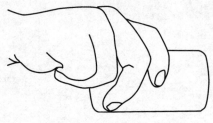

图10－2　握板方法示意图

三、刮痧次序

选择刮痧部位顺序的总原则为先头面后手足，先背腰后胸腹，先上肢后下肢，逐步按顺序刮痧。全身刮痧的顺序为：头、颈、肩、背腰、上肢、胸腹及下肢；局部刮痧时，颈部刮痧的顺序为头、颈、肩、上肢；肩部刮痧的顺序为头、颈、肩上、肩前、肩后、上肢；背腰部刮痧的顺序为背腰部正中、脊柱两侧、双下肢。

四、刮痧方向

总原则为由上向下、由内向外，单方向刮拭，尽可能拉长距离。头侧部一般采用梳头法、由前向后刮拭，前头部应由头顶正中向前发际刮拭，后头部应由头顶正中向后发际刮拭（图10-3）；面部一般由正中向两侧，下颌向外上刮拭（图10-4）；颈肩背部正中、两侧由上往下，肩上由内向外，肩前、肩外、肩后由上向下刮拭（图10-5）；胸部正中应由上向下，肋间则应由内向外刮拭（图10-6）；腹部则应由上向下，逐步由内向外扩展刮拭（图10-7）；四肢宜向远心端方向刮拭（图10-8、图10-9）。

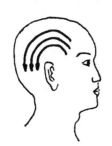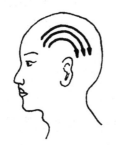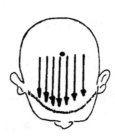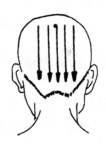

图10-3　头部刮拭方向

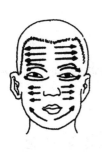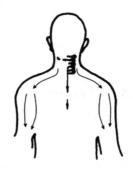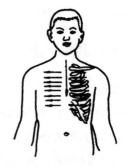

图10-4　面部刮　　　　　图10-5　颈肩背　　　　　图10-6　胸部刮
　　拭方向　　　　　　　　部刮拭方向　　　　　　　　拭方向

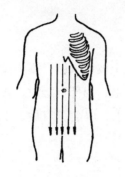
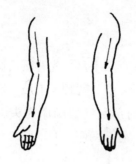
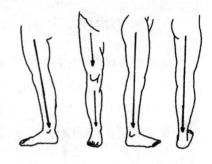

图 10 - 7　腹部刮拭方向　　　　图 10 - 8　上肢刮拭方向　　　　图 10 - 9　下肢刮拭方向

五、刮痧时间

刮痧的时间包括每次治疗时间、治疗间隔和疗程。

1. 每个部位一般刮拭 20 ~ 30 次，每位患者通常选 3 ~ 5 个部位；局部刮痧一般 5 ~ 10 分钟，全身刮痧宜 10 ~ 20 分钟。

2. 两次刮痧之间宜间隔 3 ~ 6 天，或以皮肤痧退、手压皮肤无疼痛感为宜。若病情需要，或刮痧部位的痧斑未退，不宜在原部位进行刮拭，可另选其他相关部位进行。

3. 急性病疗程以痊愈为止，慢性疾病一般以 7 ~ 10 次为一疗程。

六、刮痧程度

刮痧的程度包括刮拭的力量强度和出痧程度。

1. 刮痧时用力要均匀，由轻到重，以患者能够承受为度。

2. 一般刮至皮肤出现潮红、紫红色等颜色变化，或出现粟粒状、丘疹样斑点，或片状、条索状斑块等形态变化，并伴有局部热感或轻微疼痛即可。对一些不易出痧或出痧较少的患者，不可强求出痧。

七、刮痧手法

根据病情和刮痧部位的不同，刮痧操作的力量大小、速度快慢、刮拭方向、刮痧板边角接触的部位及刮痧配合手法，应有所不同。

1. 按力量大小分类

（1）轻刮法：刮痧时刮痧板接触皮肤下压刮拭的力量小，患者无疼痛及其他不适感觉。轻刮后皮肤仅出现微红，无瘀斑。此法宜用于老年体弱者、疼痛敏感部位及辨证属于虚证的患者。

（2）重刮法：刮痧时刮痧板接触皮肤下压刮拭的力量较大，以患者能承受为度。此法宜用于腰背部脊柱两侧、下肢软组织较丰富处、青壮年体质较强者及辨证属于实证、热证、痛症患者。

2. 按移动速度分类

（1）快刮法：刮拭的频率在每分钟30次以上。此法宜用于体质强壮者，主要用于刮拭背部、四肢，以及辨证属于急性、外感病症者。

（2）慢刮法：刮拭的频率在每分钟30次以内。此法宜用于体质虚弱者，以及辨证属于内科、体虚的慢性病者。主要用于刮拭头面部、胸部、腹部、下肢内侧等部位。

（3）颤刮法：用刮痧板的边角向下按压，并做快速有节奏的颤动，每分钟100次以上，或在颤动时逐渐移动刮痧板。此法宜用于痉挛性疼痛的病症，如胁痛、小腹痛和小腿抽筋等。

3. 按刮拭方向分类

（1）直线刮法：又称直板刮法。用刮痧板在人体体表进行一定长度的直线刮拭。此法宜用于身体比较平坦的部位，如背部、胸腹部、四肢部位。

（2）弧线刮法：刮拭方向呈弧线形，刮拭后体表出现弧线形的痧痕，操作时刮痧方向多循肌肉走行或根据骨骼结构特点而定。此法宜用于胸背部肋间隙、肩关节和膝关节周围等部位。

（3）递刮法：从远心端向近心端方向刮拭。宜用于下肢静脉曲张、浮肿患者，或按常规方向刮痧效果不理想的部位。

4. 按刮痧板接触体表部位分类

（1）摩擦法：将刮痧板与皮肤直接紧贴，或隔衣布进行有规律的旋转移动，或直线式往返移动，使皮肤产生热感。此法宜用于麻木、发凉或绵绵隐痛的部位，如肩胛内侧、腰部和腹部；也可用于刮痧前，使患者放松。

（2）梳刮法：使用刮痧板或刮痧梳从前额发际处及双侧太阳穴处向后发际处做有规律的单方向刮拭，如梳头状。此法宜用于头痛、头晕、疲劳、失眠和精神紧张等病症。

（3）点压法（点穴法）：用刮痧板的边角直接点压穴位，力量逐渐加重，以患者能承受为度，保持数秒后快速抬起，重复操作5~10次。此法宜用于肌肉丰满处的穴位，或刮痧力量不能深达，或不宜直接刮拭的骨骼关节凹陷部位，如环跳、委中、犊鼻、水沟和背部脊柱棘突之间等。

（4）按揉法：刮痧板在穴位处做点压按揉，点压后做往返或顺逆旋转。操作时刮痧板应紧贴皮肤不滑动，每分钟按揉50~100次。此法宜用于太阳、曲池、足三里、内关、太冲、涌泉、三阴交等穴位。

（5）角刮法：使用角形刮痧板或让刮痧板的棱角接触皮肤，与体表成45°角，自上而下或由里向外刮拭。此法宜用于四肢关节、脊柱两侧、骨骼之间和肩关节周围的穴位，如风池、内关、合谷、中府等。

（6）边刮法：用刮痧板的长条棱边进行刮拭。此法宜用于面积较大部位，如腹部、背部和下肢等。

八、刮痧的禁忌证

1. 严重心脑血管疾病、肝肾功能不全等疾病出现浮肿者。

2. 有出血倾向的疾病，如严重贫血、血小板减少性紫癜、白血病、血友病、再生障碍性贫血等。

3. 感染性疾病，如急性骨髓炎、结核性关节炎、传染性皮肤病、皮肤疖肿包块等。

4. 急性扭挫伤、局部出现肿胀者。

5. 刮痧不配合者，如醉酒、精神分裂症、抽搐等。

6. 孕妇的腹部、腰骶部。

7. 体表有疖肿、破溃、疮痈、痣、斑疹和不明原因包块处禁刮。

8. 接触性皮肤传染病忌用或严格消毒后方可刮痧。

9. 过度饥饱、过度疲劳、醉酒者不可当时重力大面积刮痧，特殊情况下可用轻手法或点按刮拭。

九、刮痧适应证举例

1. 痧症　多发于夏秋两季，微热形寒，头昏、恶心、呕吐，胸腹或胀或痛，甚则上吐下泻，多起病突然。取背部脊柱两侧自上而下刮治，如头昏可加用眉心、太阳穴。

2. 中暑　取脊柱两旁自上而下轻轻顺刮；颈部痧筋（颈项双侧）刮治，逐渐加重。

3. 湿温初起　见感冒、厌食、倦怠、低热等。取背部自上而下顺刮，并配用苎麻蘸油在腘窝、后颈、肘窝部擦刮。

4. 感冒　取生姜、葱白各10g，切碎和匀布包，蘸热酒先刮擦前额、太阳穴，然后刮背部脊柱两侧，如有呕恶者加刮胸部。

5. 发热咳嗽　取颈部向下至第四腰椎处顺刮，同时刮治肘部、曲池穴。如咳嗽明显，再刮治胸部。

6. 风热喉痛　取第七颈椎至第七胸椎两旁（蘸盐水）刮治，并配用拧提胸锁乳突肌约50次。

7. 呕吐　取脊柱两旁自上而下至腰部顺刮。

8. 伤食所致呕吐腹泻　取脊椎两侧顺刮。如胸闷、腹胀剧痛，可在胸腹部刮治。

9. 头昏脑涨　取颈背部顺刮，配合刮治或按揉太阳穴等。

10. 小腿痉挛疼痛　取脊椎两旁（第五胸椎至第七腰椎）刮治，同时配用刮治腘窝。

11. 汗出不畅　取背部、胸部顺刮。如手脚出汗不畅者，可在肘部、腘窝处刮治。

第二节　拔　罐

拔罐是以罐为工具，利用燃烧、抽吸、蒸汽等方法造成罐内负压，使罐吸附于腧穴或相应体表部位，使局部皮肤充血或瘀血，以达到防治疾病目的的外治方法（图 10 - 10）。古称角法，又称吸筒法。

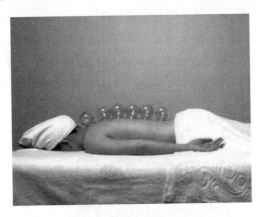

图 10 - 10　拔罐

一、常用器具

玻璃罐、竹罐、陶罐和抽气罐等。

二、拔罐的方法

1. 火罐法（图 10 - 11）

（1）闪火法：以持针器或血管钳夹住 95% 的乙醇棉球，一手持点火工具，一手持罐，罐口朝下，点燃棉球后将火迅速伸入罐内旋转一周退出，迅速将罐扣在选定部位。

特别提示：嘱患者保持体位相对固定；保证罐口光滑无破损；拔罐时要防止点燃后乙醇下滴烫伤皮肤；点燃乙醇棉球后，切勿较长时间停留于罐口及罐内，以免将火罐烧热烫伤皮肤。

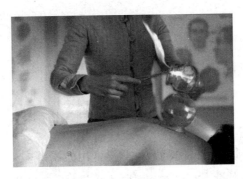

图 10 - 11　火罐法

（2）投火法：用乙醇棉球或纸片，点燃后投入罐内，迅速将火罐吸拔在选定部位。

特别提示：因罐内有燃烧物质，火球落下易烫伤皮肤，故只适宜身体侧面横拔。

（3）贴棉法：用1~2cm大小乙醇棉片，贴在罐内壁的中下段或罐底，点燃后，将火罐迅速吸拔在选定部位上。

特别提示：棉花浸乙醇不宜过多，以免烫伤皮肤。

2. 煮罐法 此法一般使用竹罐，将竹罐倒置在沸水或药液中，煮沸1~2分钟，用镊子夹住罐底，提出后用毛巾吸去表面水分，趁热按在皮肤上。所用药液可根据病情决定（图10－12）。

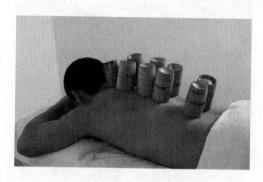

图10－12 煮罐法

3. 抽气罐法 用抽气罐置于选定部位上，抽出空气，使其产生负压而吸于体表（图10－13）。

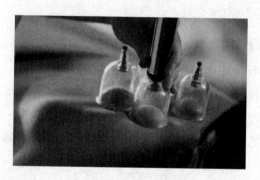

图10－13 抽气罐法

三、拔罐的操作方法

1. 留罐 又称坐罐，即拔罐后将火罐吸拔留置于施术部位10~15分钟，然后将罐起下。

适应证：此法适用于临床大部分病症，是最常用的拔罐法。

特别提示：儿童拔罐力量不宜过大，时间不宜过长；在肌肉薄弱处拔罐或吸拔力较强时，则留罐时间不宜过长。

2. 走罐 又称推罐，先在罐口或吸拔部位涂上一层润滑剂，将罐吸拔于皮肤上，再以手握住罐底，稍倾斜罐体，向前后推拉，或做环形旋转运动，如此反复数次，至皮肤潮红、深红或起痧点为止。

适应证：急性热病或深部组织气血瘀滞之疼痛、外感风寒、神经痛、风湿痹痛及较大范围疼痛等。

特别提示：选用口径较大、罐壁较厚且光滑的玻璃罐；施术部位应面积宽大、肌肉丰厚，如胸背、腰部、腹部、大腿等。

3. 闪罐　以闪火法或抽气法使罐吸附于皮肤后，又立即取下，如此反复操作，直至皮肤潮红、发热的拔罐方法，以皮肤潮红、充血或瘀血为度。

适应证：感冒、皮肤麻木、面部病症、中风后遗症或虚弱病症。

特别提示：操作手法纯熟，动作轻、快、准；至少选择 3 个口径相同的火罐轮换使用，以免罐口烧热烫伤皮肤。

四、起罐方法

起罐时，右手拇指或食指在罐口旁边轻轻按压，使空气进入罐内，顺势将罐取下。不可硬行上提或旋转提拔。

五、拔罐的禁忌证

1. 全身抽搐、痉挛者禁用。
2. 肌肉瘦削或露骨不平及毛发多之处。
3. 有出血倾向的疾病，如血友病、血小板减少性紫癜以及白血病等。
4. 中度或重度心脏病、心力衰竭者。
5. 全身高度浮肿者（急性肾炎等）。
6. 孕妇腰骶部及腹部。
7. 皮肤高度过敏者，各种皮肤病及溃疡、施术部位皮肤破损溃烂者。
8. 外伤骨折者。
9. 较重的静脉曲张、癌症晚期、恶病质等。

第十一章　灸　疗

第一节　普通灸

用艾绒或其他药物放置在体表的腧穴上烧灼、温熨等，借灸火的温和热力以及药物的作用，通过经络的传导，温通气血，扶正祛邪，达到治疗疾病和预防保健目的的方法。《灵枢·官能》中论述："针所不为，灸之所宜。"灸法具有温阳起陷，行气活血的作用，多用于阳气衰弱，沉寒痼冷等疾患。是针灸医学的主要组成部分，也是我国重要的传统非药物疗法之一。

一、艾灸

施灸材料主要为艾叶，《本草新说》言："艾叶苦辛，生温，熟热，纯阳之性，能回垂绝之阳，通十二经，走三阴，理气血，逐寒湿，暖子宫……以之灸火，能透诸经而除百病。"说明用艾叶作施灸材料，有通经活络、祛除阴寒、回阳救逆等作用（图 11 - 1）。艾叶经过加工，制成艾绒，易于燃烧，热力温和，又产于各地，价格低廉，所以几千年来一直为灸法的首选材料。

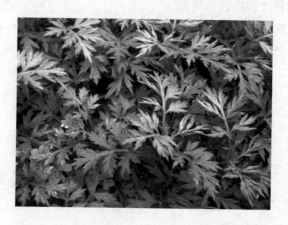

图 11 - 1　艾叶

（一）艾炷灸

艾绒搓成锥形艾团施灸，称为艾炷灸。每燃烧一个艾炷，称为一壮。施灸时，以艾炷的大小和壮数来掌握刺激量。艾炷灸分为直接灸和间接灸两类。

1. 直接灸 又称明灸、着肤灸，即将艾炷直接放置于皮肤施灸的一种方法。若施灸时需将皮肤烧伤化脓，愈后留有瘢痕者，称为瘢痕灸。若不使皮肤烧伤化脓，不留瘢痕者，称为无瘢痕灸。

（1）瘢痕灸：又称化脓灸。施灸时先将所灸腧穴部位涂以少量的大蒜汁，以增加黏附和刺激作用，然后将大小适宜的艾炷置于腧穴上，用火点燃艾炷施灸。每壮艾炷必须燃尽，除去灰烬后，方可继续易炷再灸，待规定壮数灸完为止。施灸时由于火烧灼皮肤，因此可产生剧痛，此时可用手在施灸腧穴周围轻轻拍打，借以缓解疼痛。此法在施灸方法中效果最强，但是有后遗瘢痕，灸前须征求患者同意。

在诸灸法中，古人最重视化脓灸，《千金要方》载："凡入吴蜀地游官，体上常须三两处灸之，勿令疮暂差，则瘴疬温疟毒气不能著人，故吴蜀多行灸法。"《针灸资生经》载："若要安，三里不曾干。"此处"勿令疮暂差""不曾干"，均是脓水不断，灸疮不愈之意。

（2）无瘢痕灸：施灸时先在所灸腧穴部位涂以少量的凡士林，以使艾炷便于黏附，然后将大小适宜的艾炷，置于腧穴上点燃施灸，当灸炷燃剩2/5或1/4而患者感到微有灼痛时，即可易炷再灸。若用麦粒大的艾炷施灸，当患者感到有灼痛时，医者可用镊子柄将艾炷熄灭，然后继续易位再灸，按规定壮数灸完为止。一般应灸至以局部皮肤红晕而不起疱为度。因皮肤无灼伤，故灸后不化脓，不留瘢痕。一般虚寒性疾患均可用此法。

2. 间接灸 又称隔物灸。是用药物将艾炷与腧穴部位的皮肤隔开进行施灸的方法。此法在治疗过程中既发挥了艾灸作用，又有药物功能。有特殊效果且较常应用的间接灸有以下几种。

（1）隔姜灸：用鲜姜切成直径2~3cm、厚0.2~0.3cm的薄片，中间以针刺数孔，然后将姜片置于应灸的腧穴部位或患处，再将艾炷放在姜片上点燃施灸。当艾炷燃尽，再易炷施灸。灸完所规定的壮数，以使皮肤红润而不起疱为度。常用于因寒而致的呕吐、腹痛、腹泻及风寒痹痛等。《针灸大成》记载："灸法用生姜切片如钱厚，搭于舌上穴中，然后灸之。"明·张介宾《类经图翼》中提到治疗痔疾"单用生姜切薄片，放痔痛处，用艾炷于姜上灸三壮，黄水即出，自消散矣"。

（2）隔蒜灸：用鲜大蒜头，切成厚0.2~0.3cm的薄片，中间以针刺数孔（捣成蒜泥亦可），置于应灸腧穴或患处，然后将艾炷放在蒜片上，点燃施灸。待艾炷燃尽，易炷再灸，直至灸完规定的壮数。此法多用于治疗瘰疬、肺结核及初起的肿疡等。《三因极一病证方论》有较详细的论述："（痈疽初觉）肿痛，先以湿纸覆其上……其纸先干处，即是结痈头也……取大蒜切成片……安其头上，用大艾炷灸之，三壮即换一蒜片，痛者灸至不痛，不痛者灸至痛时方住。"

（3）隔盐灸：用纯净的食盐填敷于脐部，或于盐上再置一薄姜片，上置大艾炷施灸。多用于治疗伤寒阴证或吐泻并作、中风脱证等。《本草纲目》载："霍乱转筋，欲死气绝，腹有暖气者，以盐填脐中，灸盐上七壮，即苏。"又载："小儿不尿，安盐于脐中，以艾灸之。"

（4）隔附子饼灸：将附子研成粉末，用酒调和做成直径约 3cm、厚约 0.8cm 的附子饼，中间以针刺数孔，放在应灸腧穴或患处，上面再放艾炷施灸，直到灸完所规定壮数为止。多用于治疗命门火衰而致的阳痿、早泄或疮疡久溃不敛等。

（二）艾卷灸

又称艾条灸，即将艾绒卷成圆筒形艾卷用纸或桑皮等物包裹，将其一端点燃，对准穴位或者患处施灸的方法。

1. 悬灸（图 11 - 2）　分为温和灸、雀啄灸、回旋灸。

（1）温和灸：施灸时将艾条的一端点燃，对准应灸的腧穴部位或患处，距皮肤 2 ~ 3cm 进行熏烤。熏烤以使患者局部有温热感而无灼痛为宜，一般每处灸 5 ~ 7 分钟，至皮肤红晕为度。对于昏厥、局部知觉迟钝者，操作者可将中、食二指分开，置于施灸部位的两侧，这样可以通过操作者手指的感觉来测知患者局部的受热程度，以便随时调节施灸的距离，防止烫伤。

（2）雀啄灸：施灸时，将艾条点燃的一端与施灸部位的皮肤并不固定在一定距离，而是像鸟雀啄食一样，一上一下活动地施灸。

（3）回旋灸：施灸时，艾条点燃的一端与施灸部位的皮肤并不固定在一定距离，而是向左向右方向移动或反复旋转施灸。

2. 实按灸（图 11 - 3）　施灸时，先在施灸腧穴部位或患处铺上布或纸数层，然后将艾卷的一端点燃，趁热按到施术部位上，使热力透达深部。若艾火熄灭，再点再按；或以布层包裹艾火熨于穴位，若火熄灭，再点再灸。最常用的是太乙神针和雷火神针施灸。

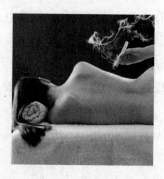

图 11 - 2　悬灸

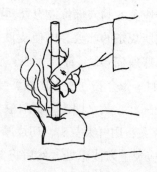

图 11 - 3　实按灸

（三）温针灸

温针灸是针刺与艾灸结合应用的一种方法，适用于既需要留针而又适宜用艾灸的病症。操作时，将针刺入腧穴得气后，并给予适当补泻手法而留针，继将纯净细软的艾绒捏在针尾上，或用一段长约 2cm 的艾条，插在针柄上，点燃施灸。待艾绒或艾条烧完后，除去灰烬，取出针。此法是一种简而易行的针灸并用方法，其艾绒燃烧的热力通过针体传入体内，使其发挥针和灸的作用，达到治疗目的（图 11 - 4）。

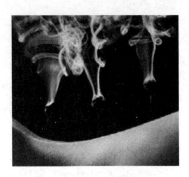

图 11 - 4　温针灸

（四）艾灸的施灸体位和顺序

1. 体位　施灸常用的体位有仰卧位、俯卧位、侧卧位、仰靠坐位、俯伏坐位，为自己施灸时常用的体位则根据施灸部位决定，上肢、面部操作常用伏案坐位，下肢和腹部常坐于床榻上操作。

2. 施灸的顺序　施灸的部位一般按照先上后下、先背部后腹部、先头部后四肢、先阳经后阴经的顺序进行。

（五）艾灸的疗程和刺激强度

1. 艾灸的疗程　保健灸的疗程需要根据个人的体质、年龄以及施灸的部位及时间、节气来掌握。一般可安排 8 ~ 10 次，每周 1 ~ 2 次，体质较为虚弱者可稍长，间隔稍短；体质强壮者，不适合经常艾灸。

艾灸的疗程则要根据病症的不同来掌握。一般来说，急症艾灸 1 ~ 3 次即可见效，灸治 3 ~ 5 次即可；而慢性病一个疗程 8 ~ 10 次，前 3 天每日 1 次，以后隔天或隔两天灸 1 次即可。

2. 艾灸的刺激强度　施灸的时间一般一个部位 30 分钟左右。强度可根据情况进行调节，但每次施灸的时间一般掌握在 1 小时以内。

（六）艾灸的补泻方法

灸法的补泻在《灵枢·背腧》提出："以火补者，勿吹其火，须自灭也；以火泻者，疾吹其火，传其艾，须其火灭也。"凡火力由小到大，慢慢燃尽者为补法，有温阳补虚的作用，可以增强机体的生理功能。如吹旺其火，使病人觉烫者为泻法，有祛寒散结的作用。

1. 补法　常采用温和灸、雀啄灸、回旋灸进行，并根据病情的需要配合隔物灸。

2. 泻法　常采用直接灸、灯火灸，使机体得到较强的温热刺激，使邪气得以外泄。

（七）艾灸的禁忌证和注意事项

1. 不适合灸疗的病症　①高热。②高血压危象。③肺结核晚期、大量咳血。④呕吐。⑤严重贫血。⑥急性传染性疾病。⑦皮肤痈疽疔疖并有发热者。⑧器质性心脏病伴心功能不全。⑨精神分裂症。

2. 不适合艾灸的部位　①孕妇的腹部、腰骶部。②颜面部、颈部及大血管走行的体表区域。③头面五官、阴部黏膜、大血管处。④头部一般也不施灸。

3. 艾灸的注意事项

（1）防止烫伤皮肤或衣物。必要时可在周围垫些纸片等物品。

（2）注意灸量，非化脓灸以皮肤潮红为度，不宜起疱，尤其是治疗乳痈一类病症时应尽量避免起疱。

（3）在家中进行灸疗最好不使用化脓灸，如果足三里化脓灸要注意加强营养，保持局部清洁，以防感染。

（4）艾灸治疗结束后，应饮用热饮一杯，以补充水分，但不适合饮用冷饮。

（5）防止晕灸：晕灸虽不多见，但是一旦晕灸则会出现头晕、眼花、恶心、面色苍白、心慌、汗出等，甚至发生晕厥。出现晕灸后，要立即停灸，并静卧，再温和灸足三里10分钟左右。

二、其他灸法

其他灸法又称非艾灸法，是指以艾绒以外的物品作为材料的灸治方法，常有以下几种。

（一）灯火灸

取10~15cm长的灯心草，一端蘸少许植物油，点燃，对准穴位快速动作，猛一接触，发生火爆声时即迅速移开。如无音响，当重复进行。灸角孙穴，可治痄腮；灸少商、合谷、风池，治喉痹；灸足三里、内关、中脘、中枢、天枢，可治呕吐、泄泻。

（二）天灸

天灸又称发泡疗法，是借助药物对穴位的刺激，使局部皮肤发红充血，甚至起疱，以激发经络、调整气血而防治疾病的一种方法。天灸是通过药物作用于穴位表面，通过调理脏腑经络提高机体免疫力，达到防病治病的目的。所以，这种传统疗法非一朝一夕之功。本法多以三伏天灸，利用"三伏"天炎热气候，敷以辛温、逐痰、走窜、通经平喘药物，以提高药物效能，达到温阳利气、驱散内伏寒邪的目的，使肺气升降正常，温补脾肾，增强机体抗病能力，预防疾病的发生。所用药物多是单味，也有用复方者。常用的天灸有蒜泥灸、斑蝥灸、细辛灸、白芥子灸等。

1. 蒜泥灸 将大蒜（以紫皮蒜为优）捣烂如泥，取 3~5g 涂敷于穴位上，敷灸时间为 1~3 小时，以局部皮肤发痒、变红起疱为度。如敷灸涌泉穴可治疗咳血、衄血；敷灸合谷穴可治扁桃体炎；敷灸鱼际穴可治喉痹等。

2. 斑蝥灸 取斑蝥适量研为细末。使用时先取胶布一块，中间剪一小孔如黄豆大，贴在施灸穴位上，以暴露穴位并保护周围皮肤，将斑蝥粉少许置于孔中，上面再贴胶布固定，以局部发痒、变红、起疱为度，然后去除胶布与药粉；也可用适量斑蝥粉，以甘油调和外敷；或将斑蝥浸于醋或 95% 乙醇中，10 天后擦涂患处。适用于牛皮癣、神经性皮炎、关节疼痛、黄疸、胃痛等病症。

3. 细辛灸 取细辛适量，研成细粉，加醋少许调成糊状，敷于穴位并用胶布固定，如敷灸涌泉或神阙治疗小儿口腔炎等。

4. 白芥子灸 将白芥子研末，醋调为糊膏状，取 5~10g 敷贴穴位上，用油纸覆盖，胶布固定；或将白芥子末 1g，放置于 5cm 直径的圆形胶布中央，直接敷贴在穴位上，敷灸时间为 2~4 小时，以局部充血、潮红或皮肤起疱为度。适用于风寒湿痹痛、肺结核、哮喘、口眼歪斜等病症。

第二节 火 灸

一、概念

火灸是将药酒点燃，作用于人体的某一个部位，通过酒的味与热渗透，最大限度发挥药的作用，以畅通人体空间，推动能量运行，达到激活细胞，调整细胞物质与能量之间的转化，恢复人体正常生理功能的目的（图 11-5）。

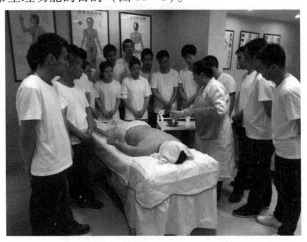

图 11-5 火灸

二、火灸的作用原理

火灸的基本原理是调整人体空间能量潜力、浓度变化，创造空间新动力点，推动空间能量流动，并沿"公转"路线统一运行，从而改变人体物质积聚或不足。

三、火灸的治疗原则

"公转"畅通是治疗疾病的总原则，为积聚的能量寻找出口。

1. 肝病→肺→背部，治疗肝病可从背部入手。
2. 肾病→肝→肺部，治疗肾病可从肺部入手。
3. 脊背→肾→腹部，治疗脊椎病可从腹部入手。
4. 头部→胸→大椎，治疗头部病症可从大椎入手。

四、火灸的操作部位及治疗作用

1. 火灸足部　能推动能量上行，增强人体原动力，促进静脉回流，减轻心脏负担，推动"公转"运行，是治疗全身疾病的重要部位之一（图 11 – 6）。

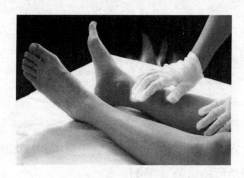

图 11 – 6　火灸足部

2. 火灸右肩胛　开通人体的背部通道，加速体内能量与外界的交换和更新，畅通人体上焦空间，有助于"公转"畅通，是治疗全身疾病的重要部位之一（图 11 – 7）。

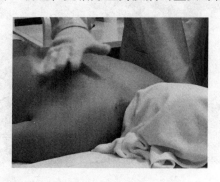

图 11 – 7　火灸右肩胛

3. 火灸尾闾　尾闾是任督二脉能量循环的交接口。火灸尾闾，能启动、增加人体的原动力，增强腹腔能量的推动力和撞击力，迅速恢复体力。同时，火灸尾闾，可以降低头部压力，疏散上焦特别是肺部的高能量，顺畅上焦空间，促进"金生水"的生理功能。

五、火灸的工具

1. 装药酒的容器（300～500mL）。

2. 药酒500mL（药酒配方：杜仲6g，地龙5g，桑寄生8g，丹参6g，独活6g，鸡血藤7g，蜈蚣3条，白芍5g，乌梢蛇6g，木瓜6g，当归7g，红花8g，三七8g，生地8g。以上药打成细粉，加入60度白酒5000g中浸泡20天）。

3. 红糖50g。

4. 毛巾。

5. 一盆温水。

6. 打火机。

7. 火灸手套。

六、火灸的注意事项

1. 妥善安置药酒，远离易燃物品；红糖加入量的控制。

2. 操作者的防护：操作时应专心致志，手眼并用，勿掉以轻心。首先，准备好毛巾，戴好施术手套，分别浸湿并挤掉多余的水分，将药酒燃烧的容器放在顺手的地方。其次，在施术过程中如感觉手指热得厉害，必须浸湿挤掉多余的水分，继续操作。

3. 患者的防护：首先，要消除对火灸的恐惧心理，积极正确对待火灸操作中的火和热的刺激。其次，操作过程中听到爆火声不要惊慌，用语言表达，不能用肢体的扭动来表达。

4. 火灸结束后，及时补充水分。

七、火灸的禁忌证

严重的皮肤病患者、体力极度虚弱者及血压极高者。

八、火灸后的反应

1. 火灸后皮肤可能会出现湿疹，说明体内湿热散发到皮肤。

2. 可能会出汗或发热，是因为火灸加速人体"公转"运动，能量高速循环而导致的正常现象。

第十二章　敷熨熏浴类技术

第一节　穴位敷贴技术

穴位敷贴技术是在一定的穴位上敷贴药物，通过药物和穴位的共同作用以治疗疾病的一种外治方法（图12-1）。其中某些带有刺激性的药物敷贴穴位可以引起局部发疱化脓形成"灸疮"，又称为"天灸"或"自灸"，现代也称发泡疗法。将药物放在脐部，使用胶布或纱布覆盖固定的方法，称为敷脐疗法（图12-2）。

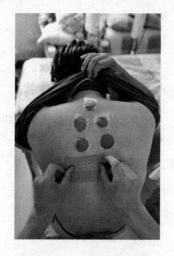
图12-1　穴位敷贴技术

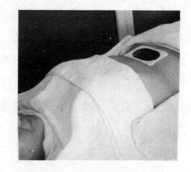
图12-2　敷脐疗法

穴位敷贴技术是一种古老的中医外治法，早在《五十二病方》中就有"蚖……以蓟印其中颠"的记载，即用芥子泥敷贴于百会穴，使局部皮肤发红，治疗毒蛇咬伤。《灵枢·经筋》记载："足阳明之筋……颊筋有寒，则急引颊移口，有热则筋弛纵，缓不胜收，故僻。治之以马膏，膏其急者，以白酒和桂，以涂其缓者……"这是利用膏剂在患处敷贴进行治疗的早期记载。晋唐时期，穴位敷贴已广泛地应用于临床。晋·葛洪的《肘后备急方》中记载："治疟疾寒多热少，或但寒不热，临发时，以醋和附子末涂背上。"并收录了大量的外用膏药，如续断膏、丹参膏、雄黄膏、五毒神膏等，注明了具体的制用方法。唐·孙思邈《孙真人海上方》中载："小儿夜哭最堪怜，彻夜无眠苦通煎，朱甲末儿脐上贴，悄悄清清自然安。"在《千金要方》中，提出"小儿虽无病，早起常以膏摩囟上及手足心，甚避风寒"的未病先防思想。宋明时期，中药外治法不断改进和创新，极大地丰富了穴位敷贴的内容。《太平圣惠方》中载："治疗腰腿脚风痹冷痛有风，川乌头三个去皮脐，为散，涂帛贴，须臾即止。"《圣济总录》中指出："膏取其膏润，以祛邪毒，凡皮肤蕴蓄之气，膏能消之，又能摩之也。"初步探讨了膏能消除"皮肤蕴蓄之气"的中药敷贴治病的机理。其他如《普济方》《本草纲目》等著作中都收载了大量的敷贴方药，许多沿用至今。清代是穴位敷贴较为成熟的阶段，出现了不少中药外治的专著，其中以《理瀹骈文》《医宗金鉴》《急救广生集》最为著名。《理瀹骈文》是"外治之宗"吴师机结合临床经验，对外治法进行系统的整理和理论探索的专著。其依据中医基本理论，对内病外治的作用机理、制方遣药、具体运用等方面，做了较详细的论述，每病治疗都以膏药敷贴为主，选择性地配以点、敷、熨、洗、搐、擦等多种外治法，将穴位敷贴治疗疾病的范围推及内科、外科、妇科、儿科、皮肤科、五官科等科，提出了"以膏统治百病"的论点。发展到今天，穴位敷贴以其适应证广、安全、有效、简便等特点在临床被广泛使用。

一、穴位敷贴的作用原理

1. 穴位的刺激与调节作用　吴师机在《理瀹骈文》中提出外治部位"当分十二经"，认为外治时所选取的经络穴位"与针灸之取穴同一理"。通过在一定穴位上施以敷贴疗法，可以刺激和作用于体表腧穴及相应皮部，再通过经络的传导和调整，纠正脏腑阴阳的偏盛或偏衰，"以通郁闭之气……以散瘀结之肿"，改善经络气血的运行，从而对脏腑功能产生良好的治疗和调整作用。其中，神阙处于任脉之上，有"通百脉"的特点，与全身经络、五脏六腑关系密切，是敷脐疗法的应用部位，常常药灸并用。

2. 药效作用　外敷的药物可经透皮吸收，敷贴时局部"气闭藏而不泄"，有利于局部血液循环加快，皮温升高，加之敷贴方中多用的芳香类药物具有较强的穿透性和走窜性，都有利于药物吸收。清·徐大椿曾说："汤药不足尽病……用膏药贴之，闭塞其气，使药性从毛孔而入其腠理，通经活络，或提而出之，或攻而散之，较服药尤为有力。"一方面经皮肤吸收的药物不经过消化道，也极少通过肝脏代谢，避免了肝脏及消化道内的各种消化酶对药物成分的分解破坏，从而使药物保持更多的有效成分，在体内更好地发挥治疗作用；另一方面也避免了因药物对胃肠的刺激而产生的一些不良反应。

因此，穴位敷贴法既有穴位刺激作用，又通过皮肤组织对药物有效成分的吸收，发挥明显的药理效应，具有双重治疗作用，在临床中可以弥补药物内治的不足。除极少有毒药物外，穴位敷贴法一般无危险性和毒副作用，是一种较安全、简便易行的疗法。对于衰老稚弱者，病药格拒、药入即吐者尤宜。

二、穴位敷贴的操作方法

1. 常用药物选择　临床有效的方剂，均可以熬膏或者研末作为穴位敷贴用药防治相应疾病。但与内服药物相比，穴位敷贴用药时还常选择性使用以下药物：

（1）通经走窜、开窍活络类药物：如冰片、麝香、丁香、薄荷、细辛、白芷等。此类药物芳香通络，能够率群药开结行滞，直达病所。但此类药物易耗伤人体气血，不宜过量使用。

（2）刺激发疱类药物：如白芥子、斑蝥、毛茛、蒜泥、生姜、甘遂等。此类药物对皮肤具有一定的刺激作用，可使局部皮肤充血、起疱，能够较好地发挥刺激腧穴的作用，达到拔病外出的效果。但使用时需密切观察使用者的皮肤情况。

（3）气味俱厚类药物：如生半夏、附子、川乌、草乌、巴豆、生南星等。此类药物气味俱厚，药力峻猛，甚至力猛有毒。这类药物在临床应用时，应注意掌握用量及敷贴时间，不宜用量过大，敷贴时间也不宜过长。

（4）现代透皮剂：透皮剂是近年来新兴的一种制剂，可增加皮肤通透性，促进药物透皮吸收，增强敷贴药物的作用。目前临床常用的透皮剂为氮酮，为无色至微黄透明油状液体，性质稳定、无毒、无味、无刺激性，促透效率较高，是理想的促透剂之一。

2. 赋形剂的选择　赋形剂不但能够帮助药物的附着，还能促进药物的渗透吸收。因此，赋形剂选用适当与否，直接关系到穴位敷贴保健和治疗的效果。现代穴位敷贴中常用赋形剂为水、盐水、酒、醋、生姜汁、蒜泥、蜂蜜、鸡蛋清、凡士林等。

（1）水：可将药粉调为散剂、糊剂、饼剂等，既能使敷贴的药物保持一定的湿度，又有利于药物附着和渗透。

（2）盐水：性寒味咸，能软坚散结、清热、凉血、解毒、防腐，并能矫味。

（3）酒：性大热，味甘、辛。能活血通络、祛风散寒、行药势、矫味矫臭。用酒调和敷贴药，则可起到行气、通络、消肿、止痛等作用，促使药物更好地渗透吸收以发挥作用，通常使用的酒类为黄酒和白酒。

（4）醋：性温味酸苦，具有引药入肝、理气止血、行水消肿、解毒、散瘀止痛、矫味矫臭作用。应用醋调和敷贴药，可起到解毒、化瘀、敛疮等作用。

（5）生姜汁：性温味辛，升腾发散而走表，能发表散寒，温中止呕，开痰解毒。

（6）蒜汁：性温味辛，能行滞气，暖脾胃，消癥积，解毒，杀虫。

（7）蜂蜜：性凉味甘，具有促进药物吸收的作用，有"天然吸收剂"之称，不易蒸发，能使药物保持一定的湿度，对皮肤无刺激性。具有缓急止痛、解毒化瘀、收敛生肌的功效。

（8）鸡蛋清：能清热解毒，含蛋白质和凝胶，能增强药物的黏附性，使药物释放加快，但容易干缩和变质。

（9）凡士林：医用凡士林呈半透明状，主要用于配制各种软膏的基质，还可用于皮肤保护。凡士林黏稠度适宜，穿透性较好，能促进药物的渗透，可与药粉调和为软膏外敷。

（10）麻油或植物油：麻油调和敷贴药，能增强药物的黏附性，可润肤生肌。

3. 剂型的选择　目前临床常见的穴位敷贴剂型有散剂、糊剂、饼剂、丸剂、锭剂、软膏剂、硬膏剂、橡胶膏剂、涂膜剂、药袋、磁片等。

（1）散剂：是将药物研为极细粉末，过80~100目筛，混合均匀后用水或其他赋形剂调和成团，根据具体需要，涂在不同大小的胶布面上，直接敷贴于穴位上。散剂制作简便，可根据病情变化随时增减药味和药量，且储存方便，临床应用较广泛。

（2）糊剂：将粉碎过筛的药末，加入酒、醋、姜汁、鸡蛋清、水等赋形剂调为糊状，敷贴于穴位上，外用纱布、胶布固定。糊剂可使药物缓慢释放，延长药物作用的时间，缓和药物毒性。

（3）饼剂：将药物粉碎研细过筛后，加入适量面粉等黏合剂搅拌均匀，压制成小饼状，可入笼蒸熟，并敷贴于穴位上。有些药物本身具有黏稠性，也可直接捣成饼状敷贴。使用量应根据疾病轻重和穴位而定。

（4）丸剂：将药物粉碎过细筛后，拌和适当的黏糊剂制成，便于应用。

（5）锭剂：将药物研碎过筛后，加水或面糊等赋形剂适量，制成锭形后晾干，临床使用时加水或醋磨糊，涂敷于穴位上。可减少配制过程的麻烦，方便储存，适用于慢性疾病的保健。

（6）软膏剂：将药物粉碎过细筛或经提取浓缩后的浸膏，加入适宜的基质调匀并熬成膏状，使用时摊贴于穴位上。这种剂型的渗透性较强，药物释放得慢，具有黏着性和扩展性。

（7）硬膏剂：将药物放入麻油或豆油内浸泡1~2日，将油放锅内加热，炸枯后过滤，药油再熬至滴水成珠时，加入铅丹或广丹，摊涂于厚纸、布等材料中央做成固体膏剂。使用时加热后贴于穴位。本剂型作用持久，保存和使用方便。

（8）橡胶膏剂：是以橡胶为基质的含药硬膏剂，黏着力好，成品稳定性高，使用方便。但制备工艺较复杂，成本也较高。

（9）涂膜剂：是利用现代工艺以高分子聚合物为成膜材料，制成的含药涂膜剂，使用时涂于皮肤特定穴位上。

（10）药袋：将应用药物粉碎过细筛后放入布袋，混以水、醋、酒或其他赋形剂，放笼上蒸热后，趁热放于敷贴穴位上，冷后更换。

（11）磁片：将磁片制成不同大小，面积应根据保健目的和穴位而定。使用时，根据需要敷贴于相应穴位。

4. 穴位的选择 敷贴的穴位选择与针灸技术基本一致，是以脏腑经络学说为基础，根据不同需求和病症、穴位的特性，合理选取相关穴位，组成处方进行应用。实际操作时，可单选，亦可合选，需要灵活掌握，力求少而精。

（1）局部取穴：选用邻近病变器官、组织局部的穴位。例如，咳嗽、咽炎选择天突、大椎；膝关节骨性关节炎选用膝眼；背痛者，可在结节的阳性反应点（阿是穴）进行取穴。

（2）循经远取：根据中医经络循行线路选取远离病变部位的穴位，如牙痛选用合谷等。

（3）经验选穴：根据经验选取穴位，如吴茱萸敷贴涌泉穴调理小儿流涎；威灵仙敷贴身柱穴调治百日咳等。

5. 敷贴方法

（1）体位选择：应用穴位敷贴进行保健时，应根据所选穴位，采取适当体位，使药物能敷贴稳妥。

（2）局部准备：敷贴部位（穴位）要按照常规消毒。因为皮肤受药物刺激会出现发红、水疱和破损，被污染后容易感染。因此，贴药前定准穴位后，通常用温水将局部洗净，或用75%乙醇行局部消毒，然后敷药。

（3）敷贴药物的固定：为了保证药物疗效的发挥，对于所敷之药，无论是糊剂、膏剂或捣烂的鲜品，均应将其很好地固定，以防止药物移动或脱落。固定方法一般可直接用胶布固定，也可先将纱布或油纸覆盖其上，再用胶布固定。

6. 敷贴时间　　敷贴时间依据选用的药物、体质情况而定，以敷贴者能够耐受为度。发疱类敷贴药物通常为 6 ~ 12 小时，对于老年、小儿、体质偏虚者敷贴时间可以适当缩短。敷贴期间出现皮肤过敏，难以耐受的瘙痒、疼痛感觉者，应该立即终止敷贴。

7. 穴位敷贴的注意事项

（1）敷贴期间禁食生冷、海鲜、辛辣刺激性食物。

（2）敷贴药物后注意局部防水。

（3）凡用溶剂调敷药物时，需随调配随敷用，以防蒸发。

（4）若用膏药敷贴，在温化膏药时，应掌握好温度，以免烫伤。

（5）对刺激性强、毒性大的药物，敷贴穴位不宜过多，敷贴面积不宜过大，敷贴时间不宜过长，以免发疱过大或发生药物中毒。

（6）对久病体弱消瘦以及有严重心脏病、肝病等的患者，使用药量不宜过大，敷贴时间不宜过久，并在敷贴期间注意病情变化和有无不良反应。

（7）孕妇、幼儿，应避免贴敷刺激性强、毒性大的药物。

（8）对胶布过敏者，可选用低过敏胶带或用绷带固定敷贴药物。

三、穴位敷贴的适应证

穴位敷贴法适应范围相当广泛，既可防病保健，也可治疗疾病；既可治疗外感表证，也可治疗各种内脏病；既可治疗慢性病，也可治疗急性病症。其适应证涵盖内科、外科、妇科、儿科及五官科、骨科、皮肤科、伤科疾病，如感冒、咳嗽、哮喘、自汗、盗汗、胸痹、不寐、胃脘痛、泄泻、呕吐、便秘、食积、黄疸、胁痛、头痛、眩晕、口眼歪斜、消渴、遗精、阳痿、月经不调、痛经、子宫脱垂、乳痈、乳核、疮疡肿毒、喉痹、牙痛、口疮、疟疾、关节肿痛、跌打损伤、小儿夜啼、厌食、遗尿、流涎等。

四、穴位敷贴的禁忌证

1. 敷贴局部皮肤有创伤、溃疡、感染或有较严重的皮肤病者，应禁止敷贴。

2. 颜面五官部位慎用敷贴，不宜用刺激性太强的药物发疱，避免发疱遗留瘢痕，影响容貌。

3. 孕妇腹部、腰骶部以及某些可促进子宫收缩的穴位，如合谷、三阴交等，应禁止敷贴。有些药物如麝香等孕妇禁用，以免引起流产。

4. 糖尿病、血液病、发热、严重心肝肾功能障碍者慎用。

5. 艾滋病、结核病或其他传染病者慎用。

五、穴位敷贴出现的异常情况及处理方法

1. 敷贴后局部皮肤出现潮红、轻微红肿、小水疱、微痒、烧灼感、色素沉着等情况，为药物的正常刺激作用，不需要特殊处理，但应注意保持局部干燥，不要搓、抓局部，也不要使用洗浴用品及涂抹其他止痒药品，防止对局部皮肤的进一步刺激。

2. 敷贴药物后，局部出现热、凉、麻、痒或轻度疼痛属正常现象，如敷贴处有烧灼或针刺样剧痛、难以忍受时，可提前揭去药物，终止敷贴。

3. 如皮肤出现过敏现象，可外涂抗过敏药膏；若出现范围较大、程度较重的皮肤红斑、水疱、瘙痒，立即停药对症处理。如出现全身性皮肤过敏现象，应及时到医院就诊处理。

六、常用穴位敷贴方

1. 白胡散

组成：白芥子21g，延胡索21g，细辛12g，甘遂12g。

用法：上药共研细末，备用。用时将药粉用生姜汁调制成饼，在夏秋伏天贴于双侧肺俞、心俞、膈俞上，外以胶布固定。贴1～2小时取下，每10天敷贴1次。

主治：支气管哮喘。

2. 哮喘膏

组成：麻黄、荜茇、石菖蒲、白芥子各等份。

用法：上药共研细末，备用。用时将药粉用生姜汁调制成饼，在夏秋伏天贴于双侧肺俞、心俞、膈俞上，每次40g，外以胶布固定。贴6～8小时取下，每10天敷贴1次。

主治：支气管哮喘。

3. 菖蒲散

组成：石菖蒲20g，皂角刺20g。

用法：上药烘干，共研成细末，过80目细筛。每用少许，以药棉薄裹如球状，塞入

患侧鼻孔中。每日 3 次。

主治：过敏性鼻炎。

4. 温胃膏

组成：附子 20g，肉桂 20g，炮姜 20g，小茴香 20g，丁香 20g，木香 20g，香附 20g，吴茱萸 20g，麝香 0.3g。

用法：上药（除麝香外）共研细末，用生姜汁调和成软膏状备用。用时先将麝香（约 0.3g）置于脐孔中，将铜钱大小的药丸敷于麝香上面，外加胶布固定。每日换药 1 次，10 天为一疗程。

主治：胃痛。

5. 止痛散

组成：香附 15g，延胡索 15g，高良姜 15g，木香 9g，九香虫 9g，干姜 6g，冰片 1.5g。

用法：上药共研细末。取药末 15g，用黄酒少许调和糊膏状，敷于神阙穴上，胶布固定。每日换药 1 次，疼痛消失为止。

主治：胃痛。

6. 暖脐散

组成：吴茱萸、公丁香、肉桂、小茴香、栀子各 10g，芒硝 15g，胡椒 3g，冰片 1g。将芒硝、冰片共研，其余药物粉碎成粉。两者混合均匀，装入密封袋，每袋 15g，备用。

用法：每次 1 袋，醋调匀外敷脐部，塑料薄膜覆盖，纱布包扎固定。24 小时换药 1 次，3 次为一疗程。

主治：小儿腹泻。

7. 十四痛经膏

组成：益母草 30g，丹参 30g，桃仁 30g，红花 30g，牡丹皮 30g，木通 30g，当归 30g，川芎 30g，木香 30g，香附 30g，小茴香 30g，蒲公英 30g，延胡索 15g，冰片 2g。

用法：上药共研细末，装瓶备用。取药末 6g，用米醋调为稀糊状，敷于肚脐与关元穴上，上盖纱布，胶布固定。若寒甚者，可加用热水袋熨之，每次 15～30 分钟，每日熨 2 次。每日换药 1 次，一个月经周期用 5 次。

主治：痛经。

8. 缩泉散

组成：五倍子、五味子、菟丝子。

用法：上药按 2∶1∶3 配置，研末装瓶。用时取适量的药粉，加醋调敷脐部，上盖纱布，胶布固定，次晨取下。

主治：小儿遗尿。

第二节　中药热熨技术

中药热熨技术是根据所患疾病，在辨证论治的基础上，选用药证相符的中药和适当的辅料经过加热（通常是炒热或蒸热）后，以布包后趁热熨体表患处或腧穴，使药物透达治疗疾病的一种方法。

　　"熨"字最早见于距今3000余年的商代铜器，像手持器械以烧石头而熨人背部之状，此为文字记载之始。唐·司马贞《索引》解释："毒熨，谓毒病之处，以药物熨贴也。"关于熨法的记载首见于《五十二病方》，"燔小隋石，淬醯中以熨"。《内经》对熨法颇为重视，多处论及。如《灵枢·寿夭刚柔》的"刺有三变"中说明"刺寒痹内热……刺布衣者，以火焠之，刺大人者，以药熨之"。并对药熨的制作和使用方法有详细的阐述，常强调"每刺必熨"和"以熨寒痹所刺之处"。随着中医学的不断发展，中药热熨这一种传统中医疗法不断充实发展，展现出特有的魅力（图12-3）。

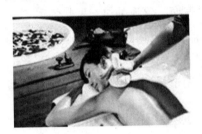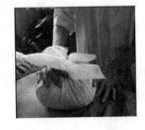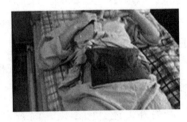

图 12 - 3　中药热熨技术

一、中药热熨的作用原理

　　中医学认为，中药热熨法借助药物和温热之力，将药性由表达里，起到疏通经络、温中散寒、镇痛消肿、软坚散结、祛风除湿、调整脏腑、协理阴阳的作用，从而治疗疾病，改善身体状况。

　　现代医学研究认为，在温热刺激的作用下，受熨部位的毛细血管充血，可以改善全身的血液循环，在体表受熨部位充血同时，内脏的充血可随之减轻，因而有助于改善充血性病变器官的功能。

二、中药热熨的操作方法

1. 按中药热熨的方法分类

　　（1）中药干热熨法：使用热水袋或炒热的固体，如食盐、米或沙子等进行热敷的方法，一般每次热敷20~30分钟，每日3~4次。

　　（2）中药湿热熨法：将根据病情配伍的中草药置于布袋内，放入锅中蒸20分钟，拿出温度适宜后放置于治疗部位，上面覆盖棉垫。或将药袋加热煮沸20分钟后，将小毛巾或纱布垫趁热浸在药液内，轮流取出并拧半干，温度适宜后放在治疗部位上，再盖以棉垫，以免热气散失。每5分钟更换一次，总计20~30分钟，每日可敷3~4次。

2. 按中药热熨的材料分类

（1）食熨法：是热熨所采用的材料既为药物，又是日常生活中的食品。

①盐熨法：将食盐放入锅中爆炒，在适宜温度时，装进布袋，置于手心、足心、背心、脘腹等处进行熨烫。治疗腹泻、呕吐、腹痛、痛经、输卵管不通、手脚抽筋等。

②蛋熨法：用一个熟鸡蛋或熟鸭蛋在水里加热，温度适当时，置于病人腹部、背部、四肢等处，来回快速滚动。治疗寒湿腹痛、四肢厥冷、伤风感冒、腹泻、虚脱等。

③葱熨法：将锅炒热后，再放适量葱丝，炒两分钟后，一起放入布袋里，熨烫病人背部、颈部、前额等处。治疗风寒感冒、后背发凉、痰多气喘等。

④醋熨法：将食盐炒热后，加入事先已研成粉末状的香附30g，然后洒陈醋炒匀，加入布袋热熨手心、足心、腹部等处。治疗四脚厥冷、寒湿气痛、瘀血肿块、发热惊风等。

⑤生姜熨法：生姜500g捣烂，装入布袋内，置病变部位，上放热水袋1~2小时，每日2~3次。治疗心胸痞满、胃气虚寒、痰饮积滞、消化不良、呕吐腹泻等。

⑥麸皮熨：小麦麸500~1000g，置于锅内炒至极热，用适量酒或醋调，用布包好，熨胸胁或腹部，治疗胸胁痛、肠鸣腹泻等。

另外，还有椒姜熨、茴香熨、肉桂熨等。

（2）药熨法：药熨法是指根据病情配伍的中草药进行蒸、炒或微波加热后趁热拿出，在温度合适时在患处进行热熨的方法。

3. 中药热熨的注意事项

（1）药熨包温度以患者能耐受而又觉温热舒适且不烫伤皮肤为度，为了避免过热熨伤皮肤，热熨前操作者应先用手腕内侧部试试药熨包的热度。

（2）患者的体位既要舒适，又要便于热熨。根据需要可采取仰卧、俯卧、侧卧等姿势。

（3）包裹热熨药品的布宜使用棉布，避免使用有孔或容易破损的材料，包扎时要扎紧，以免热熨时内容物漏出。

（4）药熨包应准备两个以上，以便轮流交替使用，使热熨能连续进行。

（5）最初药熨时熨包温度较高，应当熨得轻、快；热度降低后，则应熨得重、慢。

（6）若在热熨过程中出现头晕、头痛、恶心、心悸等不适反应，应立即停止治疗，使患者平卧休息。

（7）注意室内温度，熨后注意避风保暖，以防感冒。

（8）药袋使用之后，宜及时晾干，必要时可放入冰箱保存，以防霉变，一般药袋可保存3~4天。

三、中药热熨的适应证

中药热熨法可借助热力，将根据病情需要所配伍的中药有效成分通过皮肤充分地传入人体内部，起到温阳散寒的作用，特别适合虚寒证引起的局部发凉、疼痛拘挛者。其次，中药热熨法可疏通经络气血，散结祛瘀，所以适合于发于四肢关节体表的、外部敷药方便的增生、结块、肿胀等。

四、中药热熨的禁忌证

1. 局部皮肤有创伤、溃疡、感染或有较严重的皮肤病者。
2. 颜面五官部位慎用。
3. 孕妇腹部、腰骶部以及某些可促进子宫收缩的穴位，如合谷、三阴交等，应禁止中药熨敷。有些药物如麝香等孕妇禁用。
4. 糖尿病、血液病、发热、严重心肝肾功能障碍者慎用。
5. 艾滋病、结核病或其他传染病者慎用。
6. 肢体感觉障碍，如部分糖尿病患者慎用。

五、常见中药热熨方

1. 顽荆散方

组成：荆芥 90g，蔓荆子 60g，白芷 60g，细辛 60g，防风 60g，桂心 60g，川芎 60g，丁香皮 60g，羌活 60g。

用法：上药研末，和匀备用。每次取药末 90g，加葱白 7 根，煎水去渣。用毛巾浸泡药液熨敷痛处，冷即再换。

主治：骨折后关节活动不利。

2. 坐骨神经痛药熨方

组成：食盐 1000g，茴香、生川乌、生草乌各 100g。

用法：上药放锅内炒热，布包熨肾俞、白环俞、环跳、承扶、殷门、委中、阳陵泉，每穴熨 15 分钟，冷后可再炒热用。每日 2~3 次，1 周为一疗程，一般 3~7 天即可缓解或症状消失。

主治：坐骨神经痛。

3. 膝关节炎药熨方

组成：伸筋草 15g，透骨草 15g，威灵仙 15g，当归 15g，红花 15g，川芎 15g，赤芍、白芍各 15g，独活 10g，防风 10g，乳香、没药各 10g，续断 10g，戊盐 20g。

用法：混合上药，用白酒 250mL 拌匀，装入缝制好的布袋，制成两个药袋。使用时，将上述两药袋放入蒸笼，蒸热后用毛巾包裹放于膝部，两个药袋交替使用。每日热熨 2 次，每次 1 小时左右，两个药袋可用 3~4 天，连续敷 15~20 天。

主治：膝关节炎。

4. 坎离砂热熨

组成：麻黄、归尾、附子、透骨草、红花、干姜、桂枝、牛膝、白芷、荆芥、防风、木瓜、生艾绒、羌活、独活各等份，醋足量。

用法：用醋水各半将药煎成浓汁，再将铁砂加热后搅拌而成，使用时加醋少许拌匀，置布袋中数分钟，自然发热，热熨颈部，每日 1~2 次。

主治：颈椎骨质增生。

5. 中药沙袋熨

组成：伸筋草、透骨草、红花、羌活、木瓜、姜黄、川椒、艾叶、细辛、防风、威灵仙各 20g，干净细沙 250g。

用法：上述药物和细沙一并放入纱布包中，缝好包口。将药包置于蒸笼上蒸约 40 分钟。患者仰卧床上，将中药沙袋置于颈后部。开始时可垫几层软布，以免烫伤皮肤。颈项可在沙袋上移动以取得舒适的位置，一般热敷 40~60 分钟。沙袋冷却后可重新蒸热，每日睡觉前治疗 1 次。

主治：颈椎骨质增生。

6. 头痛药熨方

组成：川芎 15g，白芷 30g，荆芥、薄荷、葱白（切碎）各 15g。

用法：上药共研粗末，炒热后布包熨患处，每日 1 次，每次 15 分钟左右。凡风寒头痛用之效佳。若属风湿头痛则去荆芥，加羌活、川乌各 15g，如上法用之。

主治：头痛。

7. 痛经药熨方

组成：肉桂 10g，小茴香、吴茱萸各 10g，干姜 12g，艾叶、陈皮各 20g，木香 15g。

用法：上药研成极细粉末，黄酒适量拌后炒热，装入纱布袋中，在温度适宜时，置脐部及小腹部熨敷。

主治：痛经。

8. 消化不良药熨方

组成：生姜、山楂、紫苏各 30g，厚朴 20g。

用法：上药共研粗末，炒热后以布包熨胃脘部。

主治：消化不良，饮食积滞。

第三节　中药冷敷技术

中药冷敷技术是将按一定处方配伍的中草药洗剂、散剂、酊剂冷敷于患处的治疗方法（图 12-4）。

一、中药冷敷的作用原理

中药冷敷技术可使中药透皮吸收后发挥药效，同时应用低于皮温的物理因子刺激机体而起到降温、止痛、止血、消肿，减轻炎性渗出的作用。

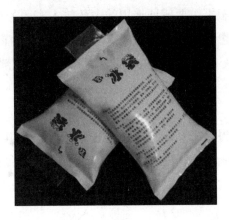

图 12 - 4　中药冷敷技术

1. 对皮肤及组织代谢的影响　冷刺激可以降低皮肤和局部组织温度，使局部组织代谢率下降，耗氧量减少，炎性介质活性降低，代谢性酸中毒减轻。低温冷水浴，可使基础代谢率增高，增加脂肪和蛋白质的代谢。

2. 对血液循环系统的影响　短时间的冷刺激，可使受刺激部位的血液循环得到改善，出现反应性充血、皮肤发红、皮温升高，可防止局部组织因缺血而导致的损伤。长时间的冷刺激则可导致外周血流量明显减少，皮肤发绀、变冷。

3. 对炎症的影响　冷刺激可促进局部组织血管收缩，降低组织代谢，抑制血管的炎性渗出和出血，缓解疼痛，对急性炎症有较好的治疗作用。

4. 对肌肉的影响　短时间的冷刺激对肌肉组织有兴奋作用，可促进骨骼肌收缩。长时间冷刺激，使骨骼肌的收缩期、舒张期及潜伏期延长，降低肌肉收缩、松弛的速度和兴奋性，可缓解肌肉痉挛。

二、中药冷敷的操作方法

（一）中药冷敷的分类

中药冷敷技术按操作方法可分为中药湿冷敷、中药冰敷、中药酊剂凉涂和中药散剂冷敷。

1. 中药湿冷敷　将根据需要辨证选用的中药常规煎煮后过滤去渣，冷却后放冰箱冷藏室保存，使用时用消毒纱布 7~8 层或干净毛巾浸取药液，微挤压至不滴水时为度，外敷患处并及时更换，以使患处的纱布或毛巾保持 8℃ ~15℃ 的低温。

2. 中药冰敷　将根据需要辨证选用的中药进行粉碎，混合均匀制成外用散剂备用。使用时用凉开水将中药散剂调成糊状外敷于患处，厚度 0.5~1cm，面积稍大于病变部位，其上覆盖 3~5 层纱布，再用冷敷袋敷于纱布上以保持低温。温度控制在 -3℃ ~ -4℃，冰敷时间 30 分钟左右。

3. 中药酊剂凉涂　将根据需要辨证选用的中药放入密闭的玻璃容器内，加入60%乙醇适量进行浸泡，密闭静置2周，过滤去渣，将澄清的中药液灌入喷雾瓶内，放冰箱冷藏室保存。使用时喷涂于病变部位，喷2~3层，面积大于病变部位，其上覆盖3~5层纱布，再用冷敷袋敷于纱布上以保持低温。其温度控制在-3℃ ~ -4℃，一次冰敷时间30分钟左右。

4. 中药散剂冷敷　将根据需要辨证选用的中药粉碎，过80~100目筛，混合均匀后，放冰箱冷藏室保存。使用时敷于患处，厚度1~2cm，之后用含有凉性物理介质的贴膏敷于患处，1小时后去除膏贴。

（二）常用冰袋的制作

1. 盐水冰袋　选用一次性输液袋（100mL、250mL、500mL等规格），灌装20%盐水，放入冰箱冷冻室冷冻2~4小时，取出后外观呈霜状液体或冰水混合物即可应用。该方法操作简单，冷冻后呈霜状液体或冰水混合物，表面软硬适度，与患肢接触面积增大，患者舒适度强。

2. 简易乙醇冰袋　选用规格为2000mL的静脉营养输液袋，先用剪刀剪去输液袋活塞远端，保留活塞，再用注射器向袋内注入50%乙醇1000~1500mL，排尽空气，最后关闭活塞平放在冰箱里冷冻备用。因冰箱冷冻室的温度为-6℃ ~ -24℃，而50%乙醇的冰点是-30℃，故在冰箱内不会结成冰块，因此这种冰袋可以增加患者的舒适度及安全性，且可重复使用。

3. 医用彩色盐水冰袋　选择边缘圆钝的250mL软包装液体袋，称取25g食盐添加入250mL自来水中，用搅拌棒搅拌使之完全溶解，成为10%盐水，滴入蓝色色素，使盐水呈淡蓝色，再用注射器抽取淡蓝色盐水注入软包装液体袋，最后将软包装盐水袋置于5℃冰箱内预冷1小时（可使盐水冰粒体积减小），再置-20℃（或-18℃）冰箱内24小时后即成冰袋。成品呈淡蓝色冰霜状。该方法冰袋呈冰霜状，在融化过程中其形态为冰水混合物，冰袋松软，能充分接触体表面积，易于固定，避免给患者造成不适和压伤。

4. 芒硝冰袋　使用芒硝10g加清水100mL配制成10%芒硝溶液。根据患处大小分别采用3种规格的棉垫（大号为25cm×20cm×2cm，中号为20cm×15cm×2cm，小号为10cm×10cm×2cm），用50mL、30mL、20mL芒硝溶液分别将大、中、小棉垫浸润，装入透水无纺布袋中（按棉垫规格制成，一面为透水层，另一面为隔水层），放置于-18℃冰箱中12小时，即成芒硝冰袋。取出后呈冰霜状，松软且具有可塑形。该方法制作成的冰袋低温持续时间长，放在室温18℃ ~ 24℃时仍可持续3小时温度维持在-5℃。与传统冰袋相比，芒硝冰袋松软，能与体表接触充分，易于固定，患者感到舒适。

此外，目前市场上还有含有高分子材料的简易冰袋，放入冷冻室内冰冻数小时后即可拿出用于冷敷，使用方便，价格低廉。

（三）中药冷敷的注意事项

1. 冷敷时，要注意观察局部皮肤颜色，如出现发紫、麻木时要立即停用。

2. 冷敷时间不宜过长，以免影响血液循环。老幼及衰弱者，不宜全身冷敷。

3. 冷敷时间过长，毛巾或敷布等会变热，就会失去治疗作用，因此要经常更换。

4. 冷敷完毕后，注意保持局部干燥，注意保温。

三、中药冷敷的适应证

1. 外伤、骨折、脱位、软组织损伤的初期，即损伤后的 48 小时以内。

2. 疼痛和痉挛性疾病。

3. 高热、中暑。

4. 烧伤、烫伤的急救治疗。

5. 其他如急性结膜炎、衄血、蜇伤、感染性皮肤病和过敏性皮肤病等。

四、中药冷敷的禁忌证

1. 血栓闭塞性脉管炎，雷诺病，高血压病，心、肺、肾功能不全，动脉硬化等禁用。

2. 冷变态反应者，对冷过敏可导致冷性血红蛋白尿者禁用。

3. 局部血液循环障碍，皮肤感觉障碍，言语、认知功能障碍者慎用。

五、常用中药冷敷方

1. 解表清热方

组成：金银花、荆芥各 20g，板蓝根 30g，薄荷 15g，柴胡、紫苏叶、防风各 10g。

用法：应用中药湿冷敷法。将中药加入 1500～2000mL 水煎煮 10～15 分钟，过滤去渣、放冰箱冷藏，用时用消毒纱布 7～8 层或干净毛巾浸取药液，微挤压至不滴水时，外敷大椎、风池、曲池等穴，以及前额、颈部、肘窝等部位，并及时更换，以保持患处的纱布层或毛巾保持 8℃～15℃的低温，直至退热。

主治：外感发热。

2. 清热泻火方

组成：生石膏 25g，藿香、黄芩、羌活各 10g，连翘、葛根、大黄各 5g，蒲公英 20g。

用法：应用中药湿冷敷法或中药冰敷法。外敷大椎、曲池、委中等穴位，以及颈部、腋部、大腿根部、肘窝、腘窝等部位。

主治：内伤实热。

3. 活血消肿方

组成：黄柏、延胡索、木通、血竭、白芷、独活、木香、川芎、红花各 15g，共研为末。

用法：应用中药冰敷法。在冷敷过程中注意局部温度变化和患肢末梢血运情况，了解患者局部感受。如果伤者较年轻，损伤程度较重，可选择持续性冷敷法，1~2小时不间断。每6小时1次，共3~4次。如果是年龄较大，体质较差，尤其是老年人，应选择间隔冷敷法，每隔30~60分钟敷1次，每次不少于20分钟。

主治：急性软组织损伤。

4. 凉血止衄方

组成：大黄、黄芩、黄连各15g。

用法：应用中药酊剂凉涂法。患者仰卧位，将上述药物制成的酊剂喷涂于额头及鼻根部、鼻腔内，每个部位喷涂面积直径1cm左右，取2~3个部位。然后将冰袋放置于前额、鼻根部及双侧鼻翼，时间10~15分钟。

主治：鼻衄。

5. 解毒止痒方

组成：黄芩、黄柏各15g，甘草10g。

用法：应用中药湿冷敷法。将上述中药加入1500~2000mL水煎煮10~15分钟，过滤冷却，经冰箱冷藏处理后，用数层清洁纱布湿敷皮损，每次15分钟，每日3~4次，每次药量可重复2~3次。

主治：急性皮肤病属实证者，表现为发病急骤，局部红、热、肿、痛，并伴有瘙痒、丘疹、疱疹、糜烂、脓疱等，包括急性皮炎、急性湿疹、感染性皮肤病初期及过敏性皮肤病等。

6. 清热止痛方

组成：丹参30g，当归15g，赤芍15g，土茯苓30g，金银花20g，连翘20g，桑寄生15g，泽泻15g，生薏苡仁30g，白扁豆30g，木瓜12g，牛膝12g。

用法：应用中药湿冷敷法。将上述药物加水煎煮，滤出药液，存于冰箱冷藏室中。使用时，将多层无菌纱布置于药液中充分浸泡，取出拧干，敷于患处。每次30分钟，每日2次。

主治：膝关节热痹证。表现为膝关节红肿膨隆、胀痛、屈膝困难、局部皮温增高、浮髌试验阳性等症状。

7. 清热明目方

组成：黄连、板蓝根、金银花、桑叶、薄荷、连翘各20g，菊花、大青叶各10g。

用法：应用中药湿冷敷法。将上述药加水煎煮滤出药液300mL，过滤后存于冰箱冷藏室内，使用时将多层无菌纱布置于药液中充分浸泡后取出，敷于患处。每次15分钟，每日3次。

主治：急性结膜炎。

第四节　中药湿热敷技术

中药湿热敷技术是将中药加工成煎剂，然后用纱布蘸药汤外敷患处来治疗疾病的一种方法（图 12 - 5）。

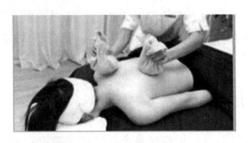

图 12 - 5　中药湿热敷技术

一、中药湿热敷的作用原理

1. 湿热作用　湿热可使局部毛细血管扩张，血流量增加，增强新陈代谢，改善营养；使毛细血管通透性增高，促进渗出液的吸收，消除局部肿胀；降低感觉神经兴奋性，使痛阈升高，缓解疼痛；缓解肌肉组织痉挛，软化瘢痕。

2. 中药作用　根据需要辨证选用的中药可通过皮肤吸收，起到抑制渗出、收敛止痒、消肿止痛、控制感染、促进皮肤愈合等作用。

二、中药湿热敷的操作方法

（一）湿热淋渍法

将根据需要辨证选用的中药用纱布包好，放入药锅内，加入适量的水，煎煮 40 分钟左右，将煎好的药汤过滤趁热倒入盆内，将 7~8 层消毒纱布或数层干净软布蘸药汤趁热摊放患处，另用一块消毒纱布不断蘸药汤淋渍患处，使摊敷在患处的纱布保持一定的湿热度，持续淋渍湿敷。根据病情，每次湿敷 20~30 分钟。

（二）湿热温敷法

将煎好的药汤趁热倒在盆内，用 7~8 层消毒纱布或软布浸湿药液，轻轻绞干，以不滴水为度，再折叠数层，趁热敷在患处，两手轻轻旋按片刻，稍凉再换，如此连续操作。根据病情，每次 20~30 分钟。

（三）湿热敷的注意事项

1. 湿热敷垫的更换时间　注意掌握更换湿敷垫及湿敷液的时间，以保持一定的湿度、清洁度与温度。渗出伴浮肿较重者应持续湿敷，夜晚涂油膏；病轻者白天可湿敷多次，随着症状减轻而逐渐减少次数。

2. 部位和面积　　湿敷垫必须与皮损密切贴附，方能达到湿敷的目的。颜面、耳后、肛周、外阴及手指、脚趾间等部位，因形态不规则，应特别注意敷贴紧密。湿敷面积不可过大，应随着季节、室温而定，一般不超过全身面积的 1/3，以免过度的体表蒸发造成脱水。对老人、幼儿以及皮损在颈、胸等部位的患者应特别注意。

3. 消毒　　用过的纱布应洗净消毒（煮沸消毒）后再用。湿敷液应新鲜配制，防止因溶液变质影响效果。

三、中药湿热敷的适应证

适用于软组织损伤恢复期及骨折临床愈合后肢体功能障碍者，也适用于疖、痈等急性化脓性感染未溃破者。

四、中药湿热敷的禁忌证

外伤后患处有伤口、皮肤急性传染病等忌用。

五、常用湿热敷方

1. 解毒祛风方

组成：白鲜皮 15g，蛇床子 10g，川槿皮 10g，地肤子 30g，苦参 30g。

用法：上述药物煎煮待温后，去渣将药液倒出，在患处局部进行湿热温敷。每次 30 ~ 60 分钟，每日 3 次，5 天左右为一疗程。

主治：慢性唇炎，临床表现为唇黏膜肿胀、色暗红、干燥，有广泛灰白色秕糠状鳞屑，或有皲裂，局部发痒、发干、灼痛、肿胀、液体渗出、结痂等。

2. 疏风清热方

组成：蝉蜕 50g，蛇床子 30g，苦参 20g，白矾 10g，川椒 10g，艾叶 10g，食盐 10g。

用法：上述中药加清水 1500mL，煎煮过滤去渣后，将药液倒入盆内，在皮损表面进行湿热温敷。每次 20 分钟，每日 3 次。

主治：接触性皮炎，临床表现为在某些外界物质接触部位发生边缘鲜明的损害，轻者为水肿性红斑，较重者有丘疹甚至大疱等。

3. 带状疱疹方

组成：黄柏 30g，生地榆 30g，五倍子 30g，诃子 30g。

用法：上述中药加水 1000mL，煎煮后将药液倒入瓷盆，在皮损表面进行湿热温敷。每次 20 分钟，每日 3 次。

主治：带状疱疹。

4. 网球肘方

组成：海桐皮 10g，透骨草 10g，路路通 10g，乳香 10g，没药 10g，艾叶 10g，当归 10g，桑寄生 10g，牛膝 10g，刘寄奴 10g，独活 10g，川乌 10g，白附子 10g，伸筋草 10g。

用法：将药物装在纱布袋内，加水约 1500mL 煮开以后，再继续煮 15～20 分钟，在患处皮损表面进行湿热温敷。每次 20 分钟，每日 1～2 次，10 天为一疗程。

主治：网球肘。

第五节　中药熏蒸技术

中药熏蒸技术是借用热力及中药药力作用通过皮肤而作用于机体的一种外治技术，是中医学最常用的传统外治方法（图 12-6）。

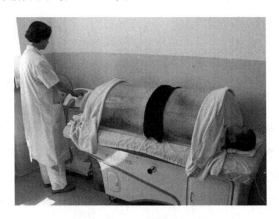

图 12-6　中药熏蒸技术

早在《五十二病方》中就有用韭和酒煮沸，以其热气熏蒸，治疗伤科疾病的记载。《史记·扁鹊仓公列传》有淳于意用熏蒸法治疗腰背痛的记载。《金匮要略》治疗狐惑病，则使用了雄黄熏的方法。唐代的《千金翼方》《外台秘要》中熏蒸疗法不但广泛应用于痈疽、瘾疹、丹毒、烫伤、冻疮及眼科疾病，还应用于一些危症、急症的治疗，如用药物熏蒸法治疗中风失语证，用熏蒸疗法治愈产后血晕闷绝症。在宋代，熏蒸疗法应用广泛，《太平圣惠方》中记载熏洗方共 163 首，其中眼科方 24 首，阴疮阴部湿疹方 24 首，扭伤骨折方 11 首。金元四大家之一的张子和，则把熏、蒸列为汗法之一，指出"亦有熏渍而为汗者"。明代李时珍在《本草纲目》记载用熏蒸法治疗多种疾病，张介宾则用"嗽烟筒"吸药烟治疗寒嗽。其他如《外科正宗》《证治准绳》等书籍中都载有熏蒸疗法。在清代，被誉为"外治之宗"的吴师机在《理瀹骈文》一书中记载熏法达 50 多处，其他如赵学敏《串雅》中专门列有"熏法门""蒸法门"，详细记录了多种疾病熏蒸用药及操作方法。

一、中药熏蒸的作用原理

1. 药物的渗透作用　煎煮时产生的含药蒸汽，可以使中药有效成分呈现离子状态，通过皮肤渗透进入体内，产生治疗作用。

2. 皮肤的吸收作用　熏蒸时皮肤毛孔开放，表皮的微循环加快，有利于药物的吸收。

3. 改善局部微循环　熏蒸使局部血管扩张，血流加快，促进新陈代谢，减少炎症产物堆积，有利于炎症和水肿的消退，加速组织修复。

4. 蒸汽的温热刺激　温热刺激可降低神经兴奋性，缓解痉挛及僵直，提高痛阈；增强单核巨噬细胞功能，增强抵抗力；恢复体力。

二、中药熏蒸的操作方法

（一）中药熏蒸的分类

1. 烟气熏法　将所取药物研为粗末，置于火盆或火桶中；或用纸片，将药末摊于纸上并卷成香烟状，利用其点燃熄灭后产生的烟气，对准某一特定部位进行反复熏疗，以发挥治疗作用。也可用于室内的消毒灭菌，以预防疾病为目的。

2. 蒸汽熏法　利用所取药物加清水煎煮后所产生的蒸汽熏蒸某一特定部位的方法。多使用可持续加热容器，将所用药物置于其中加清水煎煮后，对准患处或治疗部位，在煎煮药物的同时进行熏蒸；或先煎煮药物，将药液倒入盆内，再趁热熏蒸，凉后可再进行加热，反复进行。

3. 现代"汽雾透皮"技术　应用现代电子技术制造的汽雾透皮设备，可进行全身、四肢及局部的汽雾给药，具有操作简便、保证药物的浓度和温度的稳定等优点。

也可根据中药熏蒸的部位分为全身熏蒸和局部熏蒸。

（二）中药熏蒸的给药温度及时间

全身中药熏蒸时多使用熏蒸室、蒸汽房、熏蒸舱、简易的熏蒸包等设备，温度调控在37℃～42℃，每次熏蒸15～20分钟。局部熏蒸可使用熏蒸治疗仪、熏蒸床、熏蒸桶、熏蒸盆、熏蒸瓷杯等设备，温度调控在45℃～55℃，每次熏蒸20～30分钟。

熏蒸时可根据熏蒸部位的敏感程度适当调整温度，敏感部位（如眼、鼻等）处不耐受高温，此时可适当降低蒸汽温度。临床应用时，应视具体情况调节蒸汽温度，以患者能耐受为宜。

（三）中药熏蒸药物的选择

1. 根据不同部位选用祛风散寒除湿的药物　中药熏蒸法常用于骨伤科疾病的康复，

多采用祛风散寒除湿的药物，可根据不同部位选择适当药物。如上肢及颈肩疾病可选用羌活、葛根、透骨草、防风、秦艽、伸筋草、透骨草、白芷等；下肢疾病可选用独活、桑寄生、五加皮、牛膝、海桐皮、木瓜、薏苡仁等；腰部疾病则选用千年健、鹿含草、杜仲、续断、牛膝、桑寄生、狗脊等。

2. 寒湿痹疼痛明显者选用温经散寒药物　　寒湿入络，痹阻血脉而造成痹痛明显者可选用性热、具有温经散寒功效的药物，如川乌、草乌、附子、桂枝、细辛、麻黄等。

3. 使用活血化瘀、藤类和辛味药物　　中药熏蒸法中多使用川芎、红花、丹参、延胡索、刘寄奴、苏木、姜黄等药物活血化瘀；各种藤类药物如清风藤、海风藤、络石藤、雷公藤、鸡血藤等舒筋活络；羌活、独活、防风、辛夷、鹅不食草、五加皮、透骨草、徐长卿、冰片等辛味走窜的药物增加其他药物的渗透力；久病疼痛明显者则可伍用虫类药物，如全蝎、蜈蚣、地龙、土鳖虫、蜂房、白花蛇、蝉蜕等。

（四）中药熏蒸的注意事项

1. 熏蒸温度要适宜，不可太热，以免烫伤皮肤。

2. 冬季熏蒸时应注意保暖，夏季则要避风。熏蒸后拭干身体，避免汗出当风，引发感冒。局部熏蒸时局部应覆盖毛巾。

3. 在全身熏蒸过程中，如患者感到头晕不适应停止熏蒸，卧床休息。

4. 熏蒸前饮淡盐水 200mL，避免出汗过多引起脱水，熏蒸结束后应适当休息、饮水，待体力恢复后再离开。

5. 患者每次使用过的熏蒸器具和物品要注意清洁、消毒，可使用 500mg/L 含氯消毒溶液擦拭。熏蒸室每晚紫外线照射 1 小时，防止交叉感染。患者所用被单或毛巾被应独立使用，每天更换。

6. 如熏蒸无效或病情反而加重者，则应停止熏蒸，改用其他方法治疗。

三、中药熏蒸的适应证

中药熏蒸法适用于内科、骨伤科、五官科、皮肤科、妇科、小儿科等多种疾病。

1. 内科　　神经衰弱、慢性肾炎、各种水肿、腹胀、消化不良、慢性肠炎、重症肌无力、面神经麻痹、流行性感冒。

2. 骨伤科　　类风湿关节炎、风湿性关节炎、腰椎间盘突出症、颈椎病、落枕、颈部软组织扭伤、肩周炎、腰肌劳损、骨性关节炎，以及各种骨折、关节脱位的康复期等。

3. 妇科　　月经不调，闭经、带下病、慢性盆腔炎、输卵管炎、痛经、乳腺炎等。

4. 五官科　　感冒鼻塞、过敏性鼻炎、鼻窦炎、龋齿疼痛等。

5. 皮肤科　　痤疮、慢性荨麻疹、湿疹等。

6. 儿科　　小儿感冒初期、消化不良、腺样体增生等。

7. 其他　　空气消毒等。

四、中药熏蒸的禁忌证

1. 急性传染病、严重心脏病、严重高血压病等，均忌用全身熏蒸。

2. 危重外科疾病，严重化脓感染性疾病需要进行抢救者，忌用熏蒸。

3. 慢性肢体动脉闭塞性疾病严重肢体缺血，发生肢体干性坏疽者，禁止使用中高温（超过38℃）熏蒸。

4. 妇女妊娠和月经期间，均不宜进行熏蒸。

5. 饱食、饥饿及过度疲劳时，均不宜熏蒸。

6. 饭前、饭后半小时内，不宜蒸汽熏蒸。

7. 过敏性哮喘患者慎用熏蒸法熏蒸口、鼻、眼等处。

五、常用中药熏蒸方

1. 周围性面神经麻痹熏蒸方

组成：牙皂20g，荆芥15g，防风15g，蝉蜕12g，大黄12g，建曲12g。

用法：将中药装入药罐中，加清水1000～1500mL煎煮，煮沸5～10分钟后，仍在原煎药容器上趁热熏蒸患侧面部，并以文火维持药液沸腾，使蒸汽持续而均匀，熏至面部微汗出为止。每次熏30～40分钟，每日1次，3日为一疗程。1个疗程未愈，可以隔3天后，再进行下一疗程。3个疗程无效，可改用他法。

主治：周围性面神经麻痹。

2. 化痰止咳方

组成：荆芥10g，陈皮10g，紫菀20g，百部20g，白前20g，桔梗20g，甘草6g。

用法：上述药物加水1000～1500mL，煎煮20分钟左右，煮沸后将药液倒入小口径杯中，趁热将杯口对准患者口鼻熏蒸，并令患者深吸气，药液凉后可加热，反复重吸，每日2次。

主治：上呼吸道感染、支气管炎以咳嗽、咳痰为主要症状者。

3. 盆腔炎方

组成：鸡血藤20g，三棱20g，莪术20g，川楝子10g，荔枝核10g，透骨草10g，鱼腥草10g，红花10g，桂枝10g，小茴香10g，白芷15g，香附15g，延胡索15g。

用法：上述中药加清水4000mL放入可持续加热容器中煎煮，煮沸5～10分钟后，趁热熏蒸腹部，并以文火维持药液沸腾，使蒸汽持续而均匀。每次熏30分钟，每日2次，1个月为一疗程。

主治：盆腔炎以下腹部坠胀疼痛，伴有白带量明显增多、有臭味、月经紊乱等为主要症状者。

4. 慢性肾功能不全方

组成：麻黄 10g，细辛 10g，桂枝 10g，连翘 10g，木瓜 10g，白芷 10g，川芎 10g，红花 10g，当归 10g，地肤子 10g，淫羊藿 10g，苏叶 15g，艾叶 15g，羌活 15g，防风 15g。

用法：应用中药熏蒸舱，上述中药加清水 3000～3500mL，通电煎沸 20～30 分钟，待蒸汽舱内温度达 37℃时，患者进入舱内，中药蒸汽熏蒸全身各处。每日 1 次，每次 20 分钟。10 次为一疗程，疗程可间隔 3 天。

主治：慢性肾功能不全。

5. 湿疹方

组成：苍术 10g，黄柏 10g，苦参 10g，防风 10g，大风子 30g，白鲜皮 30g，松香 15g，五倍子 15g。

用法：将上述中药共研粗末，备用。用时取粗末适量，用较厚草纸卷药末成纸卷，一端扎紧，点燃另一端烧烟熏患处。每次熏 15～30 分钟，每天熏 1～2 次，温度以患者能耐受为度。

主治：湿疹急性期或慢性期。

第六节 中药泡洗技术

中药泡洗技术是用药物煎汤（或取药物浸液）泡洗全身或局部，以治疗疾病的一类外治方法（图 12－7）。

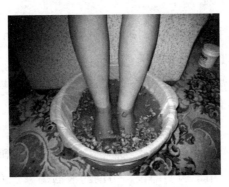

图 12－7 中药泡洗技术

早在 3000 多年前的殷商时期，宫廷中就盛行在泡浴时放入药物，以防治疾病。《五十二病方》中收载了熏浴法，疮口清洗也有"谷酒""沃""婗"等法。《素问·阴阳应象大论》就有"其有邪者，渍形以为汗"的治法，即是使用热汤沐浴发汗的先例。《内经》中还记载了浸渍、热浴等疗法，虽无系统论述，但其治疗思想已经形成，为后世应用泡洗疗法防治疾病奠定了基础。《金匮要略》中详细记载了药浴方法，如苦参汤熏洗治疗狐惑病者，用矾石汤浸脚治疗脚气冲心，用狼牙汤洗阴中治阴中蚀疮烂等，其中涉及熏洗、坐浴、浸渍、沐浴等方法。《肘后备急方》中记载了对不同原因引起的创伤及脓肿分别采用酒洗、醋水洗、"煮黄柏洗之"等不同清洗疮口的方法。宋明时期，泡洗疗法发展得很快，不仅广泛应用于内科、外科、妇科、儿科、皮肤科、五官科等，而且对其作用机理进行了初步的探讨。《圣济总录》指出："治外者，由外以通内，膏熨蒸浴之类，藉以气达者是也。"《理瀹骈文》一书中，记载的沐浴方就有 10 余首，治疗内科、外科、儿科、皮肤科等一些疾病；浸洗方 10 余首，治疗多种外科、伤科疾病。

一、中药泡洗的作用原理

1. 刺激作用　泡洗时的水对体表和穴位施加的温热或冷刺激、化学刺激和机械物理刺激等，这些刺激通过经络腧穴将信息传入内脏或至病所，发挥调节或治疗效应。同时温热刺激可加速血液循环，促进药物渗透吸收和传播，以增强药物的治疗作用。

2. 药效作用　药物通过皮肤吸收，在体内产生一定的局部和（或）全身的血药浓度而起到治疗作用。主要表现在抗感染作用（如清热解毒、消痈散结的黄连、黄芩、黄柏、金银花、连翘、蛇床子、苦参、百部、土槿皮等），祛腐生肌作用（如龙骨、没药、血竭、乳香、赤石脂等），增强血液循环系统功能作用（如活血化瘀的当归、桃仁、丹参、川芎等），发汗解热作用（如麻黄、紫苏等）。

二、中药泡洗的操作方法

（一）中药泡洗的分类

1. 按泡洗方法分类　中药泡洗技术按方法分类可分为沐浴法、浸洗法、熏洗法、坐浴法、溻渍法、淋洗法、冲洗法及擦洗法。

（1）**沐浴法**：用药物煎汤来沐浴治疗疾病的方法，此法借助沐浴时浴水的温热之力及药物本身的功效，使周身腠理疏通，毛窍开放，起到发汗退热、祛风除湿、温经散寒、疏通经络、调和气血、消肿止痛、祛瘀生新等作用。本法洗浴的范围大，浸浴的时间长。

（2）**浸洗法**：用药物煎成汤汁，浸洗身体某一局部，以达到治疗目的的方法。这种方法可以使药液较长时间地作用于病变部位，借助药液的荡涤之力，发挥药物的直接作用，如清热解毒、祛风除湿、杀虫止痒、祛腐生肌等。可以根据病情需要采用冷浸法或热浸法。

（3）**熏洗法**：用药物煎汤，趁热先熏蒸后淋洗患处的方法。熏洗法依靠其热力和药物的作用，使腠理疏通，气血流畅，改善局部营养和全身功能，达到解毒消肿、止痛、止痒、祛风等目的。

（4）**坐浴法**：用药物煮汤置于盆中，让患者坐于其中，使药液直接浸入肛门或阴道，以治疗疾病。这种方法可以使药液较长时间地直接作用于病变部位，并借助药力，促使皮肤黏膜吸收，从而发挥清热除湿、活血行气、收涩固脱等功效。坐浴时药液的温度应略高，达40℃左右，但不能过热，以免烫伤。

（5）渍渍法：将四肢浸泡在药液中，以治疗疾病的方法。这种方法借助药物的荡涤之力，促进患处腠理疏通，气血流畅，具有消肿止痛、祛腐生肌、杀虫止痒、祛风除湿、清热解毒之功。

（6）淋洗法：也称淋射法，是用药物煎成汤汁不断喷洒患处的一种治法。这种方法利用喷洒药液的刺激和冲洗作用，促使局部经络疏通、气血流畅。具有解毒消肿、散瘀止痛、清洁创口等作用。注意用于疮痈溃疡时的冲洗药水不能反复使用。

（7）冲洗法：用药物煎汤冲洗清洁创口，促进创口愈合的方法。此法借助药液的荡涤之力和药液本身的治疗作用，以清除脓汁，洁净疮口，达到生肌的目的。可根据具体病症选择适当的药物，将药物煎汤去渣，加入适量的凉开水冲洗创口。每日冲洗数次，至脓水尽。

（8）擦洗法：用药物煎汁，擦洗患处的一种治疗方法。此法可借助药力和摩擦之力作用于患处，起到清热解毒、活血祛瘀通络等作用。

2. 按泡洗的部位分类

（1）全身泡洗技术：是用较多的中草药煎汤制成水剂，然后将其倒入浴缸、浴桶或专门器械中，待药液降温后，用来泡洗的方法。

（2）局部泡洗技术：是指用药液浸洗身体或身体的某一部位（多为患部），以达到治疗局部或全身疾患的目的。这种方法洗浴时间长，药液直接浸于体表，可使药液中的有效成分有足够的时间进入体内，以便发挥治疗作用，是临床最常用、疗效最确切、治疗范围最广的药浴技术之一。

（二）中药泡洗的注意事项

1. 中药泡洗操作过程中，患者应适当饮用温开水200～300mL，以补充体液及增加血容量，有利于代谢废物的排出。

2. 中药泡洗时应注意浸泡温度。另外，患者在中药泡洗时应微微出汗，不可大汗淋漓，以防虚脱。全身浴后不宜猛然起身，避免晕倒。

3. 局部浴时注意非泡洗部分的保暖、避风，以防感冒及继发风湿类疾病。虚寒性疾病，药浴时药汁温度不宜过低，以免影响疗效或使虚寒加重。

4. 妇女月经期间慎用活血通经类中药泡洗方，以防止血液循环加快，导致月经失调。

5. 内服药的药汁及药渣可用于泡洗，但外用药，尤其有腐蚀作用、刺激性强的药物不可内服。

三、中药泡洗的适应证

中药泡洗技术的适应证很广，适用于内科、骨伤科、皮肤科、五官科、妇科等多种疾病，根据操作方法的不同，其适应证也有所侧重。

四、中药泡洗的禁忌证

1. 急性传染病，严重心衰、呼衰者，均忌用全身泡洗。

2. 危重外科疾病，患处有开放性伤口及严重化脓感染性疾病，需要进行抢救者，或严重骨性病变（如骨结核等），忌用泡洗。

3. 饱食、饥饿及过度疲劳时，饭前、饭后半小时内，均不宜泡洗。

4. 妊娠期的妇女禁用全身泡洗法。

五、常用中药泡洗方

1. 膝关节骨性关节炎方

组成：鸡血藤 20g，伸筋草 20g，络石藤 20g，川芎 15g，木瓜 15g，川椒 15g，路路通 15g，海桐皮 15g，秦艽 15g。

用法：上述中药水煎去渣取液 1000mL 左右，再加温热的清水一起放入泡洗桶内，浸渍局部，每次泡洗 30 分钟左右。每日 1～2 次，每次泡洗可加入少量酒（10mL 左右）及醋（50mL）。

主治：膝关节骨性关节炎。

2. 益气活血方

组成：黄芪 30g，红花 20g，蔓荆子 10g，马钱子 10g。如有手足肿胀，可加透骨草 15g，防己 15g，片姜黄 15g，三棱 15g，莪术 15g，桂枝 30g。

用法：将中药加清水 1500mL，煎煮 30 分钟后，将药汁倒入盆中，待药液降温至 40℃ 左右，进行泡洗及擦洗患肢，每次 30 分钟左右。每日 1 次，20 天为一疗程。

主治：中风偏瘫。

3. 平肝息风方

组成：刺蒺藜 20g，夏枯草 10g，络石藤 10g，生大黄 10g，赤芍 10g，丹参 10g，玄参 10g，生栀子 15g，罗布麻叶 15g，苦参 15g。

用法：将中药水煎去渣取液 1000mL 左右，再加适量清水，倒入泡洗桶，药液浸润至足三里穴附近，每次泡洗 30 分钟左右。每日 1～2 次，每次泡洗宜加入少量酒（10mL 左右）及醋（50mL）。

主治：高血压。

4. 银花外洗汤

组成：金银花 20g，马齿苋 20g，黄柏 20g，苦参 20g，川芎 15g，当归尾 15g，赤芍 15g，苏木 15g。

用法：将中药加清水约 1500mL，煎煮后将药液倒入泡浴桶内加入适量温水泡洗下肢，药液浸泡至足三里穴处，每次浸泡 30 分钟，浸后揩干。每日 1～2 次，10 天为一疗程。泡洗时防止药温过高，药温可不高于38℃，以免血管过度扩张，加重病情。

主治：下肢静脉曲张。

5. 止泻洗方

组成：白胡椒10g，透骨草10g，艾叶15g，苍术15g，吴茱萸5g。

用法：上述药物加水1000mL，加热煮沸后，将药液倒入盆内，待药液降温后（以不烫手为度），将双足浸泡药液中，并用药水洗小腿，每次浸洗15~20分钟。每日1剂，每日泡洗1~3次，7天为一疗程。

主治：小儿消化不良所致腹泻。

第十三章　按摩类技术

第一节　皮部经筋按摩

皮部经筋按摩是以按法、揉法、擦法、滚法等手法作用于全身各部体表，刺激皮部（包括皮肤、皮下组织）、经筋（包括筋膜、肌肉、韧带、关节囊等组织），使皮部受到良性刺激或使经筋张力发生改变的按摩治疗技术。皮部经筋按摩技术作用于皮部，有舒缓放松、镇静安神或醒神兴奋、温通气血等功效，适用于内科、妇科、儿科、骨伤科疾病，以及运动前后的放松；本法作用于经筋，有舒筋解痉、松解粘连、理筋活血等功效（图 13 – 1）。

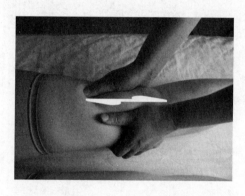

图 13 – 1　皮部经筋按摩

一、皮部经筋按摩的操作方法

（一）滚法

以手背面在施术部位进行不间断地往返滚动的手法。操作时，手指自然屈曲，小指、无名指的掌指关节屈曲约达 90°，余指屈曲的角度则依次减小，如此则使手背沿掌横弓排列呈弧面，使之形成滚动的接触面。以第 5 掌指关节背侧附着于施术部位，前臂主动做推旋运动，带动腕关节做较大幅度的屈伸和一定的旋转活动，使手背尺侧在施术部位进行不间断地往返滚动。每分钟操作 120 ~ 160 次。

（二）摩法

用手指掌面或手掌在体表做环形运动的手法（图 13 - 2）。

1. 指摩法　手指自然伸直，食指、中指、无名指和小指并拢，腕关节略屈，以食指、中指、无名指及小指掌面着于施术部位，前臂做主动摆动，通过腕关节带动手指在体表做环形运动。顺时针和逆时针方向均可，每分钟操作 100 ~ 120 次。

2. 掌摩法　手掌自然伸直，腕关节略背伸，将手掌平置于施术部位，前臂做主动摆动，通过腕关节带动手掌在体表做环形运动。顺时针和逆时针方向均可，每分钟操作 100 ~ 120 次。

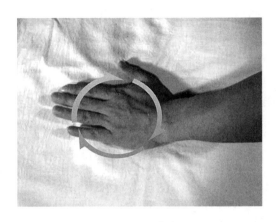

图 13 - 2　摩法

（三）抹法

用拇指螺纹面或手掌掌面着力于施术部位，沿皮肤表面做任意方向移动的手法。

1. 指抹法　用拇指螺纹面着力于施术部位，沿皮肤表面做任意方向移动的手法。以单手或双手拇指螺纹面紧贴于施术部位，余指置于相应的位置以固定助力，拇指主动运动，做上下或左右直线往返或弧形曲线的移动，即拇指做平推然后拉回，或分推、旋推及合推。可根据施术部位的不同而灵活运用，但用力较推法为轻。如果直接在皮肤上操作，需要涂抹介质，各种抹法均要遵循这一要求。

2. 掌抹法　用手掌掌面着力于施术部位，沿皮肤表面做任意方向移动的手法。以单手或双手掌面紧贴于施术部位，以肘关节的屈伸运动带动掌面，做上下或左右直线往返或弧形曲线的移动。

（四）拿法

拇指与其余手指的掌面相对用力，捏住并提起皮肤和经筋等软组织的手法。三指拿法常用于颈项部及四肢部，五指拿法还可用于头部（图 13 - 3）。

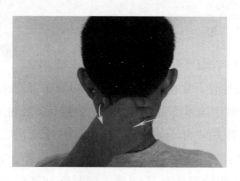

图 13 - 3　拿法

1. 三指拿法　拇指与食、中二指掌面相对用力，捏住并提起皮肤和经筋等软组织的手法。操作时，腕关节适度放松，以单手或双手的拇指与食、中二指掌面相对用力，捏住施术部位的皮肤等软组织，捏紧后将皮肤等软组织上提再慢慢放下，再捏紧、提起、放下，反复操作。

2. 五指拿法　拇指与其余四指掌面相对用力，捏住并提起皮肤和经筋等软组织的手法。操作时，腕关节适度放松，以单手或双手的拇指与其余四指掌面相对用力，捏住施术部位的皮肤等软组织，捏紧后将皮肤等软组织上提再慢慢放下，再捏紧、提起、放下，反复操作。

需要注意的是，所捏住的皮肤等软组织，在放下时不可完全放松，手要保持一定的紧张度捏住受术部位。

（五）搓法

用双手掌面置于肢体两侧做交替搓动的手法。以双手掌面置于施术部位两侧，令患者肢体放松，医者前臂与上臂主动施力，做相反方向的较快速搓动，并同时做由上而下移动或上下往返运动。搓法具有明显的疏松肌筋、调和气血的作用。常用于四肢和胸胁部、背部，尤以上肢部应用较多，常作为按摩治疗的结束手法。

（六）拨法

以拇指或肢体其他部位深按于施术部位，垂直肌束、肌腱或韧带走行方向进行单向或往返的推动的手法。拇指伸直，以指端着力于施术部位，余四指置于相应的位置以助力，拇指下压至一定的深度，再做与肌纤维或肌腱、韧带成垂直方向的单向或来回推动。若单手指力不足时，亦可以双手拇指重叠进行操作。除拇指以外，也可用其他手指指端、指间关节或肘等部位施力。本法适用于全身各部位的肌肉、肌腱、韧带等组织。

在临床实际运用中，上述这些基本操作方法可以单独或复合运用，也可以选用其他手法，比如按法、揉法、擦法、推法、拍法、捏法、掐法、拧法、弹法、刮法、弹拨法、抖法等，视具体情况而定。

二、常见疾病的皮部经筋按摩

（一）项痹病（颈型颈椎病）

枕颈部痛，颈活动受限，颈肌僵硬，有相应压痛点。X 线片示：颈椎生理弧度在病变节段改变。依据国家中医药管理局 1994 年颁布的《中医病症诊断疗效标准》进行诊断。

［治则治法］活血止痛，舒筋通络。

［操作步骤］

1. 患者俯卧位或坐位。

2. 㨰法操作于项背部及肩部。

3. 用一指禅推法或按法、揉法、弹拨法等手法操作于项背部及肩部手太阳经筋、足太阳经筋、足少阳经筋、手阳明经筋所行部位。

4. 拿法操作于颈肩部。

（二）腰痛病（腰肌劳损）

有长期腰痛史，反复发作。一侧或两侧腰骶部酸痛不适，时轻时重，缠绵不愈。劳累后加重，休息后减轻。一侧或两侧骶棘肌轻度压痛，腰腿活动一般无明显障碍。依据国家中医药管理局 1994 年颁布的《中医病症诊断疗效标准》进行诊断。

［治则治法］舒筋通络，活血止痛。

［操作步骤］

1. 患者俯卧位。

2. 㨰法操作于腰部足太阳膀胱经筋所行部位。

3. 用按揉法、弹拨法施于腰部足太阳膀胱经筋所行部位。

4. 以擦法操作于腰部皮部，以透热为度。

（三）肩凝症（肩关节周围炎）

因慢性劳损，外伤筋骨，气血不足复感受风寒湿邪所致。好发年龄在 50 岁左右，女性发病率高于男性，右肩多于左肩，多见于体力劳动者，多为慢性发病。肩周疼痛，以夜间为甚，常因天气变化及劳累而诱发，肩关节活动功能障碍。肩部肌肉萎缩，肩前、后、外侧均有压痛，外展功能受限明显，出现典型的"扛肩"现象。X 线检查多为阴性，病程久者可见骨质疏松。急性期可以采用皮部经筋按摩技术治疗。依据国家中医药管理局 1994 年颁布的《中医病症诊断疗效标准》进行诊断。

［治则治法］活血通络止痛。

［操作步骤］

1. 患者坐位或卧位。

2. 以柔和的㨰法或按揉法操作于肩部。

3. 以弹拨法、推法等手法操作于肩部手少阳经筋、手太阴经筋、手阳明经筋、手太阳经筋、手厥阴经筋所行部位。

4. 以搓法、擦法操作于肩关节部位，以透热为度。

（四）肌痹（背肌筋膜炎）

外伤后治疗不当、劳损或外感风寒等引起，多发于老年人，好发于两肩胛之间。背部酸痛，肌肉僵硬发板，有沉重感，阴雨天及劳累后可使症状加重。背部有固定压痛点或压痛较为广泛。背部肌肉僵硬，沿骶棘肌走行方向常可触到条索状的改变，腰背功能活动大多正常。X 线片检查无阳性征。依据国家中医药管理局 1994 年颁布的《中医病症诊断疗效标准》进行诊断。

［治则治法］理筋通络止痛。

［操作步骤］

1. 患者俯卧位。

2. 以柔和的㨰法或按揉法操作于胸背部。

3. 以弹拨法、推法等手法操作于背部足太阳经筋所行部位。

4. 以擦法操作于背部足太阳经筋所行部位，以透热为度。

（五）坐臀风（臀上皮神经损伤）

有腰臀部闪挫扭伤史或慢性劳损史，多发生于中年以上患者。一侧腰臀部刺痛或酸痛，急性扭伤疼痛较剧，可有下肢牵扯样痛，但多不过膝，弯腰明显受限，在髂嵴最高点内侧 2~3cm 处（即臀部外上象限中点）压痛明显，局部可触到条索样硬结。依据国家中医药管理局 1994 年颁布的《中医病症诊断疗效标准》进行诊断。

［治则治法］理筋活血止痛。

［操作步骤］

1. 患者俯卧位。

2. 以柔和的㨰法或按揉法操作于患侧臀部。

3. 以弹拨法、推法等手法操作于臀部足太阳经筋、足少阳经筋所行部位。

4. 以擦法操作于臀部足太阳经筋、足少阳经筋所行部位，以透热为度。

三、皮部经筋按摩的禁忌证

1. 治疗部位皮肤有破损或有皮肤病。

2. 有出血倾向或有凝血功能障碍。

3. 有感染性疾病。

4. 有肌腱断裂、骨折或脱位。

四、皮部经筋按摩的注意事项

1. 注意手法力量的控制，不要对关节位置造成太大影响。
2. 如果直接在皮部操作，需要辅以按摩介质，以保护皮肤。
3. 皮部经筋按摩技术主要适用于所治疗疾病的早期，如果不能改善症状，需要及时加用其他方法。

第二节　经穴按摩

经穴按摩是以揉法、按法、点法、推法等手法作用于经络腧穴，起到推动经气、调节脏腑功能作用的按摩医疗技术。适用病症范围广，也用于保健按摩。

一、经穴按摩的操作方法

揉法

以一定力按压在施术部位，带动皮下组织做环形运动的手法（图13 – 4）。

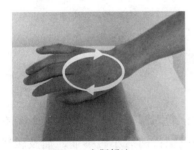
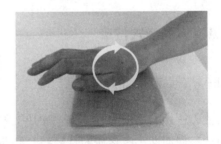

鱼际揉法　　　　　　　　　　　　掌根揉法

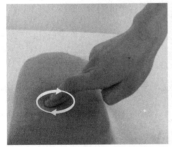
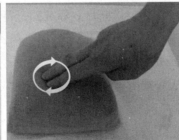
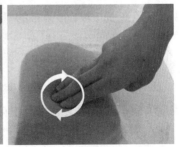

中指揉法　　　　　　　双指揉法　　　　　　　三指揉法

图13 – 4　揉法

1. 拇指揉法　以拇指螺纹面着力按压在施术部位，带动皮下组织做环形运动的手法。以拇指螺纹面置于施术部位，余四指置于相对或合适的位置以助力，腕关节微屈或伸直，拇指主动做环形运动，带动皮肤和皮下组织，每分钟操作 120~160 次。

2. 中指揉法　以中指螺纹面着力按压在施术部位，带动皮下组织做环形运动的手法。中指指间关节伸直，掌指关节微屈，以中指螺纹面着力于施术部位，前臂做主动运动，通过腕关节使中指螺纹面在施术部位做轻柔灵活的小幅度环形运动，带动皮肤和皮下组织，每分钟操作 120~160 次。为加强揉动的力量，可以食指螺纹面搭于中指远侧指间关节背侧进行操作，也可用无名指螺纹面搭于中指远侧指尖关节背侧进行操作。

3. 鱼际揉法　以鱼际着力按压在施术部位，带动皮下组织做环形运动的手法。肩部放松，屈肘 120°~140°，肘部外翘，腕关节放松，呈微屈或水平状，以鱼际部着力于施术部位，前臂做主动的横向摆动，使鱼际部做环形运动，带动皮肤和皮下组织，每分钟操作 120~160 次。

4. 掌根揉法　以手掌掌面掌根部位着力按压在施术部位，带动皮下组织做环形运动的手法。肘关节微屈，腕关节放松并略背伸，手指自然弯曲，以掌根部附着于施术部位，前臂做主动运动，带动腕掌做小幅度的环形运动，使掌根部在施术部位做环形运动，带动皮肤和皮下组织，每分钟操作 120~160 次。

在临床治疗的实际运用中，上述基本操作方法可以单独或复合运用，也可以选用属于经穴按摩技术的其他手法，比如按法、点法、弹拨法、叩击法、拿法、掐法等，视具体情况而定。

二、常见疾病的经穴按摩

（一）痛经（原发性痛经）

痛经系由情志所伤、六淫为害，导致冲任受阻；或因素体不足，胞宫失于濡养，导致经期或经行前后呈周期性小腹疼痛的月经病。经期或经行前后小腹疼痛，痛及腰骶，甚则昏厥，呈周期性发作。好发于青年未婚女子。须排除盆腔器质性疾病所致腹痛。依据国家中医药管理局 1994 年颁布的《中医病症诊断疗效标准》进行诊断。

［治则治法］通调气血。

［操作步骤］

1. 患者仰卧位。一指禅推法或揉法操作于气海、关元穴。一指禅推法、按法、揉法或点法操作于三阴交、足三里诸穴。

2. 月经前后可以辅助使用脏腑按摩，以小腹部为主。

3. 患者俯卧位。以一指禅推法、按法、揉法或点法操作于腰部肝俞、肾俞、命门、八髎诸穴。

（二）不寐（失眠）

不寐是因脏腑功能紊乱，如心肾不交、肝火上炎、心脾两虚、痰热内扰等，导致不能获得正常睡眠，可见入寐困难或寐而易醒，醒后不寐，重者彻夜难眠。常伴有头痛、头昏、心悸、健忘、多梦等症。依据国家中医药管理局1994年颁布的《中医病症诊断疗效标准》进行诊断。

［治则治法］宁心安神。

［操作步骤］

1. 患者仰卧位。医者以一指禅推法或揉法操作于印堂、神庭、太阳、头维、百会。

2. 患者仰卧位，医者以拿法从头顶操作至枕部风池穴，反复3～4遍。

3. 心肾不交者取俯卧位，医者以一指禅推法或大拇指点揉法操作心俞（泻法）、肾俞（补法）。

4. 肝火上炎者取俯卧位，医者以一指禅推法或拇指点揉法操作肝俞（泻法）、肾俞（补法）（图13－5）。

5. 心脾两虚者取俯卧位，医者以一指禅推法或点揉法操作心俞、脾俞。

6. 痰热内扰者先取仰卧位，医者以双手重叠顺时针方向按揉腹部2～3分钟；患者再俯卧位，医者以拇指点揉法操作脾俞、胃俞（补法）。

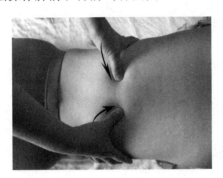

图13－5　拇指点揉法

（三）头风（头痛）

由肝阳上亢、痰瘀互结而致清阳不升，或浊邪上犯，清窍失养，以头部疼痛为主要表现的病症。主要指血管神经性头痛，以及高血压病、脑动脉硬化等引起的头痛。头痛部位多在头部一侧额颞、前额、巅顶，或左或右辗转发作，或呈全头痛。头痛的性质多为跳痛、刺痛、胀痛、昏痛、隐痛，或头痛如裂等。头痛每次发作可持续数分钟、数小时、数天，也有持续数周者。多隐袭起病，逐渐加重或反复发作。应查血常规，测血压，必要时做腰穿、骨穿、脑电图。有条件时做经颅多普勒、CT、磁共振等检查，以明确头痛的病因，排除器质性疾病。依据国家中医药管理局1994年颁布的《中医病症诊断疗效标准》进行诊断。

［治则治法］疏经通络止痛。

［操作步骤］

1. 患者卧位，医者以双手拇指指腹分抹印堂至太阳6～8次。

2. 以一指禅推法、揉法或按法操作于头面部的睛明、鱼腰、攒竹、印堂、神庭、太阳、头维、百会、四神聪等穴。

3. 以双拇指指腹点揉印堂至百会、点揉攒竹至百会各 6~8 次。

4. 以十指拿揉头皮 6~8 次。

5. 以中指勾点风池、风府穴各 6~8 次（图 13 –6）。

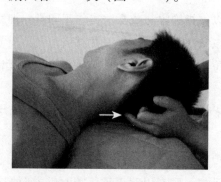

图 13 –6　中指勾点风府

三、经穴按摩的禁忌证

1. 严重的心脑血管疾病。

2. 肿瘤或感染。

3. 女性经期或妊娠期。

四、经穴按摩的注意事项

1. 注意辨证取穴。

2. 要求循经推穴，宁离其穴，不离其经。

3. 常与脏腑按摩组合应用。

下篇 高级康复理疗技能

第十四章 总 论

物理治疗是指应用天然的或人工的物理因子如电、光、声、磁、热、冷等作用于人体，以治疗疾病的方法，简称理疗。理疗是康复治疗的重要手段之一，其特点是无痛苦，疗效确实，操作简便，不良反应少。

第一节 物理疗法的分类

一、天然物理因子

天然物理因子包括日光、空气、海水、温泉、矿泉、森林、花卉、景观等。疗养院应用较多。

二、人工物理因素

人工物理因素综合性医院多用。

1. 电疗法

（1）低频电疗法：包括直流电疗法、直流电离子导入疗法、电水浴疗法、感应电疗法、电兴奋疗法、痉挛肌电刺激疗法、神经肌肉电刺激疗法、经皮神经电刺激疗法等。

（2）中频电疗法：包括等幅正弦中频电疗法、调制中频电疗法、干扰电疗法、音乐电疗法、高压电场疗法等。

（3）高频电疗法：包括达松伐电疗法、中波透热疗法、短波疗法、超短波疗法、微波疗法。

2. 光疗法 包括红外线疗法、紫外线疗法；红光疗法、蓝紫光疗法、激光疗法等。

3. 超声波疗法 一般包括超声波疗法、超声－间动电疗法、超声药物离子透入法、超声雾化疗法等。

4. 磁场疗法 包括静磁场疗法、脉动磁场疗法、低频交变磁场疗法、中频磁疗法、高频磁疗法、磁化水疗法等。

5. 温热疗法　包括蜡疗法、泥疗法、坎离砂疗法、蒸汽疗法等。

6. 冷疗法　包括冷疗法、冷冻疗法等。

7. 水疗法　包括淡水浴、药物浴、气泡浴、淋浴、漩涡浴和水中运动等。

8. 其他疗法　包括生物反馈疗法、空气负离子疗法、高压氧疗法、常压氧疗法等。

第二节　物理疗法的作用机制

一、物理因素治疗的作用模式

物理因素作用机体会引起一系列反应，首先是物理反应，即能量吸收转换；其次是理化效应，即能量吸收后产生一系列生物化学、生物磁学及电力学等理化反应，这些反应包括组织形态、温度梯度、离子迁移、自由基形成、pH 值变化、生化过程酶的活化、生物活性物质的产生等。这些理化效应可直接作用于局部产生效应，亦可通过神经反射、经络或体液引起节段反应和全身反应，这便是理疗的生物效应（图 14-1）。

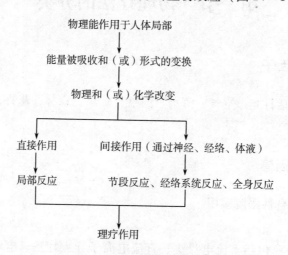

图 14-1　物理治疗的作用模式图

二、物理因素对人体的直接作用

物理因素对人体的直接作用随作用因素不同有很大差别，如直流电作用下组织中离子的移动，超声波对组织细胞的细微"按摩"作用，激光炭化、切割皮肤赘生物等。不同物理因素的直接作用深度不同，如紫外线、长波红外线、直流电等疗法作用表浅，分米波及低、中频脉冲电波可作用于肌层，短波和超短波作用可深达骨组织。在临床应用中应很好掌握上述特点。

三、物理因素对人体的间接作用

1. 神经途径　通过多种反射引起，如轴突反射、节段反射（皮肤内脏反射）等。

（1）轴突反射：刺激引起的兴奋由传入神经纤维轴突的一个分支传导到另一个分支，即神经冲动绕过中枢神经细胞，从感受器直接传到效应器，在局部引起反应。

（2）节段反射：又称皮肤内脏反射。每对脊神经根相连的脊髓节段，控制调节着一定范围的皮肤、肌肉和内脏。皮肤内脏反射的基础在于皮肤内脏神经支配的节段性和同节段的皮肤内脏相关性。当物理因素作用人体时，局部皮肤受到刺激，除引起同节段的反射外，同时传向中枢引起内脏自主神经反射。物理因素作用于内脏有节段反射联系的反射区皮肤上，通过节段反射改变器官的功能状态，可使有病理性改变的组织恢复正常。掌握反射区与神经节段的分布规律，对于正确地进行皮肤内脏反射治疗很重要，其中 T1～T5 是与胸腔内器官有关的重要皮肤节段，T6、T7、T8 是与腹部脏器有关的皮肤节段。

2. 体液途径　许多物理因素作用于人体后引起一系列物理和化学变化，其产物可通过体液系统产生全身和局部作用。例如，各类低、中频脉冲电流刺激引起肌肉收缩反应时，产生三磷腺苷（ATP）和乳酸，使局部血管扩张，血液循环增强，水肿渗出消退，营养代谢改善，促进肌肉功能恢复。高频电流作用于脑垂体，可使 ACTH 分泌增多，产生类似糖皮质激素升高的结果。此外，电刺激后体内释放的内源性吗啡样物质——脑啡肽和内啡肽，与镇痛有密切关系。紫外线照射后人体可提高网状内皮系统的功能，增加补体、凝集素和调理素，提高 T 淋巴细胞的功能。

3. 经络途径　物理疗法可以通过腧穴、经络而发挥独特治疗作用。

关于理疗的作用机制，主要是通过神经、体液系统的应答反应而产生效应；物理因素的直接作用亦不能忽视。有关理疗作用机制的相关理论与假说很多，至今尚没有一种学说能全面、完整地解释理疗防治疾病的机制，尚待进一步研究。

第三节　物理疗法的作用

一、消炎

多种物理因素均有消炎、杀菌作用。急性化脓性炎症表浅者，应用紫外线照射或抗生素离子导入治疗；对慢性非特异性炎症，可采用温热疗法、磁场疗法或低、中频电疗法。

二、镇痛

炎症性疼痛采用上述抗感染物理治疗为主，缺血性或痉挛性疼痛可采用温热疗法，改善血液循环，消除痉挛；神经痛可用药物离子导入疗法或应用低、中频电疗。

三、镇静、催眠

可采用电睡眠疗法、静电疗法、药物离子导入疗法、颈交感神经节超短波疗法、磁场疗法、按摩疗法等。

四、兴奋神经、肌肉

低、中频电疗法有兴奋运动神经、肌肉的作用，用于治疗周围神经麻痹及肌肉萎缩，也可用于增强肌力训练。对感觉障碍者，可选用感应电疗法等。

五、缓解痉挛

具有缓解痉挛作用的物理疗法有短波、超短波和微波疗法，作用较深；作用浅部组织的有石蜡疗法、红外线疗法；此外还有作用于全身的热水浴等疗法。

六、软化瘢痕，消散粘连

音频电疗法、石蜡疗法、超声波疗法、碘离子导入疗法，可有明显软化瘢痕和消散粘连的作用。

七、促进伤口愈合

小剂量紫外线照射、锌离子导入等有促进伤口愈合的作用。

八、加速骨痂形成

微弱直流电阴极、脉冲磁场、功能性电刺激疗法、干扰电疗法均能促进骨质生长，加速骨折愈合。

九、调节机体免疫功能

实验证明，紫外线、红外线、磁场等物理因子均有增强和调节机体免疫力作用。

十、脱敏作用

紫外线照射疗法具有脱敏作用。

十一、抗癌作用

近年来采用加温、激光的光敏效应、激光汽化炭化、低温冷冻、聚焦超声，以及超导磁体等理疗方法，在治疗癌症方面取得进展。

十二、其他作用

如治疗心身疾病，可用生物反馈疗法。

理疗涉及临床各科，适应病种繁多，可用以防治疾病，在康复领域具有重要作用。在病、伤、残早期，及时应用理疗，不仅对疼痛、功能障碍、瘫痪等有很好的康复作用，促进伤病早日康复，而且对预防后遗症，促进功能恢复，降低致残率，提高生活质量都有显著效果。

第十五章 各 论

第一节 光疗法

应用人工光源或日光辐射治疗疾病的方法称光疗法。按照光波波长排列，从长到短依次分为红外线、可见光和紫外线。现代用于治病的常用人工光源有红外线、可见光、紫外线、激光等。

一、红外线疗法

（一）概述

红外线疗法是应用光波中波长位于红光之外的热辐射线治疗疾病。红外线的光谱范围为 760nm ~ 1000μm。一般随波长增加，穿透组织能力逐渐减弱。临床将 760nm ~ 1.5μm 称为近红外线（短波红外线），可穿透皮肤和皮下组织；波长 1.5 ~ 100μm 为远红外线（长波红外线），易被皮肤吸收，作用表浅（图 15 –1）。

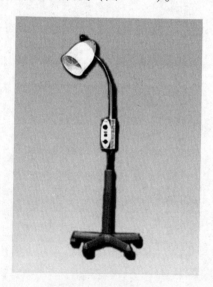

图 15 –1　发光红外线灯

（二）治疗作用

红外线被人体吸收后转为热能，局部组织温度升高，血管扩张，血液循环加速，新陈代谢及免疫能力增强，有缓解肌痉挛、消炎、消肿、镇痛作用。

（三）治疗方法

常用的红外线治疗仪器有两类：太阳灯，主要辐射近红外线及少量可见光；另一类特定电磁波（TDP）、频谱治疗仪等，属长波红外线治疗。操作方法：照射距离以使患者感到温热为宜，每次 20～30 分钟，每日 1～2 次，10～20 次为一疗程。

（四）适应证

软组织损伤 24 小时后、炎症浸润吸收期、延迟愈合的伤口、冻疮、压疮等。

（五）禁忌证

恶性肿瘤局部、对眼睛直接照射、高热、急性炎症、活动性出血、活动性结核。

二、可见光疗法

（一）概述

用可见光治疗疾病的方法称可见光疗法。在光谱中可见光位于红外线与紫外线之间，波长 760～400nm，分为红、橙、黄、绿、青、蓝、紫七种颜色光线，不同波长可见光的光子能量不等。

（二）治疗作用

1. 温热作用 可见光被组织吸收，均可产生热效应，红光穿透组织较深，可引起深部组织血循环加强，改善组织营养，提高吞噬细胞功能，促进炎症吸收消散。

2. 光化学作用 胆红素对蓝紫光（波长 500～400nm）有显著吸收作用，吸收后产生光化学变化，转变为水溶性、低分子、无毒的胆绿素，易通过尿、便排出体外。

（三）治疗方法

1. 蓝紫光疗法 治疗新生儿的高胆红素血症。方法：采用 6～10 支 20W 蓝光荧光灯平行安装于半圆形罩内，灯管与床的长轴一致，距离床约 70cm。照射时，婴儿全身裸露，戴防护眼镜，间断或连续照射，总照射时间 24～48 小时。注意事项：除保护婴儿眼睛外，距离不能太近，以免烫伤。

2. 红光疗法 白炽灯加红色滤板，功率 200W，灯距 10～20cm，治疗时间 10～20 分钟，10 次为一疗程。用于治疗面神经炎（急性期）、体表局部感染、急性扭挫伤，以及促进溃疡创面愈合等。禁忌证与红外线疗法相同。

三、紫外线疗法

（一）概述

应用紫外线治病的方法称紫外线疗法。紫外线在光谱中位于紫光外，波长范围 400～180nm，分三个波段：长波紫外线（UVA），波长 400～320nm，生物学作用弱，适用于光化学疗法，治疗某些皮肤病；中波紫外线（UVB），波长 320～280nm，能调节机体代谢，抗佝偻病，增强免疫，刺激组织再生和促进上皮愈合；短波紫外线（UVC），波长 280～180nm，有强烈杀菌作用，对各种耐药的绿脓杆菌、枯草杆菌、金黄色葡萄球菌等有杀灭作用（图 15 – 2）。

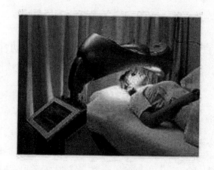

图 15 – 2　紫外线疗法

（二）治疗作用

紫外线作用于人体主要产生光化学效应，故又称光化学射线。人体吸收紫外线后，组织内形成血管活性物质，皮下微血管扩张，照射皮肤局部出现红斑，红斑可持续数日，渐渐转为色素沉着和皮肤脱屑。治疗作用：具有抗感染、杀菌、消炎、脱敏、镇痛、影响细胞生长、促进维生素 D_3 形成、调节机体免疫功能及光致敏作用。近年来采用紫外线照射血液并充氧（UBIO），有改善血液流变学、降低血脂、提高氧合作用、提高免疫功能的作用。

（三）适应证

全身照射疗法适用于佝偻病、骨质疏松症、过敏症、免疫功能低下、疖肿、玫瑰糠疹、银屑病等；局部照射适用于皮肤的化脓性感染、伤口感染或愈合不良、急性气管炎、肺炎、支气管哮喘、急性关节炎、急性神经痛等；体腔照射适用于口腔、鼻、外耳道、阴道、窦道等腔道感染；光敏疗法适用于银屑病、白癜风等；UBIO 用于高脂血症、高黏血症、脑梗死、冠心病、肺心病、突发性耳聋等。

（四）禁忌证

心、肝、肾功能衰竭及出血倾向、活动性结核、急性湿疹、系统性红斑狼疮、日光性皮炎、光过敏性疾病、恶性肿瘤局部。UBIO 禁用于脑出血。

四、激光疗法

（一）概述

应用激光治疗疾病的方法称为激光疗法。激光是受激辐射放大的人工光，优于普通光，具有亮度大、单色性好、方向性强、相干性好的特性（图 15 - 3）。

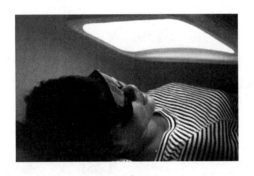

图 15 - 3　激光疗法

（二）治疗作用

低能量激光，对组织产生激活作用，改善组织血液循环，加速组织修复，加快代谢产物和致痛物质的排除；抑制致病物质的合成，提高痛阈；减少炎性渗出，提高免疫功能。作用于反射区能调节相应节段的生理功能，刺激穴位，起"光针"作用。低能量激光血管内照射有改善微循环、降低血脂等作用。中等能量激光产生温热效应，能镇痛、止痒、消炎、消肿、促进伤口愈合。高能量激光具有使组织温度升高，蛋白质变性凝固、汽化、炭化、切割等作用。激光光敏作用，光敏剂血卟啉衍生物（HpD）在血液中达到一定浓度时，聚集于肿瘤细胞内，在一定波长激光的照射下可被激活而发出荧光，用于定位诊断。在 HpD 参与下，与氧结合后发生光动力学反应，产生对细胞有毒的单态氧，杀灭肿瘤细胞。

（三）适应证

低能量激光治疗局部炎症、皮肤黏膜溃疡、窦道、瘘管、脱发、变态反应性鼻炎、婴儿腹泻等；中能量激光治疗扭挫伤、关节炎、喉炎、气管炎、神经痛、压疮、神经性皮炎、皮肤瘙痒症等；高能量激光用于治疗皮肤赘生物、宫颈糜烂，或用于手术切割、烧灼、止血、切除皮肤焦痂、瘘管等；氩离子激光用于眼科手术，可通过光导纤维传输的激光用于治疗胃、直肠、气管、肺、膀胱等肿瘤；光敏疗法用于诊治皮肤及口腔、食管、膀胱等体腔内肿瘤。

（四）禁忌证

恶性肿瘤（光敏治疗除外）、皮肤结核、活动性出血，以及心、肺、肾功能衰竭。

第二节　超声波疗法

一、概述

用超声波治疗疾病的方法称超声波疗法。超声波是频率在 20kHz 以上的机械振动波，具有与光波相似的物理性质，如反射、折射、聚焦，在介质中传播的能量因逐渐被吸收而衰减，在空气中衰减迅速。医用超声波频率为 800～1000kHz，国内传统的超声波频率为 800kHz，近年有研究采用 30～50kHz 低频超声波及 1kHz～3MHz 高频超声波进行治疗的报道（图 15－4）。

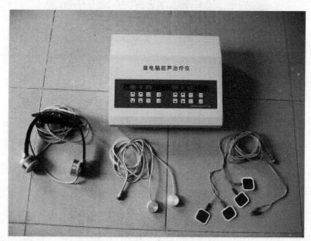

图 15－4　微电脑超声波治疗仪

二、超声波疗法的治疗作用

超声波的机械振动作用于人体，对细胞产生细微的"按摩"作用，引起细胞质运动，原浆颗粒旋转等，并且超声波能在体内转变成热能，机械作用及热作用影响细胞内部结构和功能，增强酶活性，加速生化反应。超声波的治疗作用如下：

1. 镇痛解痉。超声波作用下，神经及肌肉组织兴奋性下降。
2. 促进结缔组织分散。软化瘢痕，松解粘连。

3. 溶栓作用。动物实验提示，超声波有溶栓作用。

4. 减轻或消除血肿。由于局部血液循环加速，可使细胞膜通透性增加，组织营养改善，从而促进渗出吸收。

5. 促进组织再生、骨痂生长，加速骨折修复。

6. 通过作用于神经、体液的反射途径，或腧穴、经络作用，影响全身或调节相关的脏器功能。

7. 治癌作用。应用多个声头高强度聚焦，使肿瘤组织内产生高温以杀伤肿瘤细胞。

三、超声波疗法的适应证

神经痛、神经炎、软组织损伤、注射后硬结、瘢痕粘连、血肿机化、狭窄性腱鞘炎、骨折延迟愈合、血栓性静脉炎、冠心病等。

四、超声波疗法的禁忌证

恶性肿瘤（常规理疗剂量）、急性炎症、出血倾向，以及小儿骨骺部、孕妇下腹部、眼、睾丸等部位。

第三节　磁疗法

一、概念

应用磁场治疗疾病的方法，称磁疗法（图15-5）。

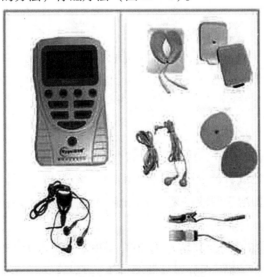

图 15-5　磁疗仪

二、磁疗法的治疗作用

磁场作用于人体可以改变人体生物电流与磁场的大小和方向，影响体内酶的活性与新陈代谢过程；还能通过对穴位的刺激影响经络而发挥治疗作用。

1. 镇痛　降低神经末梢的兴奋性，提高痛阈；并可改善血液循环，加速致痛物质的清除。

2. 消炎、消肿　局部血液循环的改善，血管壁的通透性增高，有利于渗出吸收及炎症产物排除，并能增加免疫功能，达到消炎、消肿的目的。

3. 镇静、降压　磁场可抑制中枢神经兴奋性，改善睡眠，调节自主神经功能，改善微循环。

4. 降脂　动物实验及临床观察证实，磁场可促进脂肪代谢，降低血脂。

5. 修复损伤组织　磁场影响一些酶的活性，从而改善营养和代谢，有助于病损组织修复。

6. 抗癌　实验研究表明，强磁场有抑制、杀伤癌细胞的作用。

三、磁疗法的适应证

软组织损伤、皮下血肿、关节炎、腱鞘炎、肋软骨炎；神经炎、神经痛、神经衰弱；胃肠功能紊乱、胃炎、原发性高血压、痛经、盆腔炎、前列腺炎、婴儿腹泻、瘢痕增生、注射后硬结、海绵状血管瘤等。

四、磁疗法的禁忌证

禁用于戴有心脏起搏器者，严重心、肺、肝及血液疾病，恶病质，孕妇下腹部，不良反应显著者。

第四节　石蜡疗法

一、石蜡的特性

1. 石蜡是由高分子碳氢化合物所构成，含有 16 ~ 35 个碳原子的正烷烃，有少量的异构烷烃和环烷烃。为白色或黄色半透明无水的固体，无臭无味，呈中性反应。对酸和碱不易起反应，不溶于水，微溶于酒精，易溶于乙醚、汽油、苯、煤油、氯仿等，在一般情况下不与氯化剂发生反应。

2. 石蜡是石油的蒸馏产物，其熔点为 30℃ ~ 70℃，沸点为 350℃ ~ 360℃。当石蜡加热到 100℃ 或更高时，在与氧气充分接触的条件下，容易被空气中的氧气所氧化。医用的高纯度石蜡，其熔点为 50℃ ~ 54℃。其含油量 0.8% ~ 0.9%。我国早已大量地生产高纯度医用石蜡，供医疗工作的需要。

3. 石蜡的热容量大（表 15 – 1），导热性小（导热系数为 0.00059），比热为 0.5 ~ 0.78 卡/（克·度），为良好的带热体。由于其不含水分及其他液体物质，而且气体与水分不能透过，几乎不呈对流现象，因而有很大的蓄热性能。

表 15 – 1　石蜡的热容量

石蜡的熔解度	石蜡在下列温度时的热容量										
	50℃	55℃	60℃	65℃	70℃	75℃	80℃	85℃	90℃	95℃	100℃
45.9℃	0.533	0.581	0.919	0.650	0.681	0.692	0.746	0.754	0.779	0.792	0.832
41.7℃	—	0.428	0.494	0.492	0.537	0.544	0.569	0.616	0.628	0.643	0.737
50.5℃	—	0.553	0.561	0.589	0.638	0.668	0.709	0.748	0.764	0.748	0.828
51.2℃	—	0.509	0.555	0.572	0.607	0.697	0.666	0.689	0.749	0.749	0.816
53.1℃	—	—	0.612	0.942	0.695	0.708	0.732	0.762	0.799	0.818	0.872
61.3℃	—	—	—	0.573	0.611	0.539	0.660	0.695	0.699	0.705	0.819

表 15 – 2　不同石蜡的熔解度和溶解热

熔解度（℃）	熔解热（卡）
52.2°	38.9
55.2°	39.8
57.3°	40.6
59.3°	41.1
60.9°	41.7
62.2°	42.4
65.4°	43.9

4. 石蜡加热后冷却时，能放出大量的热能（熔解热或凝固热）（表 15 – 2），每千克熔解的石蜡变为固体时，放出的熔解热平均为 39 卡热量，即是熔解时的热量。熔解石蜡的温度愈高，由液体变为固体时的过程就愈慢，因而也就能较长地保持温热。

5. 石蜡具有很大的可塑性、黏稠性和延伸性。随着热能的放散和冷却，石蜡逐渐变硬，其体积可缩小 10% ~ 20%，凝固后的石蜡 70 ~ 90 分钟内能保持 40℃ ~ 48℃，这是其他热疗所没有的。同时这种热向人体的传递是慢慢进行的。蜡疗时石蜡下的皮肤温度一般升高到 40℃ ~ 45℃，而且在整个治疗期间都保持较高的温度。

另外，放在皮肤上的石蜡迅速冷却形成坚固的蜡膜，这层膜能保护皮肤不受随后较热的石蜡作用。

二、石蜡疗法的治疗作用

1. 温热作用　石蜡的热容量大，导热性小，没有热的对流特性，又不含水分，冷却时放出大量热能（熔解热或凝固热），因此能使人的机体组织耐受较高温度（55℃～70℃）而持久的热作用，这就比其他热疗优越。一般认为，石蜡敷于人体后，局部温度很快升高8℃～12℃。经过一段时间后逐渐下降，但温度下降得很慢，在60分钟内还保持一定的温度。

2. 压缩作用　石蜡的固有特性是有良好的可塑性和黏滞性。在冷却过程中，石蜡的体积逐渐缩小，治疗时与皮肤又紧密接触，产生对组织压缩和轻微的挤压，因而能促进温度向深部组织传递，呈现一种机械压迫作用。

3. 化学作用　石蜡对机体的化学作用是很小的。曾有实验指出，其化学作用取决于石蜡中矿物油的含量，如向石蜡中加入化学物质或油类物质用于治疗时能呈现化学作用。如果加入放射性物质，能使石蜡具有放射性作用。

三、石蜡疗法的设备和治疗方法

（一）蜡疗室的设备

1. 治疗室：房间的大小以治疗床的多少而定。

2. 熔蜡室：应单设熔蜡室，以免石蜡气味刺激病人，室内要有通风设备，地面应是水泥，墙应涂油漆，熔蜡炉旁应设隔热垫。

3. 熔蜡热源：包括煤气、电热或蒸汽等。

4. 熔蜡套锅一对（大、小锅各1个）。

5. 搪瓷盘或木制蜡盘数个（依病人多少决定），浸蜡用的浴盆或瓷盆。

6. 石蜡若干。

7. 油布数块，棉垫数个（保温包裹用），纱布数块，6～8层纱布垫数块，毛巾3～5条。

8. 白色板刷或刷墙排笔2～3支。

9. 长柄外科钳两把（拧蜡纱布用），铝舀水勺1只。

10. 其他用具：水温计、产污刀2把、剃毛刀1把、凡士林油若干。

（二）石蜡的选择

蜡疗用的石蜡要求外观洁白，无杂质，熔点在50℃～60℃（蜡浴时用的石蜡熔点可低些），pH值为中性，不含有水溶性酸碱，含油量不大于0.9%，黏稠性良好。

（三）石蜡的加热法

石蜡加热时温度不宜过高，如熔点为 52℃～55℃ 的医用石蜡，可加温至 60℃～65℃。如果加温过高或超过 100℃ 均能使石蜡氧化变质，并影响石蜡的可塑性与黏滞性，还能刺激皮肤发生皮炎。

石蜡不能用炉火直接加热，这样做除氧化变质外可使锅底层石蜡烧焦，散发气味，故需要用间接加热，即用双层锅，较大的外层锅内放适量的水，内层锅放蜡，借水温间接加热使蜡熔化。

附：石蜡的清洁和重复使用

石蜡在反复使用后，会有皮屑、污秽、尘埃等杂物混入蜡中，降低蜡的热熔量、导热性和可塑性等物理性能，影响治疗作用。因此，必须清洁石蜡，一般每周或每个月 1 次。小的熔蜡锅可每天或隔天一次清除锅底污物。清洁石蜡的方法很多，大致有以下几种：

1. 沉淀法 将石蜡加热熔化后，放置沉淀，然后将污物除去。

2. 水煎清洁法 加等量水于石蜡内，煮沸 30 分钟以上，使蜡中杂物溶于水中沉淀于蜡底层，待冷却后将沉淀于蜡底层的污蜡除去。

3. 清洗过滤法 每次治疗的石蜡取下后应立即用急流水冲洗汗液和皮屑杂物。每隔 2～5 天可用几层纱布或细孔筛滤过熔化石蜡。

使用过的石蜡，由于时间较久而变质，脆性增加，影响蜡疗的压缩作用，应加入 15%～25% 新石蜡，一般 1～3 个月加入一次，可重复使用 5～7 次。创面溃疡和体腔用的石蜡不宜重复用。

（四）石蜡治疗前后的处理

石蜡治疗前应清洁治疗局部的皮肤，如有汗液、污秽应除去，有毛发处应涂凡士林，毛发较多时可剃去，然后依据疾病的性质、程度、病变部位和治疗目的不同，采用不同的治疗方法。

治疗结束后，去除石蜡，患者擦掉汗液，整理好衣服，休息片刻再离开治疗室。对于出汗多者可给予水分补充。

（五）常用石蜡治疗方法

1. 蜡盘法 将已熔化的石蜡倒入准备好的盘中，其厚度应为 2～4cm，待冷却成饼状后，用刀轻轻地把石蜡与盘边分开，将柔软的石蜡（45℃～55℃），从盘中迅速取出放在油布上，包好蜡的周边放于治疗部位，再用棉垫毛毯包好。这种方法操作简单、迅速，蜡温恒定，适用于大面积治疗。

2. 蜡袋法 是用塑料袋装蜡代替蜡饼的一种方法。用厚度为 0.3～0.5mm 的透明聚乙烯薄膜压制成大小不同的口袋，装入占塑料容积 1/3 的熔解石蜡，排除空气封口备用。治疗时将蜡袋放入热水中加热，使蜡吸热至 60℃ 熔解（一般水温不超过 80℃ ~ 99℃），放于治疗部位，可代替蜡饼。

3. 刷蜡法　当石蜡熔至 60℃ ~ 65℃ 时，用平毛刷迅速将蜡涂于治疗部位，反复涂蜡使蜡层厚达 1 ~ 2cm。或刷蜡 0.5cm 厚的蜡壳以后，再用蜡垫（拧干器拧干）敷于保护层上，再盖以油布及棉垫保温。

4. 蜡浴法　将熔化至 60℃ ~ 65℃ 的石蜡，按刷蜡法在需治疗的部位局部涂敷一层薄蜡，然后迅速浸入盛有 55℃ ~ 60℃ 石蜡的特制浴槽，并立即取出，反复数次，形成蜡套，厚度达 1cm，再浸入特制蜡槽中治疗。

5. 蜡垫法　是石蜡综合治疗法。将浸有熔解蜡的纱布垫冷却到皮肤能耐受的温度，放在治疗部位上，然后再用较小的纱布垫浸 60℃ ~ 65℃ 高温石蜡放在第一层纱布上，再放上油布棉垫保温。

此外，还有蜡绷带法、蜡喷洒法、特制石蜡疗法等。

（六）注意事项和治疗时间

1. 注意事项

（1）温热治疗时要随时询问患者的感觉，有无不良反应，如心慌、恶心、头晕、头痛、多汗、全身疲倦。在治疗过程中有睡眠差、食欲减退或血沉超过 36mm/h 以上或脉搏加快时，应中止治疗。

（2）温热治疗时，可能出现局部症状一过性加重，并可能出现皮疹，须注意观察，如反应不消失则应中止治疗。

（3）对儿童治疗时，要注意温热的介质要低于成人治疗的温度。对知觉障碍及血循环不良者亦应注意温热介质的温度。

（4）温热治疗期间饮食应增加水分、盐类、蛋白质、糖和维生素等物质。

（5）石蜡使用前必须先行质量鉴定与选择。

2. 治疗时间　每次 30 ~ 60 分钟，每日或隔日 1 次。15 ~ 25 次为一疗程。

（七）适应证和禁忌证

1. 适应证

（1）各种类型的关节炎（非结核性）、肌炎，肌腱和韧带的扭伤，各种外伤性滑膜炎，滑囊炎，骨折，手术后的瘢痕、粘连以及关节功能障碍，肌纤维组织炎等。

（2）创面及愈合不良的溃疡、烧伤后遗症、冻伤、血栓性静脉炎、各种原因的局部水肿。

（3）周围神经损伤、神经炎、神经痛综合征等。

（4）胃炎、胃及十二指肠溃疡、慢性肝炎、胆囊炎、胃肠功能紊乱、结肠炎、早期高血压、小儿消化不良等。

（5）其他疾病：如慢性附件炎、盆腔炎、子宫周围炎、眼及眼眶外伤性瘢痕、虹膜睫状体炎等。

2. 禁忌证 恶性肿瘤、活动性结核、出血倾向、体质虚弱及高热者、心脏功能不全、急性传染病、甲状腺功能亢进症、温热感觉障碍的婴儿等。

第五节　冷疗法

一、概述

低温医学是一门新兴的医学科学。低温疗法是指利用低温治疗疾病的方法。按照温度降低程度分为冷疗法（0℃以上），冷冻疗法（0℃～-100℃）、深度冷冻疗法（-100℃以下）。冷疗法的治疗温度在0℃以上，但比体温低；这种低温作用机体后不引起组织损伤，但经过寒冷刺激引起机体发生一系列功能性改变而达到治疗目的，是康复医学临床常用的物理疗法之一。冷冻疗法的区别在于组织细胞发生冻结及细胞破坏现象。"冷冻外科"范畴的冷冻治疗即指0℃以下的低温作用于机体某部，以实现破坏组织的作用，达到治疗目的，在此不加叙述。

二、冷疗法的治疗作用

低温使神经兴奋性降低，神经传导速度减慢，对感觉神经和运动神经有阻滞作用，可阻断或抑制各种病理兴奋灶，故有镇痛、止痒、解痉等作用。寒冷刺激引起的血管反应和代谢抑制，对急性期创伤性或炎症性水肿及血肿消退有良好作用。上消化道出血，如胃出血时可采用病灶局部相应部位冷敷止血。冷疗可使肌肉的收缩期、舒张期和潜伏期延长，降低肌张力及肌肉收缩与松弛的速度，肌肉的兴奋性减弱，因而有缓解肌肉痉挛的作用。

三、冷疗法的适应证

高热、中暑、急性软组织损伤、炎症早期、关节炎急性期、肌肉痉挛、鼻出血、上消化道出血，以及灼伤面积在20%以内Ⅰ度、Ⅱ度烫伤的急救处理。

四、冷疗法的禁忌证

对寒冷过敏者、雷诺病、红斑狼疮、高血压、冠心病、动脉硬化、动脉栓塞、肢体麻痹、患部感觉障碍，以及老人、婴幼儿、恶病质者。一般局部冷疗禁忌证不多，主要是局部循环障碍者禁用。

第六节　水疗法

一、概念

应用水的温度、静压、浮力和所含成分，以不同方式作用于人体以治疗疾病的方法称为水疗法。

二、水疗法的治疗作用

1. 温度作用　人体对温度刺激的反应受多种因素影响，水与人体作用面积和皮肤温度相差越大，刺激越突然，反应也越强烈。

2. 机械作用　全身浸浴时，人体受到水静压的作用，可使血液重新分布；借助水的浮力能使功能障碍者在水中进行辅助性或抗阻性等各种运动锻炼；水流的冲击能起到按摩作用。

3. 化学作用　在水中投放各种矿物盐类，能收到天然矿泉的功效。

三、水疗法的适应证

水疗的种类繁多，按照温度分类有冷水浴、温水浴、热水浴；按压力分类有低压淋浴、中压淋浴、高压淋浴；按成分分类有汽泡浴、药物浴；按作用部位分类有局部水疗、全身水疗；按作用方式分类有擦浴、冲洗浴、浸浴、淋浴等。现代水疗发展较快，在康复医学临床中用于多种疾病的治疗，这里介绍几种常用的水疗法。

（一）药物浴

1. 盐水浴　用粗制盐配成 1% ~ 2% 浓度的浴液，具有提高代谢和强壮作用，适用于风湿性关节炎和类风湿关节炎。

2. 松脂浴　在温水中加入松脂粉剂，具有镇静作用，适用于高血压早期、多发性神经炎和肌病。

3. 碱水浴　在水中加入碳酸氢钠、氧化钙、氧化镁，具有软化皮肤角质层和脱脂作用，适用于多种皮肤病。

4. 中药浴　根据不同的病症制订方剂，煎后加入浴水中治疗相应疾病。

（二）哈伯特槽浴

应用哈伯特槽进行水疗的方法称为哈伯特槽浴。哈伯特槽由"8"字形槽、升降担架、水过滤消毒装置组成。适于个体治疗，用水量少，治疗师不必浸在水中，升降设备使患者进出水池方便。治疗方式有涡流浴、气泡浴、局部喷射浴等。治疗时根据病情可进行被动关节活动、按摩、抗阻或辅助运动等各种训练。适用于不方便在水中运动池内进行治疗的各种患者；治疗大面积烧伤感染和压疮。

（三）涡流浴

现代的涡流浴槽，水的温度、涡流刺激作用的强弱和治疗时间均能自动控制调节，有三种类型，即上肢用涡流浴装置，上、下肢两用涡流浴装置，全身涡流浴装置。涡流浴能改善血循环、镇痛，同时综合了温度作用和机械刺激作用。

（四）气泡浴

在治疗过程中，浴水中混合气泡，对人体产生细微的按摩作用；此外，由于空气和水的导热性差异，气泡附着于人体表面，形成有冷有热的温度差，有助于训练血管舒缩功能。

（五）水中运动

水中运动与地面的运动疗法相比，不同之处在于水有浮力作用于人体。因受到水中浮力的辅助，肢体沿浮力的方向运动变得容易；反之则变得困难，因逆着浮力方向运动相当于对抗浮力形成的阻力。因此，利用水的浮力能进行辅助或抗阻训练，治疗脊髓不完全性损伤、脑血管意外后偏瘫、肩手综合征、共济失调、骨折后遗症、骨性关节炎、强直性脊柱炎、类风湿关节炎。

1. 辅助运动　利用水的浮力减轻肢体重量，使平时抬不起来或不易抬动的肢体，在水中可以活动。方法：使肢体或躯干沿浮力方向运动。

2. 支托运动　肢体沿水平方向活动时，受到浮力支撑，不对抗重力。支托状态不仅有助于肢体活动，而且是评价关节活动和肌力的有用肢位。

3. 抗阻运动　肢体的运动方向与浮力的方向相反，相当于抗阻运动，阻力就是水的浮力。通过增加运动速率，或在肢体上附加添加物、增大肢体面积等增大阻力。治疗时根据病情选择不同的阻力，从而达到不同的抗阻运动目的。

四、水疗法的注意事项

1. 水疗前应认真询问病史及体检，明确身体一般状况；进行疾病诊断，心肺功能、运动功能、感觉能力评价；判断是否有并发症，如皮肤有否破损、是否大小便失禁、是否有传染病；除外水疗禁忌证，如心肾功能不全、活动性肺结核、恶性肿瘤和恶病质、身体极度衰弱和各种出血倾向者。

2. 治疗在餐后 1～2 小时进行。

3. 肺活量低于 1500mL 者，不宜在深水中进行水中运动。

4. 注意水疗用水的消毒清洁。

第七节　生物反馈疗法

一、概述

生物反馈疗法（BFT）是一种应用电子仪器将人们正常意识不到的身体功能变化，转变为可以被人感觉到的信息，再让患者根据这种信号学会控制其自身的不随意活动的方法。生物反馈疗法是一种心理生理自我调节技术。生物反馈疗法是生物–心理–社会医学模式指导下的非药物治疗手段，患者应主动参与治疗，医生应兼具心理学知识，只有医患双方共同努力，才能获得预期效果（图15–6）。

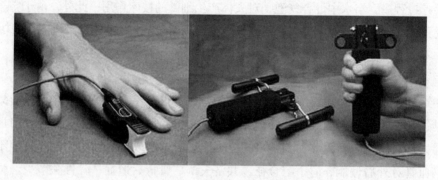

图15–6　生物反馈疗法

二、生物反馈疗法的治疗作用

人体内的皮肤温度、肌电活动、脑电活动、血压、心率、胃肠蠕动等，受自主神经系统控制，一般很难感知和控制。生物反馈就是在操作条件反射的基础上学会控制内脏或其他方面的非随意功能。生物反馈使人能够认识到自身的生理状况以及如何通过心理活动对其产生影响，通过塑造、强化、条件反射等学习原则，对过强或过弱的生理病理状态进行矫正。利用生物反馈仪进行训练的目的在于增强患者对机体内部的自我感知能力，达到由意识控制内环境、调节机体和治疗疾病的目的。生物反馈仪实际是学习和训练的工具，不是一种单纯的治疗仪。

三、生物反馈疗法的分类

（一）肌电生物反馈

将所采得的肌电信号，经放大、滤波、双向整流、积分，用积分电压驱动声、光、电、数码等显示器（由于积分电压与肌紧张成正比关系）直接观察肌紧张与松弛的程度。

临床广泛用于放松训练、肌张力增高或下降的训练，使肌张力趋于正常。

（二）手指温度生物反馈

手指温度反映外周血管的功能状态，在应激状态下，外周血管血流减少，手指温度降低；精神情绪稳定时手指温度升高。将温度传感器置于食指或中指指腹，用数字显示温度值，或用一排红、黄、绿三色彩灯显示温度变化，还可辅以音响指示温度的相对变化。通过训练，逐步达到随意调节手指温度而抗应激。

（三）血压生物反馈

主要通过缓解紧张情绪，提高抗应激的能力达到降压作用。训练时，患者可以观察到血压的动态变化，通过主观努力，练习掌握自我调节血压。适用于部分原发性高血压早期。

（四）心率生物反馈

心率变化受自主神经控制。精神松弛、心情平静时心率减慢；精神紧张、情绪激动时心率加快。方法是让患者注视反馈仪上的信号，绿灯亮表示心率慢，嘱患者设法加快心率；红灯亮表示心率快，再嘱患者设法减慢心率；黄灯亮时，表示心率正常，其满意程度用仪表数字 $0 \sim 100$ 表示，100 为完全满意。一般先训练加快心率，然后减慢心率，每 4 分钟交替；经过训练最后逐步达到不用仪器自行调节心率。可用于治疗心动过缓、室性早搏。

（五）脑电生物反馈

正常人安静状态下的主要脑电波是 α 波。情绪紧张、焦虑时 α 波消失，β 波增多。θ 波在人欲睡时增多，在焦虑失望时也有出现。脑电生物反馈（EEGBF）常用 α 波和 θ 波作为反馈信息，治疗时用声、光等作为反馈信号，诱发 α 波，让患者识别信号特征，通过自身调节增加 α 波。θ 波脑电生物反馈主要采用 θ 波出现为训练目标。常用于精神忧郁、神经衰弱、失眠、癫痫等。

（六）皮肤电生物反馈

皮肤电阻与皮肤血管舒缩及汗腺分泌有密切关系。当精神紧张、交感神经兴奋时，皮肤血管收缩，汗腺分泌增加，皮肤电阻下降。治疗时让患者接受到反馈仪上的读数及音响变化，认识交感神经兴奋状态，寻求降低交感神经兴奋性的方法。

四、生物反馈的治疗方法

（一）仪器要求

灵敏度高、抗干扰性强、有数码显示和声响反馈、性能可靠及体积小、重量轻等。

（二）操作程序

以肌电生物反馈为例：

1. 先让患者休息 10 分钟。其间裸露治疗部位，用细砂纸轻擦电极下皮肤，再用 75% 乙醇脱脂。

2. 于电极上涂导电胶，固定电极。

3. 接通电源。

4. 记录肌电基线，注意量程选择和细调旋扭，以免损坏机器。

5. 治疗结束后，先关闭电源，在取下电极前用色笔记录下电极位置，供下次治疗时参照。

（三）疗效评定

疗效评定应根据症状、功能、药量（治疗中用药量的调整）、检验指标、情绪、生活质量、心理生理应激参数等进行综合评定。

五、生物反馈疗法的适应证

因躯体疾病而引起的应激状态，心身疾病，以焦虑为主的精神紊乱，残存部分功能的血管、神经、器官损伤。康复医学中主要用于偏瘫、脊髓不完全性损伤、脑瘫，周围神经损伤，癔症性瘫痪，原因不明的肌痉挛，肌腱移植固定术后，假肢活动的功能训练等。

六、生物反馈疗法的禁忌证

急性重症精神病、重度抑郁、严重智力缺陷、5 岁以下儿童，以及诊断不明确，或不愿接受此疗法者。

第八节　自然疗法

一、埋沙疗法

（一）概述

沙疗是埋沙疗法的简称，是把身体埋在沙子内通过沙子的传热、磁性作用，自然按摩、掺和光疗的协同作用下调节代谢功能，在体表去除病原因子而治疗各种腰腿痛和慢性病症的一种集热疗、磁疗、光疗和自然按摩于一体的综合性传统疗法。

（二）治疗作用

利用沙子天然热力，发挥阳光、干热、压力、磁力等综合作用，有驱寒祛邪、舒筋活络的功效，沙粒对身体也起到按摩的作用。

（三）治疗技术

将身体埋入沙中，盛夏气温最高可达 48℃，沙漠表层温度可达 80℃左右，沙土 10cm 深处温度可达到 60℃。

（四）适应证

适用于风湿性关节炎、腰腿痛、偏瘫、气管炎、皮肤病、妇科病等。

（五）注意事项

1. 沙疗过程中，身体不停排汗，尤其是初次治疗，因此在沙疗中要及时补充水分。

2. 沙疗期间忌冷饮、暴饮，要及时补充温热茶水，以少量多餐为宜。

3. 沙疗后要适当休息，不能洗冷水澡。

4. 沙中温度不能过高，多以 48℃为宜，且个人适应情况各异，须选择温度适当的地段沙疗。

5. 有出血倾向者，患有急性炎症、高血压、心力衰竭、高热、肿瘤者，不能沙疗。

二、森林疗法

（一）概述

利用大自然的森林释放的某种特殊物质来治疗疾病。医生可根据患者的疾病种类和症状，开出森林处方，让不同患者分别到不同树种的丛林间治疗。森林疗法具有疗效良好和成本低廉的特点。

（二）治疗作用

1. 制造氧气，被称为"天然氧气制造工厂"。

2. 阻隔杂音，森林的绿叶能吸收声波。

3. 绿色安详，森林的绿色对人的神经系统具有调节作用，能平静情绪，眼明目清。

4. 净化空气，森林有吸收毒气、尘埃的作用。

5. 杀灭毒菌，如松柏可杀死空气中的白喉杆菌、结核杆菌、霍乱弧菌、痢疾杆菌、伤寒杆菌等病菌。

6. 调节温度，森林中冬暖夏凉，是疗养的最佳地点。

（三）治疗方法

　　森林疗法最理想的季节是夏季和秋季（5～10月），每天进行的时间为上午10时至下午4时。气温一般在15℃～25℃。治疗时，患者可先穿宽松的衣服，在森林中散步10分钟左右，并做深呼吸，然后在身体适应的情况下，逐步脱去外衣，最后只留短衣、短裤，但不必全裸。治疗方式可采取卧床或躺在躺椅上，谓之静式森林疗法。做一些非对抗式的运动，如打太极拳，谓之动式森林疗法。第一次治疗时间为15分钟，其中半裸时间不宜过长，以后每次增加5～10分钟，逐步增加到每次60～90分钟。每日2次，1个月为一疗程。

（四）适应证

　　慢性鼻炎、咽炎、慢性支气管炎、肺气肿、肺结核以及哮喘、冠心病、高血压、动脉硬化等。

第十六章　中医脏腑按摩

第一节　脏腑经穴按摩

　　脏腑经穴按摩是以按法、点法、揉法、振法等手法，作用于胸腹部及脏腑相应的经络，使脏腑经络受到手法直接刺激的按摩医疗技术。本法可达到治疗、康复、保健目的（图16-1）。

　　经络是经脉和络脉的总称，是人体运行气血、联络脏腑、沟通内外、贯穿上下的通路。人体通过经络昼夜不停地运行气血，才使整个机体保持相对的协调和平衡。经络中的气血来源于脏腑之气，所以经气的虚实又决定于脏腑之气的虚实。因此，脏腑经络按摩是调整人体气血盛衰和阴阳平衡的最佳措施之一。

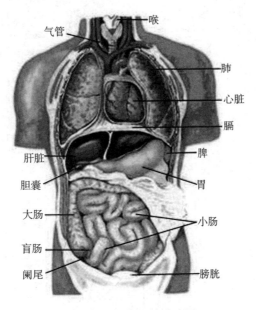

图16-1　正常人体脏腑图

一、十四经脉

　　《灵枢·海论》说："夫十二经脉者，内属于腑脏，外络于肢节。"人的五脏六腑、四肢百骸、五官九窍、皮肉筋骨等组织器官，虽有各自不同的生理功能，但又互相联系，互相配合，进行有机的整体活动，使人体内外、上下、前后、左右构成一个整体，保持协调统一。人体这种整体联系和整体活动主要是通过经络系统的联络沟通来实现的（图16-2）。

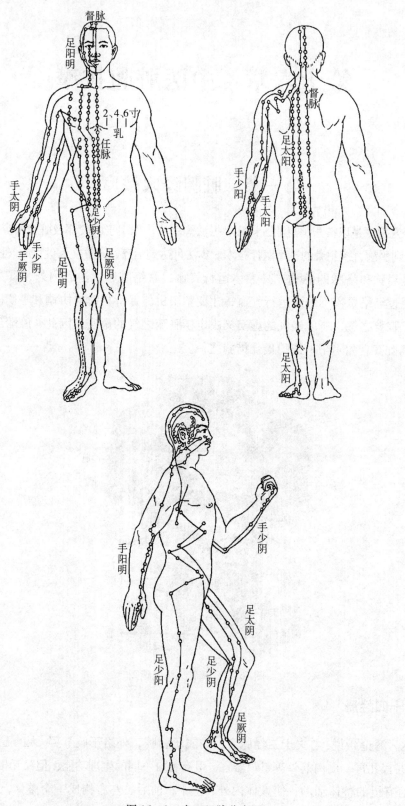

图 16 - 2 十四经脉分布图

经脉的循行走向：手三阴经从胸走手，手三阳经从手走头，足三阳经从头走足，足三阴经从足走腹胸。

十四经脉的流注如图16-3所示：

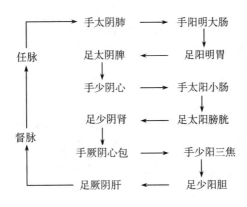

图16-3　十四经脉流注

二、基本操作方法

1. 按法　用指、掌、肘垂直向下用力，称按法。要领：轻按轻放。有疏经散结的功效。

2. 点法　用指端或指间关节背侧垂直按压施术部位，称点法。要领：垂直用力按压，作用力向深部传导。有调节气血、疏经活络功效。

3. 揉腹　四指与掌根交替用力带动腹腔内容物，随着手交替运动起来。要领：用腕关节发力，带动大、小鱼际、四指、掌根做顺时针旋转。

4. 振腹　以腕关节静止性发力，使指、掌做快速上下摆动。要领：快速不间断的颤动，使力尽快传导至目标处。

三、常见疾病的脏腑按摩

（一）痛经（原发性痛经）

痛经系由情志所伤、六淫为害，导致冲任受阻；或因素体不足，胞宫失于濡养，导致经期或经行前后呈周期性小腹疼痛的月经病。经期或经行前后小腹疼痛，痛及腰骶，甚则昏厥，呈周期性发作。好发于青年未婚女子。排除盆腔器质性疾病所致腹痛。依据国家中医药管理局1994年颁布的《中医病症诊断疗效标准》进行诊断。

［治则治法］通调气血。

［操作步骤］

1. 患者仰卧位。

2. 用摩法操作于腹部，以顺时针方向为宜。

3. 用掌按法、振法等手法操作于小腹部。

4. 用指按法或点法在气海、关元穴治疗。

5. 患者俯卧位。

6. 用按法或点法等手法操作于腰部脊柱两旁及骶部。

7. 以擦法操作于腰骶部（八髎穴），以透热为度。

（二）胃脘痛

胃脘痛系因胃气郁滞、气血不畅所致。临床以上腹部近心窝处经常发生疼痛为主症。胃脘部疼痛，常伴痞闷或胀满、嗳气、泛酸、嘈杂、恶心呕吐等症。发病常与情志不畅、饮食不节、劳累、受寒等因素有关。依据国家中医药管理局 1994 年颁布的《中医病症诊断疗效标准》进行诊断。

［治则治法］理气止痛。

［操作步骤］

1. 患者仰卧位。

2. 用轻柔的摩法、按法或一指禅推法结合四指摩法在胃脘部治疗。

3. 按揉法或一指禅推法操作于中脘、气海、天枢等穴。

4. 用振法操作于腹部。

5. 用搓法操作于胁肋部。

四、揉腹治疗消化系统疾病

1. 手法　按、揉、点。

2. 取穴　上脘、中脘、下脘、天枢、气海、关元、三焦俞。重点按天枢、三焦俞。

3. 配穴　百会、足三里、溃疡点、中极、血压点、肾系。

4. 功效　疏通三焦、行气活血、温通经络、平衡阴阳。

5. 操作　患者仰卧位，屈膝使腹部放松，操作者站于一侧，单手劳宫穴正对肚脐，用四指与掌根交替用力（可双手重叠），并以腕关节为轴做顺时针旋转，带动腹腔内容物（图 16－4）。反复 2～3 分钟或以腹腔内发热为宜。

6. 适应证　心、肺、肾、脾、胰虚弱；腹痛、腹泻、消化不良、便秘、腹胀、胃及十二指肠溃疡、胃下垂、失眠、肥胖、高血压、糖尿病等。

注意：①急腹症应确诊后再做按摩。②饭后 1 小时后做按摩较好。

五、振腹调节内分泌

以肾上腺皮质激素为例，振腹可刺激腹内神经丛和血液循环（尤其是改善肾脏血液循

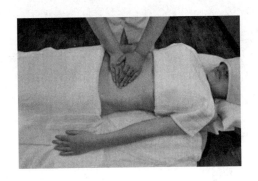

图 16 - 4　揉腹

环），从而使肾上腺皮质激素分泌增加。肾上腺皮质激素刺激脑垂体，使脑垂体释放控制激素，使性激素分泌减少直至机体内趋于或保持平衡（图 16 - 5）。

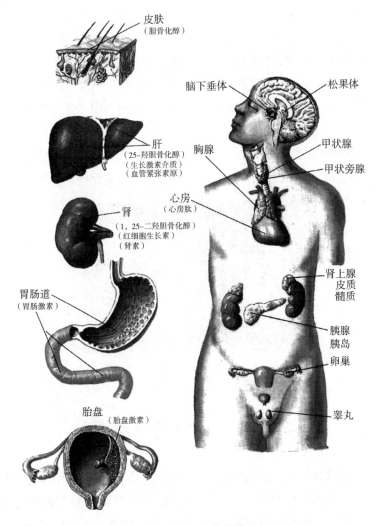

图 16 - 5　内分泌腺

振腹作用原理见图 16 - 6：

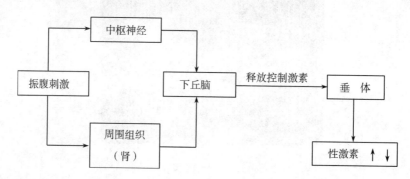

图 16 - 6　振腹作用原理

1. 手法　振颤法。

2. 取穴　神厥、上脘。

3. 配穴　肺俞、肩井、命门、八髎、带脉、三阴交、天枢、气海、关元。

4. 功效　调节内分泌、疏通经络、调整脏腑、平衡阴阳。

5. 操作　患者仰卧位，屈膝使腹部放松，操作者坐于一侧，用单手掌劳宫穴正对肚脐，五指自然分开，中指对着上脘，以腕关节静止性发力，用全手掌做快速不间断地上下摆动，使所振部位产生热量并透达腰部为宜。一般需 15 ~ 20 分钟（图 16 - 7）。

6. 适应证　青春痘、乳腺增生、子宫肌瘤、脾虚、肾虚阳痿、早泄、性冷淡、前列腺增生、月经不调、痛经、糖尿病、高血压、失眠、脾虚型肥胖、肩周炎、心律不齐等。

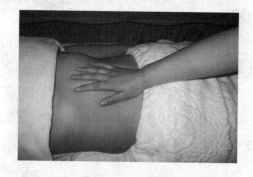

图 16 - 7　振腹

第二节　关节运动按摩

关节运动按摩是以屈伸法、摇法等手法作用于关节，使关节在生理运动极限范围内做屈伸、旋转等运动的按摩医疗技术。具有舒筋通络、滑利关节的功效，适用于全身各关节，适应的病症包括常见的骨伤科病症，如关节粘连、错缝，肌肉痉挛等。

一、基本操作方法

（一）摇法

以关节为轴心，将肢体做被动环转运动的手法（图16-8）。

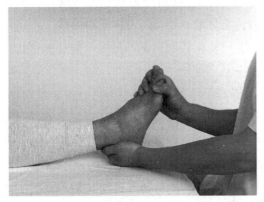
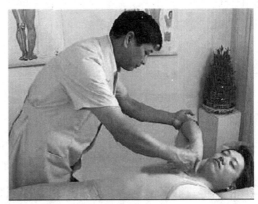

（1）单手摇法　　　　　　　　　　　（2）双手摇法

图16-8　摇法

1. 摇颈　患者坐位，颈项部放松，医者立于其背后或侧后方。以一手扶按患者头顶后部，另一手扶托其下颌部，两手协调运动，做环形摇转运动。

2. 摇腰

（1）仰卧位摇腰法：患者仰卧位，两下肢并拢，屈髋屈膝。医者双手分按患者两膝部；或一手按膝，另一手按于足踝部，两手臂协调用力，做环形摇转运动。

（2）俯卧位摇腰法：患者俯卧位，两下肢伸直。医者一手按压患者腰部，另一手托抱住双下肢膝关节稍上方，两手臂协调施力，做环形摇转运动。

3. 摇肩

（1）托肘摇肩法：患者坐位，医者立于侧方，以一手按压于患者肩关节上方以固定，另一手托握肘部，使其前臂搭放于医者前臂上，手臂部协调施力，使肩关节做中等幅度的环形摇转运动。

（2）握腕摇肩法：患者坐位，医者立于对面，以一手扶按患者肩部以固定，另一手握腕部，使上肢外展。两手协调施力，做肩关节中等幅度的环形摇转运动。

（3）大幅度摇肩法：患者坐位或站立位，两上肢自然下垂并放松。医者位于患者前外方，两足前后开立呈前弓步。令患者一侧上肢向前外上方抬起，医者以一手反掌托于其腕部，另一手扶压其上呈夹持状。医者将患者上肢慢慢向前外上方托起，位于下方一手应逐渐翻掌，当上举至160°左右时，即可虎口向下握住其腕部。医者另一手随上举之势由患者腕部沿前臂、上臂外侧滑移至肩关节上方。略停之后，两手协调用力，使按于肩部的一手将肩关节略向下方按压并予以固定，握腕一手则略上提，使肩关节伸展。随即握腕一手握腕摇向后下方，经下方至其前外方45°位稍停，此时扶按肩部一手已随势沿其上臂、前臂滑落于腕部，呈两手夹持其腕部状。然后将患者手臂上抬经医者胸前运转至初始位，此过程中握腕一手应逐渐变成手掌托腕，另一手则经患者腕部的下方交叉滑移回返至其腕关节的上方。此为肩关节大幅度的摇转一周，可反复摇转数次。在大幅度摇转肩关节时，医者要配合脚步的移动，以调节身体重心，即当肩关节向上、向后外方摇转时，前足进一小步，身体重心在前；当向下、向前外下方摇转时，前足退一小步，身体重心后移。

4. 摇肘 患者坐位，屈肘约45°。医者以一手托住患者肘后部，另一手握住腕部，两手协调施力，使肘关节做环转摇动。

5. 摇腕 患者坐位，掌心朝下。医者双手合握其手掌部，以两手拇指分按于腕背侧，余指端扣于手掌面两侧。两手臂协调用力，在稍牵引情况下做腕关节的环形摇转运动。亦可一手握其腕上部，另一手握其指掌部，在稍牵引的情况下做腕关节的摇转运动。

6. 摇髋 患者仰卧位，一侧下肢屈髋屈膝。医者一手扶按其膝部，另一手握其足踝部或足跟部。将髋、膝关节的屈曲角度均调整到90°左右，然后两手臂协调用力，使髋关节做环转摇动。

7. 摇膝 患者俯卧位，一侧下肢屈膝。医者一手扶按患者股后部以固定，另一手握住足踝部，做膝关节的环转摇动。本法亦可在仰卧位情况下操作，即使患者一侧下肢屈髋屈膝，医者以一手托扶其腘窝处，另一手握其足踝部，进行环转摇动。

8. 摇踝 患者仰卧位，下肢自然伸直。医者坐于患者足端，用一手托握起足跟以固定，另一手握住足趾部，在稍用力拔伸的情况下，做踝关节的环转摇动。本法亦可在俯卧位情况下操作，即患者下肢屈膝约90°，医者一手扶按足跟，另一手握住足趾部，两手协调施力，做踝关节的环转摇动。

（二）屈伸法

下肢关节活动度见图16-9。屈伸关节的手法有：

1. 伸肩法 医者半蹲呈骑马势，站于患者侧方。将患肢放于医者颈后，使其肘部恰好搭于医者肩上。医者两手围抱患者肩部，稍用力下压肩关节，缓缓地站起。根据患者肩关节可能外展和前屈的程度，保持在一定的高度，持续2~3分钟再放松，然后逐渐增大幅度，反复进行，3~5次即可。

2. 伸肘法 患者与医者相对而坐。医者用一手托住患肢肘部，并将患肢的手夹于医者腋下，另一手按住患者的肩部，然后做推肩、抬肘动作，使患肢肘关节伸直。

3. 伸膝法 患者取仰卧位，两下肢伸直放松。医者站于患侧，以一手托住患肢小腿，使其小腿搁在医者前臂上，另一手夹住其膝关节上方，使患肢做屈膝屈髋运动；然后医者两手协同用力抬肘做伸膝运动，即托扶小腿之手做抬肘动作，置于膝关节之手做向后推膝动作，使膝关节伸直，并同时使患肢上举。患肢上举的幅度，根据病情以及患者能忍受程度调整。

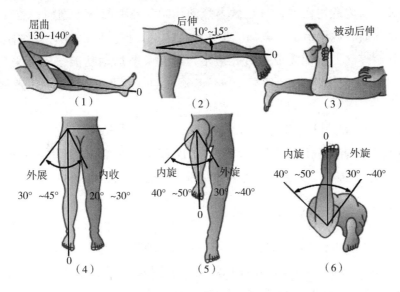

图 16 - 9　下肢关节活动度

4. 伸髋法　患者侧卧位，患侧在上，医者站于其身后。一手握住患侧之踝部，另一手按于其腰部，然后两手协同用力，将患肢向后牵拉，置于腰部之手同时向前推按，似拉弓状，如此一拉一放，可重复操作数次。

5. 单屈髋法　患者仰卧位，医者站于患肢侧方，用一手握住患肢的下端（踝关节的上方），另一手捏住其足跟部，使患肢屈膝屈髋；然后医者两手同时用力，使其髋、膝、踝关节同时屈曲，并尽量使患肢大腿贴近患者腹部。

6. 双屈髋法　患者仰卧位，医者一手托住其双足足跟部，另一手扶住其膝关节前方，使两侧膝、髋关节做屈伸动作，达到一定限度后，医者可小幅度反复多次地压膝部，逐渐加大屈髋的角度，使患者大腿尽量贴近腹部。

7. 屈膝法　患者俯卧位，医者站于患肢侧面，用一手握住其小腿的下端，另一手抓住其跖趾部，然后使膝关节逐渐屈曲，增大弯曲的角度。或用一手前臂垫置于膝关节后侧（腘窝部），另一手握住患肢踝关节上部，然后做屈膝屈髋运动，达最大限度时，垫置膝后之手向前推压膝关节，另一手用力下压小腿，做膝关节屈曲动作。

在临床治疗的实际运用中，上述这些基本操作方法常常在皮部经筋按摩技术施用后使用，可以单独或复合运用，视具体情况而定。幅度要求由小到大，但不超过其生理运动极限范围。

二、常见疾病的关节运动按摩

（一）踝关节伤筋（踝关节扭伤）

有明确的踝部外伤史。损伤后踝关节即出现疼痛，局部肿胀，皮下瘀斑，伴跛行。

局部压痛明显，若内翻扭伤者，将足做内翻动作时，外踝前下方剧痛；若外翻扭伤者，将足做外翻动作时，内踝前下方剧痛。X 线检查未见骨折。损伤早期通过对症处理，可减轻肿胀、缓解疼痛。后期需要通过相应治疗改善关节运动功能，一般采用关节运动按摩技术。依据国家中医药管理局 1994 年颁布的《中医病症诊断疗效标准》进行诊断。

〔治则治法〕理筋通络，滑利关节。

〔操作步骤〕患者仰卧位，下肢自然伸直。医者坐于患者足端，用一手托握其足跟以固定，另一手握住足趾部，在稍用力拔伸的情况下，做踝关节的环转摇动。

（二）桡骨远端骨折后康复

有外伤史，多为间接暴力所致。伤后腕关节周围肿胀、疼痛，前臂下端畸形，压痛明显，腕臂活动功能障碍。X 线检查可明确诊断。桡骨远端骨折包括向背侧移位的 Colles 骨折、背侧移位的 Barton 骨折；向掌侧移位的 Smith 骨折、掌侧 Barton 骨折和 Chauffeur 骨折。在去除固定后，在骨科相关治疗的同时，需要通过关节运动按摩技术促进腕关节恢复关节功用。桡骨远端骨折可依据国家中医药管理局 1994 年颁布的《中医病症诊断疗效标准》进行诊断。

〔治则治法〕理筋通络，滑利关节。

〔操作步骤〕

1. 摇腕　患者坐位，掌心朝下。医者双手合握其手掌部，以两手拇指分按于腕背侧，余指端扣于手掌面两侧。两手臂协调用力，在稍牵引情况下做腕关节的环形摇转运动。

2. 屈伸腕关节　患者坐位，掌心朝下。医者双手合握其手掌部，以两手拇指分按于腕背侧，余指端扣于手掌面两侧。两手臂协调用力，在稍牵引情况下做腕关节的屈伸运动。

三、关节运动按摩的禁忌证

1. 关节脱位或骨折。
2. 关节炎症、肿瘤、结核。
3. 软组织撕裂或断裂。

四、关节运动按摩的注意事项

1. 注意关节运动范围的控制，不要有超过生理运动范围的运动。
2. 对于活动范围受限的关节，治疗时注意要逐步增加关节运动范围。
3. 皮部经筋按摩常在关节运动按摩之前使用，可以增加安全性和有效性。

第三节　关节调整按摩

关节调整按摩是以按压法、拔伸法、扳法等手法作用于关节，调整关节周围组织张力、关节位置、肢体力线，改善或恢复关节功能状态，或使关节位置恢复正常的按摩技术。具有舒筋通络、滑利关节、整复错位、松解粘连的功效。适用于全身各部关节，适应的病症包括常见的骨伤科病症和脊柱相关疾病等。

一、基本操作方法

（一）拔伸法

拔伸法是固定关节或肢体的一端，沿纵轴牵拉另一端的手法（图 16 - 10）。

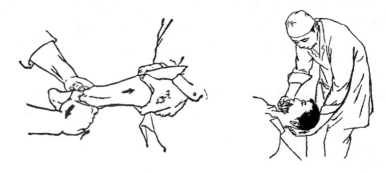

图 16 - 10　拔伸法

1. 颈椎拔伸法

（1）颈椎掌托拔伸法：患者坐位，医者立于其后方。医者以双手拇指端及螺纹面分别顶抵住患者枕骨下方的两侧风池穴处，两掌分置于两侧下颌部以托夹助力，两小臂置于其两侧肩上部的肩井穴内侧。两手臂部协调用力，即拇指上顶，双掌上托，同时前臂下压，缓慢地向上拔伸 1～2 分钟。

（2）颈椎肘托拔伸法：患者坐位，医者立于其侧后方。医者以一手扶于其枕后部以固定助力，另一侧上肢的肘弯部托住其下颌部，手掌则扶住对侧头顶以加强固定。两手协同用力，向上缓慢地拔伸 1～2 分钟。

颈椎拔伸亦可在患者仰卧位时操作。医者置方凳坐患者头端，一手扶托其枕后部，另一手托于其下颌部，两手协调施力，水平方向向其头端拔伸。

2. 肩关节拔伸法

（1）肩关节对抗拔伸法：患者坐位，医者立于其侧方。医者以两手分别握住患者腕部和前臂上段，将肩关节外展 45°～60°位时逐渐用力牵拉，同时嘱其身体向对侧倾斜或有助手协助固定其身体上半部，以与牵拉之力相对抗，持续拔伸 1～2 分钟。

（2）**肩关节手牵足蹬拔伸法**：患者仰卧位，医者置方凳坐于其肩关节拔伸一侧的身侧。医者以近患者身侧下肢的足跟部置于其腋窝下，双手分别握住其腕部和前臂部，将其上肢外展约20°，医者身体后倾，手足及身体协调相反施力，使肩关节对抗牵引，持续一定时间后，再内收、内旋患者肩关节。

3. 肘关节拔伸法　患者坐位，医者位于其侧方，将患者上肢置于外展位，助手两手握住其上臂上段以固定，医者一手握其腕部，另一手握其前臂下段进行拔伸。

4. 腕关节拔伸法　患者坐位，医者位于其侧方，以一手握住患者前臂中段，另一手握其手掌部，两手对抗施力进行拔伸。

5. 腰椎拔伸法　患者俯卧位，双手抓住床头或助手固定其肩部。医者立于其足端，以双手分别握住患者双下肢足踝部，身体宜后倾，逐渐向其足端拔伸。

6. 髋关节拔伸法　患者仰卧位，医者立于其侧方，助手以双手按于患者两髂前上棘固定，并令其一侧下肢屈髋屈膝。医者以一手扶于患者膝部，另一侧上肢屈肘以前臂部托住其腘窝部，胸胁部抵住其小腿，两手及身体协调施力，将患者髋关节向上拔伸。

7. 膝关节拔伸法　患者仰卧位，医者立其足端，助手以双手合握住患者一侧下肢股部中段固定。医者以两手分别握住患者足踝部和小腿下段，身体后倾，向其足端方向拔伸膝关节。

8. 踝关节拔伸法　患者仰卧位，医者立其足端，以一手握其小腿下段，另一手握住跖趾部，两手对抗用力，持续拔伸踝关节。

（二）扳法

医者用一手固定住施术关节的近端，另一手作用于关节的远端，然后双手相反方向或同一方向用力，使关节慢慢被动活动至有阻力时，再做一短促的、稍增大幅度的、有控制的、突发性的扳动，称扳法。

1. 胸背部扳法（需要执业医师指导下操作）

（1）**扩胸牵引扳法**：患者坐位，两手十指交叉扣住并抱于枕后部，医者立于其后方。以一侧膝部抵住患者背部胸椎病变处，两手分别握扶住其两肘部。先嘱其做前俯后仰运动，并配合深呼吸。即前俯时呼气，后仰时吸气。如此活动数遍后，待身体后仰至最大限度时，将两肘部向后方做一短促的拉动，同时膝部突然向前顶抵，常可听到"喀"的弹响声。

（2）**胸椎对抗复位法**：患者坐位，两手抱于枕后部并交叉扣住。医者立于其后方，两手臂自患者腋下伸入并握住其两前臂下段，一侧膝部抵顶病变胸椎棘突处。然后握住前臂的两手用力下压，两前臂则用力上抬，使颈椎前屈并将其脊柱向上向后牵引，而抵顶病变胸椎的膝部也同时向前、向下用力，与前臂的上抬形成对抗牵引。持续牵引片刻后，两手、两臂与膝部协同用力，做一短促的扳动，常可闻及"喀"的弹响声。

（3）**扳肩式胸椎扳法**：患者俯卧位，全身放松。医者立于其患侧，一手以掌根抵住病变胸椎的棘突旁，另一手扳住对侧肩前上部，将其肩部扳向后上方，两手协调，做相对抗作用力，当遇到阻力时，略停片刻，随即做一短促的扳动，常可闻及"喀"的弹响声。

2. 腰部斜扳法（需要执业医师指导下操作）　患者侧卧位，在上侧的下肢屈髋屈膝，在下侧的下肢自然伸直。医者站在其面向侧的床边，以位于患者头向侧的肘或手抵住其肩前部，另一肘部或手抵于其臀部，两肘或两手做相反方向协调施力。施术时，应先做数次腰部小幅度的扭转活动，即按于肩部的肘或手同按于臀部的肘或手同时施用较小的力使其肩部向后方、臀部向前方按压，一压一松，使腰部形成连续的小幅度扭转而放松。待腰部完全放松后，再使腰部扭转至有明显阻力位时，略停片刻，然后做一短促的扳动，常可闻及"喀"的弹响声（图16-11）。

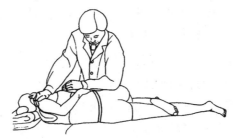

图 16-11　腰部斜扳法

3. 肩关节扳法

（1）肩关节外展扳法：患者坐位，医者半蹲其侧，将患者手臂外展45°左右，然后将其肘关节上方处搁置于一侧肩上，以两手从患者肩部两侧扣住锁紧。医者缓缓立起，使患者肩关节外展，至有阻力时，略停片刻，医者双手与身体及肩部协同施力，做肩关节外展位增大幅度的扳动（图16-12）。

（2）肩关节内收扳法：患者坐位，患侧手臂屈肘置于胸前，手搭扶于健侧肩部。医者立于其身体后侧，以一手扶按于患侧肩部固定，另一手托握患侧肘部并缓慢地向健侧胸前上托，至有阻力时，做一增大幅度的内收位的扳动（图16-13）。

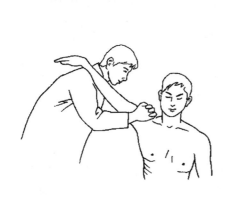

图 16-12　肩关节外展扳法

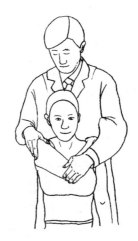

图 16-13　肩关节内收扳法

（3）**肩关节旋内扳法**：患者坐位，患侧上肢的手与前臂屈肘置于腰部后侧。医者立于患者侧后方，以一手扶按患肩部固定，另一手握住患腕部将其小臂沿腰背部缓缓上抬，以使肩关节逐渐内旋，至有阻力时，做有控制的上抬小臂动作，以使肩关节产生内旋位的扳动。

（4）**肩关节上举扳法**：患者坐位，两臂自然下垂，医者立于其后方，以一手握住患侧上肢的前臂下段，并自前屈位或外展位缓缓向上抬起，至120°～140°时，以另一手握住患侧前臂近腕关节处，两手协调施力，向上逐渐拔伸牵引，至有阻力时，做一有控制的向上方向扳动。

4. 肘关节扳法　患者坐位，于臂自然垂直。医者以一手托握其肘关节上部，另一手握住前臂远端，先使肘关节做缓慢的屈伸活动，然后视其肘关节功能障碍的具体情况来决定扳法的施用。如系肘关节屈曲功能受限，则在其屈伸活动后，将肘关节置于屈曲位，缓慢地施加压力，使其进一步屈曲，向功能位靠近。当遇到明显阻力时，以握前臂一手施加一个稳定而持续压力，达到一定时间后，两手协调用力，做一个短促的扳动。如为肘关节伸直功能受限，则向反方向依法扳动（图16-14）。

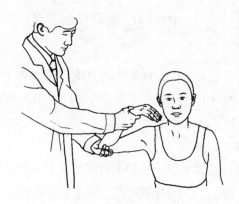

图16-14　肘关节扳法

5. 腕关节扳法

（1）**屈腕扳法**：患者坐位，医者立于对面，以一手握住患侧前臂下端以固定，另一手握住指掌部，先反复做腕关节的屈伸活动，然后将腕关节置于屈曲位加压，至有阻力时，做一短促的扳动，可反复为之。

（2）**伸腕扳法**：患者坐位，医者立于对面，以两手握住患侧指掌部，两拇指按于腕关节背侧，先做拔伸摇转数次，然后将腕关节置于背伸位，不断加压背伸，至有阻力时，做一稍增大幅度的扳动，可反复为之。

6. 髋关节扳法　髋关节扳法见图16-15。

（1）**屈髋屈膝扳法**：患者仰卧位，一侧下肢屈髋屈膝，另一侧下肢自然伸直。医者立于一侧，以一手按压伸直侧下肢的膝部以固定，另一手扶按屈曲侧的膝部，前胸部贴近其小腿部以助力。两手臂及身体协调施力，将屈曲侧下肢向前下方施压，使其股前侧靠近胸

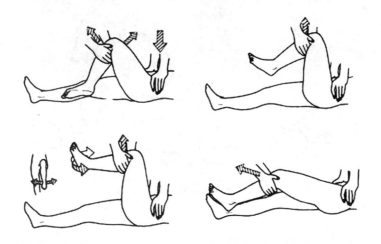

图 16 - 15　髋关节扳法

腹部，至最大限度时，可略停片刻，然后做一稍增大幅度的加压扳动。

（2）髋关节后伸扳法：患者俯卧位，医者立于患侧，以一手按于患侧臀部固定，另一手托住其同侧下肢的膝上部，两手协调用力，使其髋关节尽力过伸，至最大阻力位时，做一增大幅度的快速过伸扳动。

（3）"4"字扳法：患者仰卧位，将其一侧下肢屈膝，外踝稍上方的小腿下段置于对侧下肢的股前部，摆成"4"字形。医者立于其侧，以一手按于屈曲侧的膝部，另一手按于对侧的髂前上棘处，两手协调用力，缓慢下压，至有明显阻力时，做一稍增大幅度的快速的下压扳动。

（4）髋关节外展扳法：患者仰卧位，医者立于其侧方，以一手按于其对侧下肢的膝部以固定，另一手握住其靠医者侧的下肢小腿或足踝部，两手及身体协调用力，使其该侧下肢外展，至有明显阻力时，做一稍增大幅度的快速扳动。

（5）直腿抬高扳法：患者仰卧位，双下肢伸直。医者立于其侧方；助手站在对侧，以双手按于患者一侧膝部固定。或医者立于患者侧方一人操作。医者将患者近身一侧的下肢缓缓抬起，待其小腿抬高至医者肩部时，肩将其膝部抵住，两手将膝关节上部锁紧、扣住。肩部与两手臂协调用力，再将下肢逐渐上抬，使患者在膝关节伸直位的状态下屈髋，当遇到明显阻力时，略停片刻，然后做一稍增大幅度的快速扳动（图 16 - 16）。为加强对腰部神经根的牵拉，可在患者下肢上抬到最大阻力位时，以一手握其足掌前部，突然向下拉扳，使踝关节尽量背伸。对于患侧下肢直腿抬高受限较轻者，可以一手下拉患者前足掌，使其踝关节持续背伸，另一手扶按膝部以保证患肢的伸直，然后进行增大幅度的上抬。坐骨神经痛急性期疼痛明显者慎用。

7. 膝关节扳法

（1）膝关节伸膝扳法：患者仰卧位，医者立于患者侧方，一手按于其一侧下肢膝部，一手置于其小腿下端后侧，两手相对协调用力，至有阻力时，做一稍增大幅度的伸膝

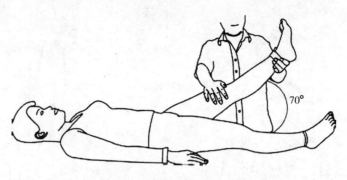

图 16 - 16　直腿抬高扳法

扳动。

（2）膝关节屈膝扳法：患者俯卧位，医者立于其侧方，一手扶于患者股后部以固定，另一手握住足踝部，使膝关节屈曲，至阻力位时，做一增大幅度的快速下压。

膝关节扳法亦可一手抵按膝关节内侧或外侧，另一手拉足踝部，向其内侧或外侧进行扳动。

8. 踝关节扳法

（1）**踝关节背伸扳法**：患者仰卧位，两下肢伸直，医者置方凳坐于其足端。医者以一手托住患者足跟部，另一手握住其跖趾部，两手协调用力，尽量使踝关节背伸，至有明显阻力时，做一增大幅度的背伸扳动。

（2）**踝关节跖屈扳法**：患者仰卧位，两下肢伸直，医者置方凳坐于其足端。医者以一手托足跟部，另一手握住跖趾部，两手协调用力，尽量使踝关节跖屈，至有明显阻力时，做一增大幅度的跖屈扳动。

踝关节扳法也可一手握足跟，另一手握足跗部，进行内翻或外翻扳动。还可一手握足趾自我操作。

关节调整按摩技术种类繁多，在临床治疗的实际运用中，上述基本操作方法常常在皮部经筋按摩技术施用后使用，可以单独或组合运用，也可以选用属于关节调整按摩技术的其他手法，如按压法（含交叉按压、冲击按压等）、脊柱微调手法、端提法、旋提法、背法、牵扳法等，视具体情况而定。

二、常见疾病的关节调整按摩

（一）腰痛病（腰椎间盘突出症）

有腰部外伤、慢性劳损或受寒湿史。大部分患者在发病前有慢性腰痛史。常发生于青壮年。腰痛向臀部及下肢放射，腹压增加（如咳嗽、喷嚏）时疼痛加重。脊柱侧弯，腰椎生理弧度消失，病变部位椎旁有压痛，并向下肢放射，腰部活动受限。下肢受累神经支配区有感觉过敏或迟钝，病程长者可出现肌肉萎缩。直腿抬高或加强试验阳性，膝、跟腱反射减弱或消失，踇趾背伸力减弱。X 线检查：脊柱侧弯，腰椎生理前凸消失，病变椎间盘可能变窄，相邻边缘有骨赘增生。CT 检查可显示椎间盘突出的部位及程度。依据国家中医药管理局 1994 年颁布的《中医病症诊断疗效标准》进行诊断。

［治则治法］ 舒筋通络，理筋整复，活血化瘀。

［操作步骤］

1. 解除腰臀部肌肉痉挛。患者俯卧位，医者以轻柔的滚法、按法操作于患侧腰臀及下肢。

2. 腰椎拔伸法：患者双手抓住床头或助手固定其肩部，医者立于其足端，以双手分开握住患者两足踝部，身体宜后倾，逐渐向其足端拔伸。

3. 腰部斜扳法：患者侧卧位，医者施以腰部斜扳法。

4. 促使损伤的神经恢复功能。医者沿受损伤神经支配区域施用滚法、按法、点法、揉法、拿法等手法。

［特别提示］ 治疗期间，患者宜卧硬板床休息，并注意腰部保暖；腰椎间盘突出症中央型，按摩治疗操作时宜慎重；治疗前，腰椎间盘突出症诊断要明确。

（二）肩凝症（肩关节周围炎）

多因慢性劳损，外伤筋骨，气血不足，复感风寒湿邪所致。好发年龄在 50 岁左右，女性发病率高于男性。右肩多于左肩，多见于体力劳动者，多为慢性发病。肩周疼痛，以夜间为甚，常因天气变化及劳累而诱发，肩关节活动功能障碍。肩部肌肉萎缩，肩前、肩后、肩外侧均有压痛，外展功能受限明显，出现典型的"扛肩"现象。X 线检查多为阴性，病程久者可见骨质疏松。依据国家中医药管理局 1994 年颁布的《中医病症诊断疗效标准》进行诊断。

［治则治法］ 松解粘连，滑利关节，活血通络，化瘀止痛。

［操作步骤］

1. 患者坐位，先施以皮部经筋按摩。

2. 患者坐位，施以肩关节对抗拔伸法。

3. 患者仰卧位，施以肩关节手牵足蹬拔伸法。

4. 患者坐位，施以肩关节外展扳法。

5. 患者坐位，施以肩关节内收扳法。

6. 患者坐位，施以肩关节旋内扳法。

三、关节调整按摩的禁忌证

1. 关节炎症、肿瘤、结核。

2. 关节骨折、脱位。

3. 关节周围软组织出血、水肿，韧带、肌肉撕裂或断裂。

4. 严重的骨质疏松。

四、关节调整按摩的注意事项

1. 关节调整按摩有一定的难度，在临床应用时应优先考虑手法的安全性。手法操作前的诊断应以影像学资料作为参考。

2. 关节调整一定顺势而为，不要暴力拉伸及推扳。

3. 患者同时应该配合功能锻炼，以保持关节稳定。

4. 皮部经筋按摩常与关节调整按摩配合使用。

第十七章　器械辅助按摩

　　器械辅助按摩是以特定器具、器械辅助按摩的医疗技术，可发挥二者的协同作用。器械辅助按摩技术中常用木料、牛角、金属、塑料或其他材料等加工成一定形状，医者用其作用于人体，代替手进行按法、点法、揉法、推法、拍击法、弹拨法、刮法等，可以增强手法力量、增大作用范围，作用到手法不能达到的部位或深度，减轻医生的劳动强度。也可利用机械或电动的按摩器械，将患者摆放于一定的体位，易于特定手法的操作（图17-1）。适应的病症包括按摩科各种适应病症。

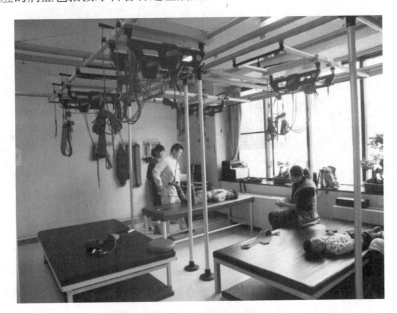

图 17-1　器械辅助按摩

一、基本操作方法

　　1. 揉法　手持特定器具置于施术部位或穴位上，沉肩，屈肘成 120°~140°，腕关节放松，呈微屈或水平状，以肘关节为支点，前臂做主运运动，带动腕关节进行左右摆动，使特定器具在体表施术部位轻柔灵活地上下、左右或环旋揉动。手法频率为每分钟 120~160 次。

　　2. 点法　手持特定器具置于施术部位或穴位，腕关节悬屈。前臂主动发力，进行持续点压。

3. 压法　手持特定器具置于施术部位或穴位，腕关节悬屈。以腕关节为支点，做与施术部位相垂直的按压。当按压力达到所需的力量后，稍停片刻，即所谓的"按而留之"，然后松劲撤力，再做重复按压，使按压动作既平稳又有节奏性。

4. 拨法　手持特定器具置于施术部位或穴位，腕关节悬屈。以特定器具深按于治疗部位，下压至一定的深度，待有酸胀感时，再做与肌纤维或肌腱、韧带垂直方向的单向或来回拨动，进行单向或往返的拨动。

5. 拍击法　手持特定器具，以其前 1/3 为击打着力面，腕关节适度放松，前臂为动力源而主动运动，上下挥臂，平稳而有节律性地平击施术部位。

在临床治疗的实际运用中，上述基本操作方法可以单独或复合运用。临床上，器物辅助按摩技术常常与其他按摩技术配合使用，视具体情况而定。

二、常见疾病的器械辅助按摩

（一）项痹病（神经根型颈椎病）

颈痛伴上肢放射痛，颈后伸时加重，受压神经根皮肤节段分布区感觉减弱，腱反射异常，肌萎缩，肌力减退，颈活动受限，牵拉试验、压头试验阳性。颈椎 X 线检查：椎体增生，钩椎关节增生明显，椎间隙变窄，椎间孔变小。CT 检查可见椎体后赘生物及神经根管变窄。依据国家中医药管理局 1994 年颁布的《中医病症诊断疗效标准》进行诊断。

［治则治法］舒筋通络，活血镇痛。

［操作步骤］患者坐位或卧位。医者手持特定器具点、揉风池穴、颈夹脊、肩井穴、曲池穴及阿是穴等部位，每穴 1～2 分钟。

（二）腰痛病（腰肌劳损）

有长期腰痛史，反复发作。一侧或两侧腰骶部酸痛不适，时轻时重，缠绵不愈，劳累后加重，休息后减轻。一侧或两侧骶棘肌轻度压痛，腰腿活动一般无明显障碍。依据国家中医药管理局 1994 年颁布的《中医病症诊断疗效标准》进行诊断。

［治则治法］舒筋通络，活血止痛。

［操作步骤］患者立位，背略前屈。医者以马步裆势或蹲位姿势立于患者背后，右手持棒，击打患者两侧膀胱经外侧线 T4～T10 段，左右各 2～3 下。

三、器械辅助按摩的禁忌证

体质过度虚弱者、小儿，以及有出血倾向、凝血功能障碍者不宜使用器械辅助按摩。

四、器械辅助按摩的注意事项

用器械辅助进行按摩时，注意患者的承受能力。

主要参考书目

1. 王国强．中医医疗技术手册．国家中医药管理局，2013
2. 卓大宏．实用康复疗法手册．北京：中国盲文出版社，2014
3. 成为品．保健按摩师．北京：中国劳动社会保障部出版社，2007
4. 张海燕．国家芳香保健师教程．北京：中国劳动社会保障部出版社，2005
5. 成为品．实用按摩手册．上海：百家出版社，1997

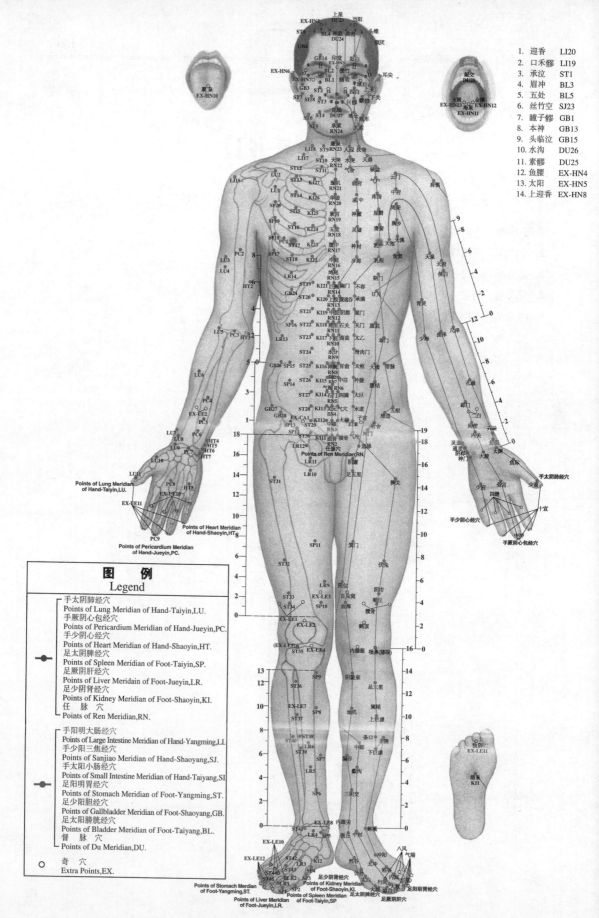

附图1　人体十四经穴与常用奇穴（正面）

1. 迎香　LI20
2. 口禾髎　LI19
3. 承泣　ST1
4. 眉冲　BL3
5. 五处　BL5
6. 丝竹空　SJ23
7. 瞳子髎　GB1
8. 本神　GB13
9. 头临泣　GB15
10. 水沟　DU26
11. 素髎　DU25
12. 鱼腰　EX-HN4
13. 太阳　EX-HN5
14. 上迎香　EX-HN8

图　例
Legend

手太阴肺经穴
Points of Lung Meridian of Hand-Taiyin,LU.
手厥阴心包经穴
Points of Pericardium Meridian of Hand-Jueyin,PC.
手少阴心经穴
Points of Heart Meridian of Hand-Shaoyin,HT.
足太阴脾经穴
Points of Spleen Meridian of Foot-Taiyin,SP.
足厥阴肝经穴
Points of Liver Meridain of Foot-Jueyin,LR.
足少阴肾经穴
Points of Kidney Meridian of Foot-Shaoyin,KI.
任　脉　穴
Points of Ren Meridian,RN.

手阳明大肠经穴
Points of Large Intestine Meridian of Hand-Yangming,LI.
手少阳三焦经穴
Points of Sanjiao Meridian of Hand-Shaoyang,SJ.
手太阳小肠经穴
Points of Small Intestine Meridian of Hand-Taiyang,SI
足阳明胃经穴
Points of Stomach Meridian of Foot-Yangming,ST.
足少阳胆经穴
Points of Gallbladder Meridian of Foot-Shaoyang,GB.
足太阳膀胱经穴
Points of Bladder Meridian of Foot-Taiyang,BL.
督　脉　穴
Points of Du Meridian,DU.

○　奇　穴
Extra Points,EX.

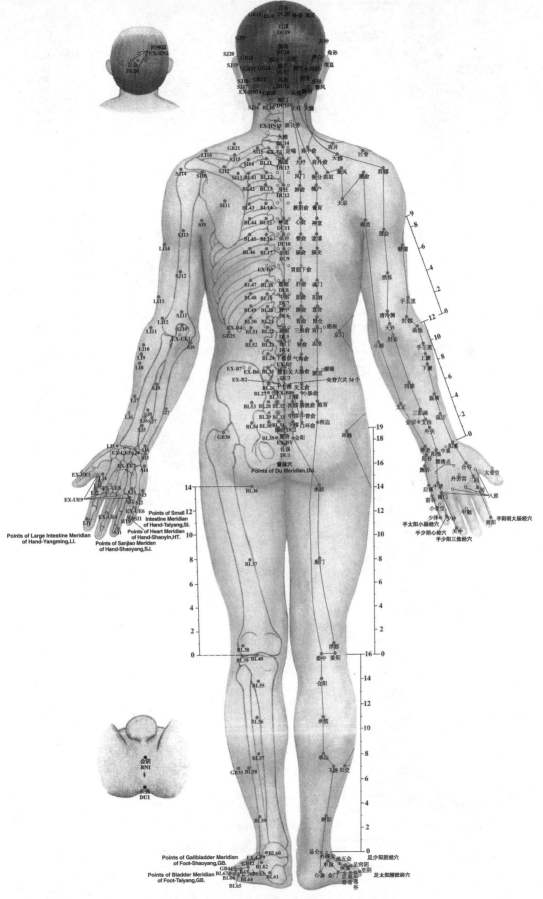

附图 2　人体十四经穴与常用奇穴（背面）

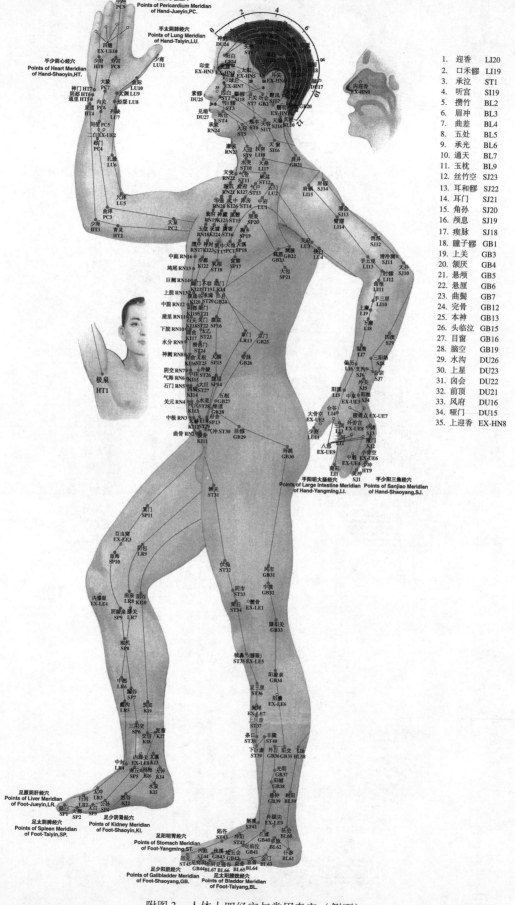

1. 迎香　LI20
2. 口禾髎　LI19
3. 承泣　ST1
4. 听宫　SI19
5. 攒竹　BL2
6. 眉冲　BL3
7. 曲差　BL4
8. 五处　BL5
9. 承光　BL6
10. 通天　BL7
11. 玉枕　BL9
12. 丝竹空　SJ23
13. 耳和髎　SJ22
14. 耳门　SJ21
15. 角孙　SJ20
16. 颅息　SJ19
17. 瘛脉　SJ18
18. 瞳子髎　GB1
19. 上关　GB3
20. 颔厌　GB4
21. 悬颅　GB5
22. 悬厘　GB6
23. 曲鬓　GB7
24. 完骨　GB12
25. 本神　GB13
26. 头临泣　GB15
27. 目窗　GB16
28. 脑空　GB19
29. 水沟　DU26
30. 上星　DU23
31. 囟会　DU22
32. 前顶　DU21
33. 风府　DU16
34. 哑门　DU15
35. 上迎香　EX-HN8

附图3　人体十四经穴与常用奇穴（侧面）